心律学国际指南 2021

中国心电学会　中国心律学会　编译

中国健康传媒集团

中国医药科技出版社

内 容 提 要

　　《心律学国际指南 2021》由中国心电学会和中国心律学会编译，为中国心律学领域的权威著作之一。本书共收录心律学、心电学领域的九个专家指南或共识，即 2019 欧洲心脏病学会室上性心动过速患者管理指南，2019HRS 关于致心律失常性心肌病评估、危险分层及管理专家共识，2018ACC/AHA/HRS 心动过缓和心脏传导延迟患者评估和管理指南，2019HRS 优化植入式心律转复除颤器程控和测试专家共识更新，2019 AHA／ACC／HRS 房颤患者管理指南更新要点、2019 EHRA 无症状性心律失常的管理共识，2019ESC 慢性冠脉综合征诊治指南，2019 HRS 室性心律失常导管消融专家共识，2018 EHRA 电极拔除专家共识，以及 2018 第四版心肌梗死全球定义的临床启迪。本书适合临床心血管科医护人员及在校师生参考学习。

图书在版编目（CIP）数据

心律学国际指南．2021/中国心电学会，中国心律学会编译．—北京：中国医药科技出版社，2022. 11
ISBN 978－7－5214－3287－9

Ⅰ．①心…　　Ⅱ．①中…　②中…　　Ⅲ．①心律失常－诊疗－指南　　Ⅳ．①R541. 7－62

中国版本图书馆 CIP 数据核字（2022）第 121341 号

美术编辑	陈君杞
版式设计	友全图文
出版	中国健康传媒集团｜中国医药科技出版社
地址	北京市海淀区文慧园北路甲 22 号
邮编	100082
电话	发行：010－62227427　邮购：010－62236938
网址	www. cmstp. com
规格	787×1092 mm $\frac{1}{16}$
印张	19
字数	532 千字
版次	2022 年 11 月第 1 版
印次	2022 年 11 月第 1 次印刷
印刷	三河市万龙印装有限公司
经销	全国各地新华书店
书号	ISBN 978－7－5214－3287－9
定价	49. 00 元

获取新书信息、投稿、为图书纠错，请扫码联系我们。

编译委员会

主　　编　郭继鸿
副 主 编　李学斌　张海澄　刘元生
执行主编　陈　琪　王立群　郭　飞
编 译 者　（以姓氏笔画为序）
王　鑫（天津医科大学第二医院）
王云龙（首都医科大学附属北京安贞医院）
王立群（北京大学人民医院）
田　芸（成都第三人民医院）
刘　刚（河北医科大学第一医院）
刘　彤（天津医科大学第二医院）
刘元生（北京大学人民医院）
刘丽华（首都医科大学附属北京朝阳医院）
李学斌（北京大学人民医院）
李俊磊（北京大学人民医院）
吴佳桐（北京大学人民医院）
何金山（北京大学人民医院）
杨丹丹（北京大学人民医院）
张海澄（北京大学人民医院）
张婧瑶（北京大学人民医院）
周益锋（中日友好医院）
陈　琪（美国得克萨斯心脏研究所）
郑明奇（河北医科大学第一医院）
赵占勇（首都医科大学附属北京安贞医院）
郭　飞（首都医科大学附属北京安贞医院）
郭继鸿（北京大学人民医院）

序 言

所有传世精品的问世，匠者的巧雕细琢必不可少，不仅耗工费时，还要全心身的投入，"十年磨一剑"说的就是这个道理。我们曾打造过这样一把利剑，那是 2008 ~ 2017 年一队人马一鼓作气苦战了 10 年，每年都坚持出版一套心律学专著，以年为序，独立成卷，内容涉及心律学、心脏电生理、心电图等。其内容均围绕十几个专题，邀请国内权威专家捉刀挥墨。书中的内容理论与实践结合，前沿与基础并论，文精图美。它不仅是求学解惑的参考书，还兼有溯源寻根的工具书作用。该系列专著几乎涵盖了心律学领域 80% ~ 90% 的经典与前沿信息，出版后社会的反响逐年剧增。

《心律学国际指南 2021》实际就是前面 10 本国际指南系列丛书的续篇，全书收录了 2019 年前后发表的 10 篇重要的国际指南，内容依旧聚焦在心律学、心电学、心律失常的消融和电子装置的治疗等。此外，还收录了第四次心肌梗死的全球定义和慢性冠脉综合征的诊治指南。与前雷同，这些国际指南不仅能成为学习与查阅的典籍，还能长期指导专业人员的临床实践。本书内容既解近渴，又具长期参阅价值，其重要的学术意义不言而喻，这也是十年磨剑后，我们再次亮剑的宗旨。

这本新著的编者阵容庞大，实力雄厚，不仅有李学斌、张海澄、刘元生等著名专家，还有王立群、陈琪、郑明奇、刘刚、刘彤等业已出道、年富力强的中青年学者。此外，多位业内新秀王云龙、周益锋、郭飞、田芸、赵战勇等也挥戈加盟。他们的挑灯笔耕和挥汗付出，造就了本书的高水准、高品味。

本书出版之际，还要特别感谢两位功臣。一是张丽萍女士，她是本书得以出版的幕后英雄，参与了本书的策划和全程推进；另一位是陈琪教授，她既是本书文字撰写的捉刀者，又与张丽萍女士同心协力、默契配合，使本书最终面世。

最后，借用清代大文豪纪晓岚的座右铭"过如秋草芟难尽，学似春冰积不高"与各位读者共勉。在文坛被称为"过学联"的这幅名联中，"过"指错误，而"芟"字的读音与"山"相同，意为"去除"。"过学联"告诫我们，人生错误在所难免，需要及时觉察、及时修正；而治学修业就像春天之冰，随积易化，需要持之以恒的坚持才能成功。"过学联"是纪昀大学士一生修身、齐家、报国的励志之语和生动写照，至今对我们仍有警示与鞭策作用。

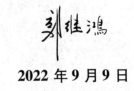

2022 年 9 月 9 日

目 录

第二篇　2019 HRS 关于致心律失常性心肌病评估、危险分层及管理专家共识

第三篇　2018 ACC/AHA/HRS 心动过缓和心脏传导延迟患者评估和管理指南

第四篇　2019 HRS 优化植入式心律转复除颤器程控和测试专家共识更新

第五篇　2019 AHA/ACC/HRS 房颤患者管理指南更新要点

第六篇　2019 EHRA 无症状性心律失常的管理共识

第七篇　2019 ESC 慢性冠脉综合征诊治指南

第八篇　2019 HRS 室性心律失常导管消融专家共识

第九篇　2018 EHRA 电极拔除专家共识

第十篇　2018 第四版心肌梗死全球定义的临床启迪

第一篇

2019 欧洲心脏病学会
室上性心动过速患者管理指南

目录

1　前言

本指南旨在通过总结和评估现有的证据，帮助医生为特定疾病的患者制定最佳的治疗方案。在临床工作中，指南及其建议协助医生制定治疗策略，但必须由医生和患者协商，并遵从患者的意愿，作出最终的决定。

最近几年，欧洲心脏病学会（ESC）以及其他协会和组织发表了许多指南。由于指南对临床实践有重要影响，需要对指南的质量制定标准，以便使所有指南及其建议对使用者保持公开透明。制定和发布 ESC 指南的标准和准则可以在 ESC 网站上找到（http：//www. escardio. org/ Guidelines - &

Education/Clinical – Practice Guidelines/Guidelines – development/Writing – ESC – Guidelines）。欧洲心脏病学会发表的指南代表了 ESC 在某些疾病专题上的官方立场，并会定期更新。

　　欧洲心脏病学会进行了大量注册研究，这些研究对于疾病的评估、诊断、治疗，医疗资源的利用和指南的实施至关重要。这些注册研究旨在根据收集的常规临床数据，更好地了解欧洲和世界各地的临床实践情况。

　　本篇指南包含了相关的教材内容，以满足心脏科医生和相关专业人员的文化和专业需求。在指南发布后的适当时间，将收集指南实施情况等相关数据，这些数据有助于评估指南的实施情况，有助于检验 ESC 指南定义的主要终点，以及评估教育委员会和指南工作组负责人的工作。

　　本篇指南的工作组成员由 ESC 选定，包括相关的隶属于 ESC 的分支专业小组的代表，旨在能代表参与该疾病诊治的专业人员。根据 ESC 实践准则委员会政策，被选定领域的专家对指南建议的证据进行了全面审核，对诊断和治疗程序进行了严格的评估，包括评估风险收益率等。根据预定义的 ESC 等级对证据水平和建议的推荐强度进行权衡和分级，如表 1 - 1 和表 1 - 2 所示。

　　撰写和审核小组的专家需提交利益声明，以表明可能被视为实际或潜在利益冲突的所有关系。这些表格被汇总为一个文件，可在 ESC 网站（http：//www.escardio.org/guidelines）找到。本篇指南撰写期间发生的任何利益声明变更，均已通知 ESC 并进行了更新。该工作组在没有任何医疗保健行业参与的情况下，从 ESC 获得了全部财政支持。

　　欧洲心脏病学会实践准则委员会监督并协调此项新指南的编制。委员会还负责本项指南的审批程序。实践准则委员会和外审专家对此项 ESC 指南进行了广泛的审核。经过适当的修订，该指南将获得工作组所有专家的认可。最终文件已由实践准则委员会批准在《欧洲心脏杂志》上发表。此项指南是在认真参考科学、医学知识及现存的可获得的证据的基础上制定的。

表 1 - 1　建议类别

建议级别	定义	描述
I	证据支持或普遍同意某种治疗或操作是有益、有用、有效的	推荐或建议
II	证据矛盾和（或）意见分歧，关于某种治疗或操作的有用性/有效性	
IIa	证据和（或）意见偏重有用、有效	应该考虑
IIb	证据和（或）意见不确定有用、有效	可以考虑
III	证据或普遍同意，某种治疗或操作无用（无效），在某些情况下可能是有害的	不推荐

表 1 - 2　证据级别

级别	描述
A	数据来源于多项随机临床试验或荟萃分析
B	数据来自单个随机临床试验或大型非随机研究
C	专家的意见共识和（或）数据来源于小型研究、回顾性研究、注册研究

　　制定 ESC 指南的任务还包括制作教学工具和教程，并对指南进行推广，如精简版的口袋指南、摘要幻灯片，总结主要信息的手册，适用于非专业人员的摘要卡以及数字应用程序的电子版本（应用于智能手机等）。这些版本均经过删减，如果用户需要更多详细信息，可访问 ESC 网站免费获得全文，在《欧洲心脏杂志》网站上也可获得指南的全文。ESC 各级分会应支持、翻译和实施所有 ESC 指南。已经证实，在临床上贯彻执行指南会对疾病的后果产生有利的影响，因而需要制定指南

的临床执行计划。

鼓励医生及相关专业人员在临床诊断治疗和预防疾病的过程中充分考虑和应用此项 ESC 指南。但此项 ESC 指南强调，医生需遵照患者本人及家属的意愿作出适当而准确的诊疗决策。医生和相关人员在遵照指南给患者制定治疗方案时，还有责任遵循每个国家和（或）地区的药品、器械的规章制度。

2 介绍

室上性心律失常很常见，患者通常是有症状的，需要药物和电生理介入手术治疗。欧洲心脏病学会在 2003 年发布了室上性心动过速（SVT）管理指南；相应的美国指南已发布，最近一版指南发表于 2015 年。

本指南旨在为诊治 SVT 患者的医生及相关人员提供专家建议，详细地阐述了与 SVT 可能共存的几种临床情况。欧洲心脏病学会组织工作组全面审查已发表的证据并发布 SVT 患者管理指南，并就临床实践提供最新的共识性建议。本指南总结了上述领域的最新进展，重点是自上次 ESC 指南发布以来的进展，并根据循证医学的原则，为成年人 SVT 的治疗提供了一般性建议。

2.1 证据回顾

工作组成员进行了详细的文献回顾，权衡支持或反对某种治疗或操作的证据的强度，并结合现有的数据对患者的预期结果进行评估。工作组成员也考虑到患者个体的特异性、合并症、患者选择特定测试或疗法的意愿，以及随访频率和成本效益。在有争议的领域，或者除常规临床实践外无证据支持的问题，经专家组全面讨论，最终达成共识。官方邀请外审专家对此项指南文件进行了同行评议。

指南建议的强度和证据水平根据预先定义的等级进行权衡和分级，如表 1-1 和表 1-2 所示。

总体而言，这些建议包括来自多个国家的证据和专家的意见。因此，所讨论的抗心律失常治疗可能包含某种并未被所有国家政府监管机构批准的药物。

2.2 与生产厂商的关系和其他利益冲突

欧洲心脏病学的原则是在没有商业支持的情况下发表指南和指导性文件，所有成员都自愿奉献时间参与文件的制定。因此，写作小组的所有成员以及审稿人都详细披露了他们任何潜在的商业利益关系。这些声明的详细信息将在此项指南发表后，公布在 ESC 网站上。

2.3 2019 年指南的新内容

2.3.1 2003 至 2019 年建议的变更

最初的 SVT 指南发布于 16 年前，当时推荐的许多药物已经不再应用。此外，导管消融技术和适应证也发生了变化。这些建议更新见表 1-3。

表 1-3 2003 年至今药物治疗相关建议的变化

	2003	2019
窄 QRS 波心动过速急性发作时的处理		
维拉帕米和地尔硫草	I	IIa
β 受体阻滞剂	IIb	IIa
2019 年指南未提及胺碘酮和地高辛		

续表

	2003	2019
宽 QRS 波心动过速急性发作时的处理		
普鲁卡因胺	I	Ⅱa
腺苷	Ⅱb	Ⅱa
胺碘酮	I	Ⅱb
2019 年指南未提及索他洛尔和利多卡因		
不适当窦速的治疗		
β 受体阻滞剂	I	Ⅱa
2019 年指南未提及维拉帕米、地尔硫䓬和射频导管消融		
体位性心动过速综合征的治疗		
盐和液体摄入	Ⅱa	Ⅱb
2019 年指南未提及：抬头向上倾斜睡眠、压力袜、选择性 β 受体阻滞剂，氟可的松、可乐定、哌醋甲酯、氟西汀、促红细胞生成素、麦角胺、奥曲肽和苯巴比妥		
局灶性房速的治疗		
急性发作时的治疗		
氟卡尼、普罗帕酮	Ⅱa	Ⅱb
β 受体阻滞剂	I	Ⅱa
胺碘酮	Ⅱa	Ⅱb
2019 年指南未提及普鲁卡因酰胺、索他洛尔和地高辛		
慢性期治疗		
β 受体阻滞剂	I	Ⅱa
维拉帕米和地尔硫䓬	I	Ⅱa
2019 年指南未提及胺碘酮、索他洛尔和二吡酰胺		
房扑的治疗		
急性发作时的治疗		
心房或经食管心房起搏	I	Ⅱb
伊布利特	Ⅱa	I
氟卡尼、普罗帕酮	Ⅱb	Ⅲ
维拉帕米和地尔硫䓬	I	Ⅱa
β 受体阻滞剂	I	Ⅱa
2019 年指南未提及洋地黄		
慢性期治疗		
2019 年指南中未提及多非利特、索他洛尔、氟卡尼、普罗帕酮、普鲁卡因酰胺、奎尼丁和二吡酰胺		
AVNRT 的治疗		
急性发作时的治疗		
2019 年指南中未提及胺碘酮、索他洛尔、氟卡尼和普罗帕酮		
慢性期治疗		

续表

	2003	2019
维拉帕米和地尔硫䓬	I	Ⅱa
β 受体阻滞剂	I	Ⅱa
2019 年指南未提及胺碘酮、索他洛尔、氟卡尼、普罗帕酮和"口袋备药"方法		
AVRT 的治疗		
氟卡尼、普罗帕酮	Ⅱa	Ⅱb
β 受体阻滞剂	Ⅱb	Ⅱa
2019 年指南未提及胺碘酮、索他洛尔和"口袋备药"方法		
妊娠期室上速的处理		
维拉帕米	Ⅱb	Ⅱa
导管消融	Ⅱb	Ⅱa*
2019 年指南中未提及索他洛尔、普萘洛尔、奎尼丁和普鲁卡因酰胺		

*：采用无射线消融术；AVNRT：房室结折返性心动过速；AVRT：房室折返性心动过速。

2.3.2　2019 年指南的新建议

2019 年指南的新建议见表 1-4。

表 1-4　2019 年指南的新建议

2019 指南的新建议	
有症状的不适当窦速患者，应该考虑单独应用伊伐布雷定或与 β 受体阻滞剂联用	Ⅱa
局灶性房速急性发作时，可以考虑静脉应用伊布利特	Ⅱb
可以考虑应用伊伐布雷定治疗体位性心动过速综合征，伊伐布雷定联合 β 受体阻滞剂治疗慢性期的局灶性房速	Ⅱb
房扑即使不伴房颤，也应该考虑抗凝治疗，但治疗起始门槛尚未确定	Ⅱa
房扑转复，建议静脉应用伊布利特，或在院内口服或静脉应用多非利特	I
植入起搏器或除颤器的房扑转复，建议使用高频心房起搏	I
预激伴房颤时，不建议静脉应用胺碘酮	Ⅲ
无症状预激患者，应该考虑行电生理检查进行风险分层	Ⅱa
无症状预激患者，电生理检查过程中使用异丙肾上腺素，发现有以下"高危"特征者，建议行射频导管消融：SPERRI* ≤250ms，旁道不应期≤250ms，多旁道，诱发旁道介导的心动过速	I
无症状预激患者，可以考虑用非介入方法评估旁道的传导特性	Ⅱb
无症状预激和经无创或有创危险分层判定为"低危"旁道的患者，可以考虑行射频导管消融	Ⅱb
无症状预激伴电不同步致左室功能障碍的患者，应考虑射频导管消融	Ⅱa
射频导管消融或药物治疗无效并可能引起心动过速性心肌病的心动过速时，建议消融房室结，并行双心室或希氏束起搏（"消融和起搏"）	I
怀孕的前 3 个月内，建议尽可能避免使用所有抗心律失常药物	I
无显性预激综合征的孕妇，预防室上速发作，应优先考虑使用 β₁ 选择性阻滞剂（阿替洛尔除外）或维拉帕米	Ⅱa
有显性预激综合征，无缺血性或结构性心脏病的孕妇，预防室上速发作，应考虑使用氟卡尼或普罗帕酮	Ⅱa

*SPERRI：预激伴房颤发作时最短的 RR 间期。

2.3.3 新修订的概念

- 不适当窦性心动过速和局灶性房性心动过速的药物治疗。
- 房扑的紧急复律和抗凝治疗的选择。
- 房室结折返性心动过速的治疗。
- 逆向型房室折返性心动过速和预激性房颤的治疗。
- 无症状预激患者的管理。
- 心动过速性心肌病的诊断和治疗。

3 定义与分类

室上性心动过速（简称室上速）的字面意思是指静息心率 > 100 次/分，发生于希氏束及其以上部位的心动过速。传统意义上，室上速用于描述除室速和房颤之外的各种心动过速，室上速还包括旁道参与的房室折返性心动过速，但从本质上讲其并不属于室上性节律（表 1 – 5）。窄 QRS 波心动过速是指 QRS 时限≤120ms 的心动过速。宽 QRS 波心动过速是指 QRS 时限 >120ms 的心动过速（表1 – 6）。临床上，室上速可能表现为窄 QRS 或宽 QRS 波心动过速，绝大多数节律规整。此项指南不包括房颤，关于房颤已经发表了单独的临床指南和一些共识性文件。

表 1 – 5　室上性心动过速的传统分类

房性心动过速
窦性心动过速
生理性窦性心动过速
不适当窦性行动过速
窦房结折返性心动过速
局灶性房性心动过速
多灶性房性心动过速
大折返性房性心动过速（MRAT）
三尖瓣峡部依赖性大折返性房速
一典型房扑，逆钟向（普通型）或顺钟向（逆向型）房扑
一其他三尖瓣峡部依赖性大折返性房速
非三尖瓣峡部依赖性大折返性房速
一右房大折返性房速
一左房大折返性房速
心房颤动
房室交界性心动过速
房室结折返性心动过速（AVNRT）
典型
不典型
非折返性交界性心动过速
交界性早搏或局灶性交界性心动过速
其他非折返性交界性心动过速
房室折返性心动过速（AVRT）

顺向型（包括 PJRT）
逆向型（逆向传导经房室结，或少见情况下经其他旁道）

PJRT：持续性交界性反复心动过速

表 1-6   窄 QRS 和宽 QRS 波心动过速的鉴别诊断

窄 QRS 波心动过速（QRS 时限≤120ms）	宽 QRS 波心动过速（QRS 时限>120ms）
节律规整	**节律规整**
生理性窦性心动过速 不适当窦性心动过速 窦房结折返性心动过速 局灶性房性心动过速 房扑伴固定比例的房室传导 房室结折返性心动过速 交界性心动过速（或其他非折返性交界性心动过速） 顺向型房室折返性心动过速 特发性室速（特别是高位室间隔起源的室速）	室速、房扑 心室起搏节律 逆向型房室折返性心动过速 室上速伴差传/束支阻滞（已存在或频率依赖性） 心房或交界性心动过速沿预激旁道或旁观旁道下传 室上速伴电解质失衡或抗心律失常药物致 QRS 波增宽
节律不规整	**节律不规整**
心房颤动 局灶性房速或房扑伴房室传导比例多变 多灶性房速	房颤或房扑或局灶性房速伴差异传导 逆向型房室折返性心动过速伴结-室或结-束旁道，伴室房逆传比例多变 预激性房颤 多形性室速 尖端扭转型室速 心室颤动
	有时，房颤伴快速心室率，可类似节律规整的窄 QRS 波心动过速

4   室上性心动过速的电生理机制

　　心律失常来源于单个心肌细胞的异常冲动，或者更现实地说，是来源于紧密聚集的一群心肌细胞。非起搏细胞表现出类似起搏器细胞（窦房结和房室结）的自主节律性，被称为"异常节律性"或"自律性增强"。异常自主节律性可以由膜电位的振荡引起，称为早期后除极或延迟后除极，其诱发的心律失常被称为"触发活动"。自律性增强和触发活动引起的心律失常属于"非折返性"心律失常。折返是指激动首先除极并激动某部分心肌，再经环路传导并折返回来，而此时该部分心肌已恢复兴奋性，可以再次被激动。折返是由于冲动波锋和（或）心肌组织不应期的传导异常并相互匹配所致，与心肌组织的传导特性有关，与局灶起源的异常冲动有根本性区别。本指南的补充数据提供了关于常见室上速传导通路的详细讨论和示意图。

5   电生理学意义上的心脏解剖

　　掌握心房内外的解剖结构具有重要的临床意义，尤其是在考虑介入手术时。本指南的补充数据中提供了相关的详细讨论。

6　室上性心动过速的流行病学

室上速患者的流行病学研究有限。普通人群中，室上速的患病率 2.25/1000 人，发病率 35/（100000 人·年）。女性患者的风险是男性的两倍，而年龄 ≥65 岁者患室上速的风险是年轻人的 5 倍。与室上速伴心血管疾病的患者比较，孤立的阵发性室上速患者的年龄更小，室上速频率更快，症状发作更早，而且更可能首先在急诊室记录到。一项包括 1967911 例活产儿的队列研究显示，在 2000 至 2008 年出生者中发现 2021 例室上速（51.6% 为男性，室上速的总发生率 1.03/1000），16.2% 为显性预激（WPW）综合征。到 15 岁时，猝死风险为 0.01% 患者年。

在心律失常中心，接受导管消融的患者中，房室结折返性心动过速（AVNRT）是仅次于房颤的最常见的心律失常，其次是房扑和房室折返性心动过速（AVRT）。女性比男性 AVNRT 更多见（女性：男性 =70：30），而 AVRT 男性更多（女性：男性 =45：55）。有研究推测上述现象可能与月经周期有关，而且有室上速病史的女性在妊娠期间发作更频繁。

一般人群中，体表心电图显性预激的检出率 0.15% ~ 0.25%，预激患者一级亲属中的预激检出率升高至 0.55%。然而，并非所有患者都发生室上速，间歇性预激并不罕见。与其余人群比较，预激患者通常比较年轻，男性为主，合并症较少。AVRT 的发生率随年龄增长而降低，而 AVNRT 和房速的发生率随年龄增长而增加。

由于房扑和房颤可以并存，以至于单独的房扑的流行病学尚不清楚。房扑消融前房颤的发生率 24% ~ 62%，消融后为 30% ~ 70%。美国人口中，心房扑动的总发生率是每年 88/100000 人。调整年龄后，男性房扑的发生率（125/100000）是女性（59/100000）的 2.5 倍，并随年龄呈指数增长。房扑患者更倾向于有吸烟史，较长的 PR 间期，心肌梗死病史和心力衰竭病史。

导管消融术现已广泛用于治疗大多数室上速，有研究现显示，消融术后患者的生活质量得到显著改善。各种调查问卷研究的结果可用于评价导管消融的疗效。室上速导管消融之前，女性更多服用抗心律失常药物，AVNRT 消融后的复发率女性更高。但总体而言，生活质量或就医资源在男女患者之间没有显著差异。

7　室上性心动过速的临床表现

室上速对患者的影响取决于多种因素，可能导致心悸、疲劳、头晕、胸闷不适、呼吸困难和意识改变。室上速患者通常有症状，与频率相对较慢的室上速患者比较，频率快者通常有明确的心动过速病史，更多呈急性发作。患者症状的轻重取决于心动过速症状持续时间和患者最初发病时的年龄。十几岁或以下发生的房速或房颤，其发作一般不太可能持续到成年。如果病史很长，提示心动过速为折返机制的可能性大。患者进展为心动过速性心肌病时可出现呼吸困难或心力衰竭等其他临床症状和体征。室上速相关的轻度头晕并不少见。晕厥先兆和晕厥不常见，并更倾向见于年龄较大的患者。老年患者的血液循环系统的适应性较差，症状可能更严重，包括头晕、晕厥先兆和晕厥，血压通常会立即下降并逐渐恢复。某些患者出现多尿（可能由于心房舒张引起的心房钠尿肽活性增强），但这种情况并不常见。特殊情况下（例如 WPW 综合征伴房颤或心房转流术后），室上速可能会导致心脏性猝死，但这种直接风险并不常见。

虽然房速可表现为突然发作，但突然发作的心动过速更可能是 AVNRT 或 AVRT。另外，心动过速节律是否规整和发作持续时间有助于鉴别诊断。折返性心动过速发作的持续时间较房速长，房速多表现为反复发作。心房和心室几乎同时收缩对三尖瓣造成的冲击可以形成清晰的颈部血管搏动（所谓的"青蛙跳征"）或"衬衫拍打征"，AVNRT时可以出现。

部分室上速呈短阵发作，由于就诊时已经停止发作，可能在初诊时未能被识别，但患者有临床症状，可能引起恐慌。对于伴有焦虑和体位性心动过速综合征（POTS）的疑似窦性心动过速的患者，需要排除折返性心动过速。

8　室上性心动过速患者的初步评估

记录完整的病史，包括家族史和体格检查是必不可少的。如前所述，如果未能记录到心动过速发作时的心电图，临床病史尤为重要。心动过速的一些特点提示折返机制：突发突止，易发生在变换体位时，节律规整。心动过速的起始，频率和触发条件是重要的诊断线索。特定动作可能终止心动过速，如标准的刺激迷走神经动作，或喝一杯冰水，均可能终止心动过速。同样，对于已经终止但未能记录到发作时心电图的心动过速，观察药物反应（例如腺苷或维拉帕米）也有助于鉴别诊断。

一些情况下，全血细胞计数和血生化特征，包括肾功能，电解质和甲状腺功能测试，可能有助于诊断（表1-7）。能记录到心动过速发作时的心电图是最好的，应鼓励患者在发作期间就医并记录心电图。应对患者的12导联心电图和超声心动图进行评估。24小时动态心电图有助于明确诊断，但心动过速通常是偶尔发作，并非频繁发作，无法在相对较短时间内观察记录到心动过速。可能需要远程电话监控，使用携带式记录设备，甚至少数患者需要植入式记录仪。腕式光学心率监测仪使用方便，但必须对所用设备进行适当验证。运动试验有助于诊断显性预激和儿茶酚胺依赖性心律失常。心绞痛或有明确的冠心病危险因素的患者，还需要进行检查排除心肌缺血。通常，电生理检查（EPS）有助于确定诊断，尤其是在准备行导管消融术前。

表1-7　室上性心动过速患者的初步评估

常规检查

病史、体格检查、12导联心电图
全血细胞计数、血生化和甲状腺功能
心动过速时尽可能记录心电图
经胸超声心动图

选择性检查

运动试验
24小时动态心电图监测，远程心电监测，或植入式记录器
冠状动脉疾病高危因素患者，行心肌缺血负荷试验（包括男性 >40岁，绝经后女性）
为确定诊断和准备行导管消融时，应考虑行电生理检查

9　心动过速的鉴别诊断

9.1　窄QRS波（≤120ms）心动过速

窄QRS波心动过速时，室上性激动沿希浦系下传并快速激动心室，提示心动过速的起源位于希氏束及其以上部位。然而，起源于高位室间隔的室速，先激动希氏束近端，同时下传并激动心室，也可以表现为窄QRS波心动过速（QRS时限110~140ms）。

9.1.1　心电图鉴别诊断

如果没有心动过速发作时的心电图记录，窦性心律时的12导联心电图也可能为室上速的诊断提

供线索，应认真检查分析每一处异常表现。预激综合征患者如果出现节律规整的心动过速通常提示为 AVRT。如果没有明确的预激病史也不能排除 AVRT 的诊断，因为可能旁道是隐匿性旁道，仅为心动过速提供逆传径路，或是存在非典型旁道（Mahaim 纤维），预激在窦性心律下不显现。

心动过速发作时的心电图是诊断室上速的重要线索，但患者心悸持续时间很短或发作不频繁时，很难记录到心动过速发作的心电图，可能无法依据心电图作出具体是哪一种室上速的诊断。

9.1.1.1　心动过速的起始和终止

典型的 AVNRT 在房性早搏后可出现 PR 间期突然延长。房速也可由房性异位搏动诱发，但不一定有明显的 PR 间期延长。自律性房速的特征是逐渐加速（预热现象），然后是减速（冷却现象），并且房速可能被窦性心搏短暂中断，然后再恢复发作。房性或室性早搏能触发 AVRT，室性早搏是非典型 AVNRT 的常见的触发因素，但很少诱发典型的 AVNRT，并且可引起房速。

9.1.1.2　心动过速周长的规律性

应评估 RR 间期的规律性（图 1 - 1）。节律不规整的心动过速可能是局灶性或多灶性房速、局灶性房颤、或房扑伴不同程度的房室传导。节律不规整的心动过速可能符合一定的规律，如心房扑动伴文氏周期性房室传导。节律不规整的心律失常，如多灶性房速，通常显示出 P 波形态多变，以及不同的 PP，RR 和 PR 间期。心房扑动可能有固定的房室传导比例，表现为节律规整的心动过速，在房颤伴心室率很快的情况下，也可能表现为心室节律大致规整。折返性心动过速，无论是微折返环还是大折返环，通常都表现为节律规整。持续性心动过速可能包括持续性交界性反复心动过速（PJRT）、局灶性房速或极少数的非典型性 AVNRT。AVNRT 可能会出现心动过速周长长度（CL）交替（也称为 RR 间期交替），但周长变化小于心动过速周长的 15%。如果周长变化幅度超过 15%，则更倾向于局灶性心律失常。QRS 交替是慢频率室上速的一种罕见现象，可能与心动过速周长交替无关，这一现象最初被描述于 AVRT 患者中。然而，QRS 交替也可见于任何快速性心动过速。

心房激动周长变化先于心室激动周长变化的情况可见于房速或典型的 AVNRT。而心室激动周长变化先于心房激动周长变化的情况更常见于典型的 AVNRT 或 AVRT。RR 间期变化但 VA 间期固定的情况可以排除房速。

9.1.1.3　P/QRS 关系

根据 P/QRS 关系，室上速可以分为长 RP 间期和短 RP 间期两种。短 RP 间期室上速是指 RP 间期短于心动过速 RR 间期的二分之一，长 RP 间期室上速是指 $RP \geqslant PR$（图 1 - 1）。罕见情况下，会在典型 AVNRT 发作时记录到 U 波，可能被误认为长 RP 心动过速。

电生理检查中，很短的 VA 间期（≤70ms）通常提示典型的 AVNRT，或不太常见的局灶性房速，但 AVRT 也有报道。体表心电图测量时，如果 P 波可见，RP 间期 90ms 可以作为一临界值，但各种室上速发作时，实际 RP 测量的数据很少。

与正常窦性 P 波形态相似的心动过速提示可能为适当或不适当的窦性心动过速，窦房结折返性心动过速或靠近窦房结的局灶性房速。与窦性 P 波形态不同的心动过速，PR 间期大于等于窦性心律的 PR 间期时，通常提示局灶性房速。房速时，房室传导可以是快的（1∶1）或慢的（3∶1 或 4∶1）。如果室上速的心室率为 150 次/分，则还应考虑心房扑动伴 2∶1 传导的可能，因为心房活动通常为 250~330 次/分。此时，如果应用某些抗心律失常药物，在没有房室阻滞的情况下，降低心房率可能会导致心房激动下传心室增多，形成快速心室率。

在心动过速的逆向传导相对延迟时，可以识别逆行 P 波，典型 AVNRT 患者的心电图中，V_1 导联出现伪 r 波和下壁导联伪 S 波比 AVRT 或房速时更常见。特异性 91%~100%，但敏感性中等（分别为 58% 和 14%）。V_1 和 III 导联 RP 间期差 >20ms 提示 AVNRT，而非后间隔旁道参与的 AVRT。aVL

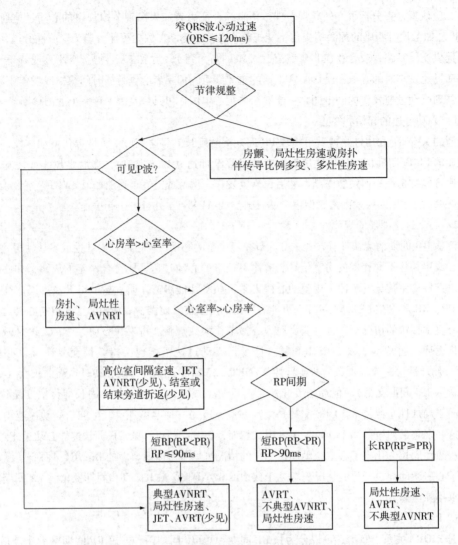

图 1-1 窄 QRS 波心动过速的鉴别诊断

为记录逆行 P 波，需要记录 12 导联心电图，必要时需要记录 Lewis 导联心电图，甚至食管导联心电图，并将其用鳄鱼夹连接到胸前 V1 导联。基于有限的数据，如果 P 波可见，将 90ms 作为体表心电图测量 RP 间期的临界值，70ms 作为电生理检查心腔内电图 V–A 间期的临界值。交界性心动过速可能有房室分离。

导联 QRS 切迹也被认为是诊断 AVNRT 的可靠标准，aVR 导联假 r 波比 V_1 导联假 r 波具有更高的敏感性和特异性，可用于诊断典型的 AVNRT。所有相关报道中，此情况很少或未见于房速或非典型 AVNRT 患者。

窄 QRS 波心动过速时，房室阻滞或房室分离并不常见，AVRT 时心房和心室都是传导路的组成部分，如果有房室阻滞或房室分离，心动过速将终止。室上速时，束支阻滞也可能有助于 AVRT 的诊断。当束支阻滞与旁道同侧时，可能由于室房传导延迟而导致心动过速周长延长，因为室房传导经室间隔和对侧束支回传心房，而导致传导路延长，心动过速周长延长。但需要注意的是，室房逆传延迟并不一定使心动过速周长延长，这是由于前向房室传导可能从房室结慢径路变为经快径路传导。

9.1.2　刺激迷走神经动作与腺苷的作用

刺激迷走神经动作（例如颈动脉窦按摩）和注射腺苷可能有助于临床诊断，尤其是在心动过速时未记录到体表心电图的情况下。表 1-8 和图 1-2 显示了患者对刺激迷走神经和给予腺苷后的可能反应。

心动过速最后一个 QRS 波后 P 波不下传不支持房速的诊断，通常提示 AVRT 和典型的 AVNRT。心动过速终止于 QRS 波提示房速，也常见于不典型 AVNRT。腺苷不能终止大折返环路房速。希氏束起源的室速对维拉帕米敏感，但对腺苷不敏感。与室上速不同，大多数室速对颈动脉窦按摩没有反应，但也有报道，起源于左束支呈窄 QRS 波心动过速的室速能被颈动脉窦按摩终止。

表 1-8　窄 QRS 波心动过速对刺激迷走神经和给予腺苷后的可能反应

房室结传导减慢和间歇性房室阻滞，显露心房电活动，表现为独立的 P 波之间有等电位线（局灶性房速、房扑或房颤样波）

自律性心动过速的心房率暂时降低（局灶性房速、窦性心动过速和交界性心动过速）

心动过速终止。通过干扰房室结（折返环路的一部分），使 AVNRT 和 AVRT 折返环路中断，终止心动过速。极少数情况下，触发机制的窦房结折返性心动过速和房速频率减慢并终止

有些病例没有反应

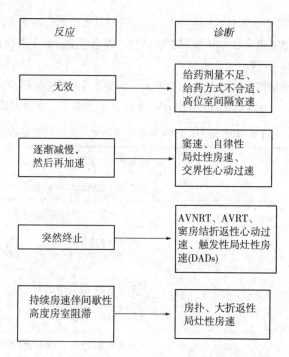

图 1-2　节律规整，窄 QRS 心动过速对腺苷的反应

9.1.3　电生理检查

电生理检查中，几种技术和操作方法可用于鉴别节律规整的窄 QRS 波心动过速。

9.2　宽 QRS 波（>120ms）心动过速

宽 QRS 波心动过速可以是室速或室上速伴差异传导或旁道顺向传导的 AVRT，发生率分别为 80%、15% 和 5%。正确诊断室速对于治疗至关重要，如果将室速误诊为室上速并给予相应药物治疗，可能危及患者生命。因而，在排除室速之前，需要默认为室速并按室速治疗。鉴别诊断包括以

下几项。

（1）室上速伴束支阻滞。这可能是由于原有束支阻滞或心动过速伴差异传导造成 QRS 波形态改变（3 相传导阻滞），通常表现为完全性右束支阻滞（RBBB）图形，这是由于右束支相对不应期较长所致。

（2）室上速经旁道前传，即"预激室上速"，参与心动过速折返环路（逆向型 AVRT），或房颤、局灶性房速、房扑、AVNRT 时的旁观旁道。

（3）药物或电解质紊乱引起室上速伴 QRS 波增宽。ⅠA 和ⅠC 类药物可引起使用剂量依赖性传导减慢，Ⅲ类药物延长希浦系不应期较延长心室心肌不应期更为明显，上述情况都可能造成不典型束支阻滞形态的宽 QRS 波心动过速，与室速形态相似。

（4）起搏器相关的持续性心动过速和干扰图形，也与室速形态相似。

9.2.1 心电图鉴别诊断

窦性心律 12 导联心电图可以提供有用的诊断信息。特别是如果在窦性心律和心动过速时 QRS 波形态相同，则心动过速不大可能是室速。但是，束支折返性室速和间隔高位起源的室速有可能与窦性心律 QRS 波形态相似；窦性心律伴束支阻滞，心动过速时呈对侧束支阻滞提示室速的可能性大。

9.2.1.1 房室分离

心动过速时的 12 导联心电图显示房室分离、心室夺获或室性融合波是诊断室速的关键证据。但宽 QRS 波心动过速时，P 波通常被 QRS 波和 T 波掩盖，因而房室分离不易识别。P 波通常在下壁导联和改良的胸导联（Lewis 导线）更为明显。

绝大多数室上速的房室传导比例为 1 : 1 或更大（房率 > 室率）（表 1 - 9）。AVNRT 可表现为 2 : 1 传导，但很少见。尽管在 ≤50% 室速患者中有室房 1 : 1 逆传，但大多数室速的 QRS 波多于 P 波。

表 1 - 9 支持宽 QRS 波心动过速是室速而不是室上速的主要心电图标准

房室分离	心室率 > 心房率
室性融合波或心室夺获	与心动过速的 QRS 波形态不同
胸前导联 QRS 波一致性	所有胸前导联 QRS 波均主波向下
胸前导联 RS 波	—胸导联无 RS 波 —任何胸前导联 RS 间期* >100ms a
aVR 导联 QRS 波	初始大 R 波 初始 R 波或 Q 波时限 >40ms 主波呈负向，有切迹
QRS 电轴 –90° ~ ±180°	右束支阻滞或左束支阻滞图形心动过速均适用
Ⅱ导联 R 波峰时限	R 波峰时限 ≥50ms
右束支阻滞图形	V₁ 导联：单相 R 波，Rsr′ 波，qR 波，宽 R 波（时限 > 40ms）和双峰 R 波，左峰高于右峰（兔耳征） V₆ 导联：R/S < 1（rS，QS 图形）
左束支阻滞图形	V₁ 导联：宽 R 波，S 波降支顿挫或切迹，S 波终末延迟 V₆ 导联：Q 波或 QS 波

* RS 间期：R 波起始至 S 波最低点。

9.2.1.2 QRS时限

完全性右束支阻滞图形的 QRS 时限 >140ms 或完全性左束支阻滞图形的 QRS 时限 >160ms 支持室速的诊断。但在特定情况下上述标准无法鉴别室速，例如预激伴室上速，或者在使用 I C 或 I A 类抗心律失常药物时。

9.2.1.3 QRS电轴

由于室速的激动环路（尤其是心肌梗死或心肌病）通常位于正常传导系统的希浦系之外，QRS 电轴常发生明显偏移。因此，室上速伴差异性传导（差传）患者中，QRS 电轴在 -60° 至 +120° 之间。完全性右束支阻滞或左束支阻滞图形伴电轴显著偏移（从 -90° 至 ±180°）时，提示室速的可能性大。

9.2.1.4 胸前导联QRS波的一致性

心动过速时，胸前导联 QRS 波负向一致性（$V_1 - V_6$ 所有导联 QRS 波呈负向）几乎可以诊断为室速（图 1-3）。其特异性 >90%，但仅 20% 室速有此表现。心动过速时，胸前导联 QRS 波正向一致性提示左后侧或左外侧旁道参与的室上速或室速。

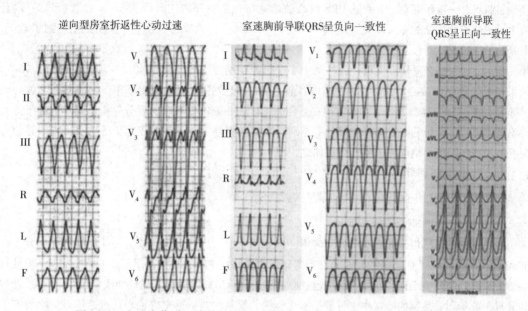

图 1-3　室速发作时，胸前导联 QRS 波呈正向和负向一致性的典型心电图

9.2.1.5 右束支阻滞图形

V_1导联：典型的右束支阻滞图形 QRS 波初始有小 r' 波，因为右束支阻滞时，左间隔支最先激动传导至并激动高位室间隔。V_1 导联呈 rSR'、rSr' 或 rR' 波。但室速时，左室心肌最先激动，V_1 导联 QRS 波常表现为大 R 波［（单相 R 波，Rsr'，双相 qR 波，或宽 R 波（时限 >40ms）］。此外，如果 V_1 导联 QRS 波呈双峰（M 型），左峰高于右峰（所谓的"兔耳征"），则支持室速的诊断，而"右兔耳"高于"左兔耳"则符合右束支阻滞图形的特征，但不能完全排除室速的诊断。

V_6导联：正常情况下，很小的右室初始除极向量背离 V_6 导联。这个向量很小，差异传导呈右束支阻滞，V_6导联 R/S >1。室速时，所有的右室除极向量和部分左室除极向量都背离 V_6 导联，V_6 导联 R/S <1（呈 rS 和 QS 型）。室上速伴差异传导时，很少见 V_6导联 R/S <1，仅见于窦性心律时有电轴左偏的患者。

鉴别分支型室速和室上速伴分支阻滞（右束支阻滞伴左前分支阻滞）是有一定难度的。支持室上速的标准包括 QRS > 140ms，V_1 导联小 r'波，aVR 导联 QRS 波主波呈负向，V_6导联 R/S > 1。

9.2.1.6　左束支阻滞形态

V_1导联：与右束支阻滞时的原理相同，左束支阻滞时 R 波增宽，S 波降支有顿挫或切迹，S 波增宽强烈支持室速。

V_6导联：真性左束支阻滞时，侧壁胸前导联无 Q 波。因而，V_6 导联出现任一 Q 波或 QS 波均提示为室速。

约4%室上速和6%室速在任一导联均无上述形态学表现，约 1/3 病例有一个导联（V_1 或 V_6）QRS 波的图形特征符合室速或室上速的标准，而另一个导联的表现则支持与之相反的诊断。

目前已开发出多种流程图和算法来区分室速和室上速。相关的详细介绍和注释超出了本指南的范围，请查阅 2018 年欧洲心律协会/心律协会/亚太心律协会/拉丁美洲电生理学会共识文件。

所有这些标准都有局限性。束支折返性室速、分支型室速、室速环路出口接近希氏束和抗心律失常药物治疗期间发生的宽 QRS 波心动过速等情况，形态学鉴别指标具有一定的局限性，无法作出准确的判断。鉴别逆向型 AVRT 和室速非常困难，这是由于旁道插入左室心肌的部位相当于室速的异位起源点。一项研究对 267 例宽 QRS 波心动过速（包括室速和逆向型 AVRT）患者资料的分析，得出了一种鉴别诊断的算法（灵敏度 75% 和特异性 100%）。该算法也在另一项研究中得到了验证，但其应用经验仍然有限。

实际上，一些独立研究发现，各种基于心电图的鉴别方法的特异性 40%～80%，准确度 75%。如果将所有宽 QRS 波心动过速视为室速可以毫不费力地达到 75% 的诊断准确率，因为宽 QRS 波心动过速有 25%～30% 是室上速。有研究旨在整合上述算法并提供更准确的评分系统。此外，对于特发性室速的患者，传统的心电图标准降低了鉴别诊断的敏感性。对于室间隔起源的室速，特别是浦肯野纤维和室间隔流出道起源的室速更是如此。

9.2.2　电生理检查

在某些情况下，电生理检查对于诊断是必要的。

9.3　节律不规整的心动过速

最常见的节律不规整的心室节律为房颤，多灶性房速、局灶性房速或房扑伴房室传导异常，可能表现为窄 QRS 或宽 QRS 波心动过速。当房颤伴快速心室率时，心室节律不整不易被发现，容易被误诊为节律规整的室上速。如果心房率超过心室率，提示房扑或房速（局灶性或多灶性）。多形性室速和极少数单形性室速的心室率也可能是不规整的。偶尔，非折返交界性心动过速的心室率可能不规整。

具体而言，节律不规整的宽 QRS 波心动过速的鉴别诊断包括预激性房颤、多形性室速或房速伴差传且房室传导比例不同。预激性房颤表现为 QRS 波节律不整，形态多变和快速心室速率（旁道不应期短）。不断变化的 QRS 波形态是由于激动沿旁道和房室结同时下传，形成不同程度的室性融合波，沿旁道下传成分大小不一致，表现为 δ 波时限变化。形成这一变化的另一个原因是有多条顺传旁道，激动沿旁道交替下传，心室率往往高于无预激的房颤患者。

10　未明确诊断情况下的紧急治疗

10.1　节律不规整的心动过速

10.1.1　窄 QRS 波（≤120ms）心动过速

室上速是急诊科患者常见的就诊原因，而且患者可能因室上速反复发作就诊，美国每年的就诊人次估计有5万。心动过速发作急性期最初的治疗方法通常是非药物治疗，逐步升级为静脉注射药物或初步治疗无效的情况下进行电复律（图1-4）。

10.1.1.1　血液动力学不稳定的患者

窄QRS波心动过速伴血流动力学不稳定的患者，应首选直流电复律。

10.1.1.2　血液动力学稳定的患者

刺激迷走神经动作可用于终止窄QRS室上速发作。据报道，正确完成常规刺激迷走神经动作在终止室上速方面的有效性在19%至54%之间。刺激迷走神经动作通过不同途径刺激颈内动脉受体，引起迷走神经反射，释放乙酰胆碱，通过减慢房室结传导而减慢心率。很多操作都可在床旁或办公室环境中进行，风险非常低，具有诊断和治疗室上速的价值。尽管最近的Cochrane评估发现没有足够的证据支持或驳斥其有效性，但Valsalva动作是安全的，是国际上推荐的室上速一线紧急治疗方法。研究表明，Valsalva动作在成人中有效，对识别AVRT的有效性高于识别AVNRT。与Valsalva动作比较，改良的Valsalva动作可以大大提高终止室上速的成功率（43% vs. 17%）。此增强方法要求患者首先在半卧位情况下完成并保持Valsalva动作，随即取仰卧位，被动抬高双腿。为使上述Valsalva动作标准化，要求患者屏气的力度达到能吹动10ml注射器的柱塞的程度。颈动脉窦按摩是在患者的颈部处于伸展位置的情况下进行的，头部转向按摩侧的对侧。因双侧按摩有风险，临床上进行单侧颈动脉窦按摩，并限制按摩时间低于5秒，同时应密切观察患者的反应情况。此方法禁用于既往有短暂性脑缺血发作或中风的患者以及颈动脉挫伤的患者。

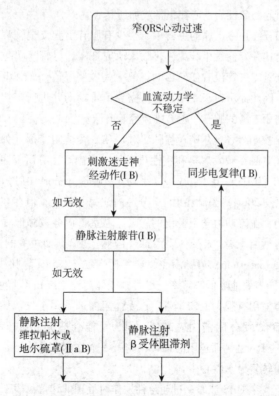

图1-4　未明确诊断的情况下，窄QRS波心动过速急性发作时的治疗

其他方法现在很少使用，例如将脸浸入冷水中或强行咳嗽等。

腺苷是一种内源性嘌呤核苷（6~18mg静脉推注），是终止室上速的首选药物。腺苷的电生理作用是通过心脏腺苷A1受体介导的。临床电生理检查记录到剂量相关的房室传导的进行性延长［延长

心房 – 希氏束（AH）间期，而对希氏束 – 心室（HV 间期）无影响]，最终导致短暂性房室阻滞，终止心动过速。

终止室上速所需腺苷的平均剂量约 6mg。腺苷给药方式应采用弹丸氏快速推注并立即用生理盐水冲管。选择较大的、居中的（如肘前）静脉可能比较小的远端静脉入路能更迅速地达到有效药物浓度。应逐渐增加剂量，成人起始剂量为 6mg，然后是 12mg，再考虑 18mg，同时还要考虑个体患者的耐受性及副作用。腺苷的血浆半衰期非常短，这是由于非活性肌苷的酶促脱氨反应在几秒钟内即可完成，最终器官效应在 20～30 秒内实现。因此，在最后一次给药后 1 分钟重复给药是安全的。不同患者之间药物应用剂量差异可能较大，通常预期成功率 >90%。某些药物（如双嘧达莫和茶碱）有时可能会影响腺苷的给药剂量，但近期摄入含咖啡因饮料的影响尚存在争议。

腺苷常引起通气增加造成短暂性呼吸困难，可能是由于刺激肺迷走 C 纤维所致。患者表现为面部潮红，伴血管舒张和皮肤温度升高。也可表现为程度不同的胸痛，可向咽喉部放散，提示心肌缺血可能或食管痛。如果胸痛程度变化与冠状窦血流量增加有相关性，则提示心源性胸痛。

腺苷能引起短暂的窦房结功能降低，但心动过缓并不常见，可通过腺苷的药理学作用解释上述现象。对于已知有窦房结病变的患者，应谨慎使用腺苷。去神经心脏移植患者室上速很常见，但可以预见患者有心动过缓的风险，因而属于应用腺苷的相对禁忌证。然而，最近的一些研究证据支持在此类患者中应用腺苷，并无特别的注意事项。腺苷可能导致患者发生房颤，这是通过直接作用于肺静脉使其产生触发活动，或通过增加心房的异质性而实现的，在 AVRT 患者中比在 AVNRT 患者中更常见。腺苷偶尔也会引起预激性房性心律失常或加速其心室率。

临床上，静脉应用腺苷终止室上速的患者中，很少有腺苷引起支气管痉挛的报告。临床广泛应用的腺苷试验也很少有上述并发症发生。此外，临床研究证实，尽管哮喘患者吸入腺苷会产生支气管痉挛，但静脉注射腺苷对支气管没有任何影响。但一些病例报道，部分患者无论有无呼吸系统疾病都发生了支气管痉挛，因此提示对于哮喘患者，需要慎重给药并进行密切监测。维拉帕米可用于重度哮喘患者。也可以使用三磷酸腺苷，但有临床经验有限。

钙通道阻滞剂（如维拉帕米、地尔硫草静脉注射）和 β 受体阻滞剂（如艾司洛尔和美托洛尔静脉注射）有重要价值，尤其是在频发房早和室性早搏的患者中。已有研究表明，64%～98% 患者的室上速通过应用维拉帕米 [0.075～0.15mg/kg（平均 5～10mg）静脉注射，在 2 分钟内注完] 或地尔硫草 [0.25 mg/kg（平均 20mg）静脉注射，2 分钟内注完] 终止，但存在低血压的风险。有以下情况的患者禁用上述药物：血流动力学不稳定的患者，左室射血分数降低（<40%）的心力衰竭患者，怀疑室速或预激性房颤的患者。β 受体阻滞剂（静脉注射），如短效的艾司洛尔 [0.5mg/kg 静脉注射，或 0.05～0.3mg（kg·min）静脉滴注] 或美托洛尔（2.5mg 静脉注射，2.5 – 15mg 静脉滴注），较终止室上速，更能有效地降低心室率。尽管 β 受体阻滞剂终止室上速有效的证据有限，但在血液动力学稳定的患者中应用有很高的安全性。β 受体阻滞剂禁用于失代偿性心力衰竭患者。同时静脉应用钙通道阻滞剂和 β 受体阻滞剂应谨慎，因为可能会造成低血压和心动过缓。伊曲帕米（Etripamil）是一种短效的 L – 型钙通道阻滞剂，在其第一个临床试验中，经鼻给药后起效迅速，约 65%～95% 患者的室上速转复为窦性心律。

未明确诊断的情况下，窄 QRS 波心动过速急性发作时处理的建议见表 1 – 10。

表 1-10　未明确诊断的情况下，窄 QRS 波心动过速急性发作时处理的建议

建议	建议分级	证据水平
血流动力学不稳定的患者		
血流动力学不稳定的患者，建议同步直流电复律	I	B
血流动力学稳定的患者		
建议记录心动过速发作时的 12 导联心电图	I	C
建议采用刺激迷走神经动作，最好取仰卧位并被动抬高双腿	I	B
如果刺激迷走神经动作无效，建议静脉推注腺苷（6~18mg）	I	B
如果刺激迷走神经动作和腺苷无效，应考虑静脉应用维拉帕米或地尔硫草	Ⅱa	B
如果刺激迷走神经动作和腺苷无效，应考虑静脉应用 β 受体阻滞剂（如艾司洛尔或美托洛尔）	Ⅱa	C
如果药物未能转复或控制心动过速频率，建议同步直流电复律	I	B

10.1.2　宽 QRS 波（>120ms）心动过速

宽 QRS 波心动过速急性发作时的治疗取决于患者的血流动力学是否稳定（图 1-5）。

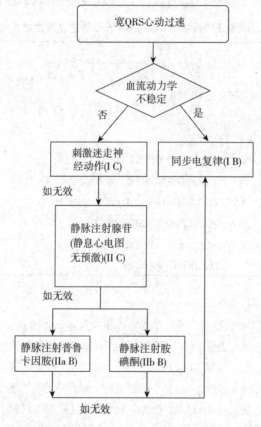

图 1-5　未明确诊断的情况下，宽 QRS 波心动过速急性发作时的治疗

10.1.2.1　血流动力学不稳定的患者

任何一种宽 QRS 波心动过速都可能发生血流动力学不稳定，且室速患者更容易发生。任何持续的宽 QRS 波心动过速导致低血压、急性精神状态改变、胸痛、急性心力衰竭或休克时，建议同步电复律。

10.1.2.2　血流动力学稳定的患者

对于血流动力学稳定的宽 QRS 波心动过速患者，其对刺激迷走神经动作的反应可能有助于了解心动过速的发生机制。如果确诊为室上速伴差传，可以采用与窄 QRS 波心动过速相同的处理方法，即刺激迷走神经动作或药物治疗（腺苷和其他房室结阻滞剂，如 β 受体阻滞剂或钙通道阻滞剂）。

一些用于室上速诊断或治疗的药物（如维拉帕米）可导致先前稳定的室速患者发生血流动力学恶化。因此，上述药物仅应用于已确诊的室上速患者。腺苷可用于诊断或终止腺苷敏感性室速，但必须排除显性预激患者。很少数情况下，逆向型 AVRT 患者中，如果腺苷引起房颤发作，极快速的心房激动可能经旁道下传心室而造成心搏骤停。

应用药物终止原因不明的血液动力学稳定的宽 QRS 波心动过速，院内可选择普鲁卡因酰胺或胺碘酮。PROCAMIO 试验中，血流动力学稳定的宽 QRS 波心动过速患者，伴或不伴左室射血分数降低，在与胺碘酮比较中，普鲁卡因酰胺给药 40 分钟，主要心脏不良事件更少，心动过速终止的比例更高。

如心律失常的机制不清，则按室速处理。

未明确诊断的情况下，宽 QRS 波心动过速急性发作时处理的建议见表 1 – 11。

表 1 – 11　未明确诊断的情况下，宽 QRS 波心动过速急性发作时处理的建议

建议	建议级别	证据水平
血流动力学不稳定的患者		
血流动力学不稳定的患者，建议同步直流电复律	I	B
血流动力学稳定的患者		
建议记录心动过速发作时的 12 导联心电图	I	C
建议采用刺激迷走神经动作，最好取仰卧位并被动抬高双腿	I	C
如果刺激迷走神经动作无效，如果患者静息心电图无预激，应考虑应用腺苷	IIa	C
如果刺激迷走神经动作和腺苷无效，应考虑静脉应用普鲁卡因胺	IIa	B
如果刺激迷走神经动作和腺苷无效，可以考虑静脉应用胺碘酮	IIb	B
如果药物未能转复或控制心动过速的频率，建议同步直流电复律	I	B
原因不明的宽 QRS 波心动过速，不建议应用维拉帕米	III	B

10.2　节律不规整的心动过速

节律不规整的宽 QRS 波心动过速，通常是房颤，很少是多形性室速，极少是单形性室速，还可表现为节律不规整的心动过速。血流动力学不稳定的、节律不规整的预激性心动过速应首选电复律。预激性房颤的具体治疗方法在本篇第 11 节讨论。

节律不规整的窄 QRS 波心动过速，心室率可耐受时，通常考虑为房颤，应使用 β 受体阻滞剂或钙通道阻滞剂控制心室率，抗血栓治疗后应考虑选择性药物复律或电复律。

11　室上性心动过速的特殊类型

11.1　房性心律失常

11.1.1　窦性心动过速

窦性心动过速是指窦性心率 >100 次/分，心电图 I、II 和 aVF 导联 P 波直立，V_1 导联 P 波正负

双向或倒置。

11.1.1.1　生理性窦性心动过速

生理性窦性心动过速是生理性原因（工作繁重、压力或怀孕）所致，并且也可能由其他医源性或药物所致（表 1 - 12）。窦性心动过速时的 12 导联心电图呈现窦性 P 波。生理性窦性心动过速可通过查明病因并消除病因来治疗。

生理性窦性心动过速的原因见表 1 - 12。

表 1 - 12　生理性窦性心动过速的原因

生理性原因	情绪、体育锻炼、性交、疼痛、怀孕
病理性原因	焦虑、惊恐发作、贫血、发烧、脱水、感染、恶性肿瘤、甲状腺功能亢进、低血糖、嗜铬细胞瘤、皮质醇增多症、糖尿病自主神经功能障碍、肺栓塞、心肌梗死、心包炎、瓣膜疾病、充血性心力衰竭、休克
药物	肾上腺素、去甲肾上腺素、多巴胺、多巴酚丁胺、阿托品、β_2 肾上腺素能受体激动剂（沙丁胺醇）、甲基黄嘌呤、阿霉素、柔红霉素、β 受体阻滞剂的撤药反应
毒品	苯丙胺、可卡因、麦角酸二乙酰胺、赛洛西宾、"摇头丸"、可卡因
其他	咖啡因、酒精

11.1.1.2　不适当窦性心动过速

不适当窦性心动过速（IST）是指静息或轻微活动时的窦性心律增快（＞100 次/分），与身体、情绪、病理或药物负荷试验等不相关。心动过速倾向于持续存在，大多数见于年轻女性，但这种疾病不仅限于该人群。目前对于 IST 的潜在机制仍然知之甚少，其可能是由多因素引起的（如自主神经功能异常、神经激素失调和固有窦房结功能亢进）。最近，有报道家族性 IST 患者的起搏相关超极化激活的环状核苷酸门控通道 4（HCN4）发生功能获得性突变。越来越多的研究发现，IST 患者有免疫球蛋白 G 抗 β 受体抗体。不适当窦性心动过速的预后通常被认为是良性，与心动过速诱发的心肌病无关。

（1）诊断　不适当窦速患者的临床表现多样，从通常无症状或有症状的心悸再到呼吸困难，运动不耐受、头晕和头昏眼花。不适当窦速的诊断需要排除体位性心动过速综合征（POTS），窦房结折返性心动过速或起源于界嵴或右上肺静脉的局灶性房速。不适当窦速特征性表现为 24 小时动态心电图监测平均心率＞90 次/分，清醒状态下静息心率＞100 次/分，运动试验显示轻微运动后大幅度的心率和血压反应。诊断时通常不需要行电生理检查，其并非常规检查。当怀疑窦房结折返性心动过速时，可以考虑行电生理检查。

（2）治疗　在药物治疗之前，应建议患者运动和改善生活方式，如运动训练、增加循环容量和避免对心脏的刺激（图 1 - 6）。不适当窦速患者的预后良好，治疗旨在减轻症状，也可以不治疗。β 受体阻滞剂已在 IST 患者中使用了数年，但使用的剂量较大，足以引发患者不耐受症状（如慢性疲劳）。可以考虑应用非二氢吡啶类钙通道阻滞剂，但可能会引起低血压，有关这些药物的证据有限。数个小型试验证实，伊伐布雷定（Ivabradine）是安全有效的，其是窦房结细胞"起搏电流"（If）的选择性阻滞剂，能直接降低心率。然而，If 阻滞可能会扰动压力感受器控制自主神经平衡的反馈回路，从而增加心脏的交感神经活动。如果这种作用在治疗剂量下长期存在，则可能促进心脏重构并促进心律失常发生。如果可能的话，伊伐布雷定应优选与 β 受体阻滞剂合用；这种联合使用可能比单独使用每种药物对 IST 患者更有益。在妊娠或母乳喂养期间不应服用伊伐布雷定。由于伊伐布雷定是细胞色素 P450（CYP3A4）的底物，应避免或谨慎同时使用伊伐布雷定和 CYP44A 抑制剂（如酮康唑、维拉帕米、地尔硫䓬、克拉霉素和葡萄柚汁）或诱导剂（如利福平和卡马西平）。有限的小型观察研究的结果不支持将导管消融作为绝大多数 IST 患者的常规治疗。

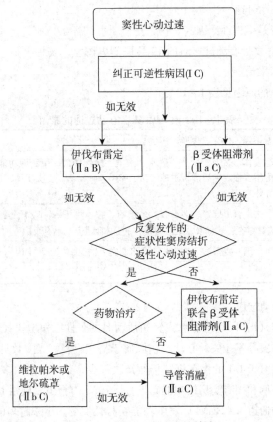

图 1-6　窦性心动过速的治疗

窦性心动过速治疗的建议见表 1-13。

表 1-13　窦性心动过速治疗的建议

建议	建议级别	证据水平
不适当窦性心动过速		
建议评估和纠正可逆性的病因	I	C
有症状的患者，应考虑单独应用伊伐布雷定或与 β 受体阻滞剂联用	II a	B
有症状的患者，应考虑应用 β 受体阻滞剂	II a	C
窦房结折返性心动过速		
有症状且无 HFrEF* 的患者，可以考虑应用非二氢吡啶类钙通道阻滞剂（维拉帕米或地尔硫草）	II b	C
药物治疗无效的有症状的患者，应考虑射频导管消融	II a	C
体位性心动过速综合征		
应考虑实施定期的递进的锻炼计划	II a	B
可以考虑每日消耗≥2～3L 水，10～12g 氯化钠	II b	C
可以考虑应用米多君，低剂量非选择性 β 受体阻滞剂或吡啶斯的明	II b	B
可以考虑应用伊伐布雷定	II b	C

*　HFrEF：射血分数降低的心力衰竭。

11.1.1.3　窦房结折返性心动过速

窦房结折返性心动过速时，窦房结是折返环路的一部分，与 IST 患者比较，其特征是阵发性心动过速发作。这种罕见的心律失常可能伴有阵发性心悸，头晕和头昏眼花的症状。心电图 P 波的极性和形态类似于窦性 P 波。

（1）诊断　经心电图和动态心电图诊断疑似为窦房结折返性心动过速者，可以通过电生理检查确定诊断。

（2）治疗　目前的药物治疗是经验性的，尚无对照试验证据。维拉帕米和胺碘酮表现出不同程度的有效性，而 β 受体阻滞剂通常无效。射频导管消融窦房结折返性心动过速是安全有效的，靶点为 P 波相关的最早心房激动点。射频导管消融术被证实是可行的且远期疗效很好。

11.1.1.4　体位性心动过速综合征

体位性心动过速综合征是指当站立时间超过 30 秒，心率增加≥30 次/分（12～19 岁，增加≥40 次/分）为特征的临床综合征，无体位性低血压（收缩压下降 >20mmHg）。

体位性心动过速综合征的患病率为 0.2%，是年轻人中体位性不耐受的最常见原因。大多数患者年龄在 15～25 岁之间，女性 >75%。尽管对 POTS 的长期预后没有进行充分的探讨，但约 50% 患者在 1～3 年内自然恢复。已报道 POTS 的多种发生机制，包括自主神经系统功能障碍、周围自主神经去神经化、低血容量、高肾上腺素能刺激、糖尿病的神经病变、心血管自主神经失调、焦虑和过度警惕。

（1）诊断　患者主动站立试验或直立倾斜试验站立 10 分钟，行无创血流动力学监测，进而诊断 POTS。对怀疑 POTS 的患者，应排除窦性心动过速的其他原因，例如低血容量、贫血、甲状腺功能亢进、肺栓塞或嗜铬细胞瘤。临床病史应侧重明确患者是否是慢性病程、POTS 的可能原因、影响因素、对日常活动的影响以及潜在的诱因。

（2）治疗　所有患者应首先尝试非药物治疗，措施包括停用可能会使 POTS 恶化的药物，如去甲肾上腺素转运抑制剂，通过增加盐和液体摄入量来增加血容量，通过弹力袜减少静脉淤血，纠正心血管自主神经功能失调。患者应参加有规律的，分级的和有监督的运动计划，以有氧训练为基础，并对大腿进行一些阻力训练。最初，运动应仅限于非直立运动，包括使用划船机和游泳，以最大程度地减少体位负荷对心脏的影响。

如果非药物治疗无效，要有针对性地给予药物治疗。高度怀疑低血容量的患者每天应喝≥2～3 升水，盐的摄入量应增加到每天 10～12g（如忍受）。米多君（Midodrine）能显著降低直立性心动过速，但效果不如静脉注射盐水有效。米多君起效迅速，仅产生短暂影响，通常每天服用 3 次。该药可能导致仰卧位高血压，只能在白天使用。为减少令人不快的窦性心动过速和心悸，可以低剂量普萘洛尔 10～20mg 口服，其大大降低 POTS 患者的站立心率并改善症状，但患者对大剂量普萘洛尔的耐受性通常较差。长效普萘洛尔不能改善 POTS 患者的生活质量。应首先考虑应用非选择性 β 受体阻滞剂，因其还可以阻断肾上腺素介导的 $β_2$ 血管舒张作用，但其他 β 受体阻滞剂尚未得到充分的研究。吡啶斯的明是一种胆碱能激动剂，与其他药物相比，是可通过抑制乙酰胆碱酯酶发挥作用的胆碱能激动剂，可增加副交感神经的自主神经张力，降低高血压的风险。潜在的不良反应包括腹部绞痛、腹泻和肌肉绞痛。伊伐布雷定减慢窦性心动过速但不影响血压，在一项开放研究中，使 60% 的 POTS 患者症状有所改善。理想情况下，伊伐布雷定应与 β 受体阻滞剂长期联合应用。

11.1.2　局灶性房性心动过速

局灶性房速的心房率≥100 次/分，从异位起源点开始，传导并激动左右心房。房室结传导的情况决定心室率。据报道，在无症状的年轻人（<50 岁）中，低至 0.34%，有症状的心律失常患者中

局灶性房速的患病率增加至0.46%。大多数研究均未发现发生率有性别差异。

　　患者的症状可能包括心悸、气短、胸痛，很少出现晕厥或先兆晕厥。心律失常可能呈持续性或非持续性。反复终止，反复发作。

　　肺静脉相关性房速患者，多数局灶起源点位于静脉口（或在指定的距离静脉口1cm内），而不是更远范围（2～4cm）。

11.1.2.1　诊断

　　心动过速发作时的12导联心电图识别出P波是最重要的诊断线索（图1-7）。P波可能隐藏在QRS波或T波中，取决于房室传导比例和房速的心房频率。P波形态单一，房速的周长比较稳定，有助于排除房颤。静脉注射腺苷可以通过减慢心室率或直接作用终止局灶性房速，P波之间有等电位线提示为局灶性房速。然而，通过表面心电图不能完全区分局灶性和大折返机制的心律失常。等电线的存在并不能排除大折返，特别是心房有瘢痕组织（来自结构性心脏病或先前广泛的消融或手术）的情况下。对于无消融术病史的正常心脏，可应用常规心电图的定位法则，但心电图在定位局灶性房速起源方面的价值有限。局灶性房速可能起源于左、右房的任何部位，正常心率房速的好发部位是界嵴末端、三尖瓣、二尖瓣环以及胸静脉连接心房处。心电图Ⅰ和aVL导联倒置P波提示左房起源。心动过速起源或出口在右房侧壁时，V_1导联P波倒置；起源于房间隔者，P波正负双向（图1-7）。下壁导联P波倒置提示起源于心房下部，P波直立提示起源于心房上部。

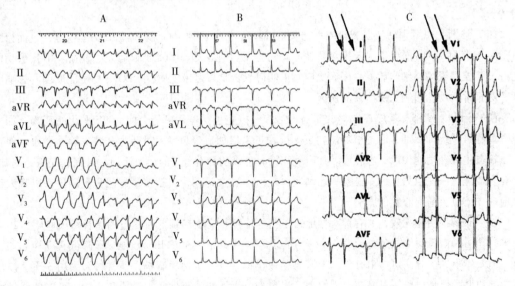

图1-7　局灶性房性心动过速

　　A. 起源于右房外侧的局灶性房速，最初呈完全右束支阻滞，随后呈不完全右束支阻滞；B. 起源于左房（左上肺静脉）的房速；C. 起源于右心耳的局灶性房速。颈动脉窦按摩期间发生房室分离（箭头指示P波）。

11.1.2.2　急性发作时的治疗

　　关于房速急性发作时的治疗尚缺乏以循证研究为基础的证据。通常，初步选择β受体阻滞剂或钙通道阻滞剂可以终止局灶性房速或减慢心室率（图1-8）。静脉注射腺苷可能会终止房速〔迟后除极（DAD）诱发的房速〕，也可能出现房室阻滞但房速继续发作。ⅠA、ⅠC和Ⅲ类抗心律失常药物也可能通过延长不应期或抑制异位点的自律性发挥作用。胺碘酮也可用于心脏复律或减慢心室率，但对于危重症患者的房速，心室率控制是否有效尚无定论。无论机制如何，直流电复律通常可有效终止心动过速发作。但自律性增高引起的局灶性房速通常频繁反复发作，不建议反复应用直流电复律。

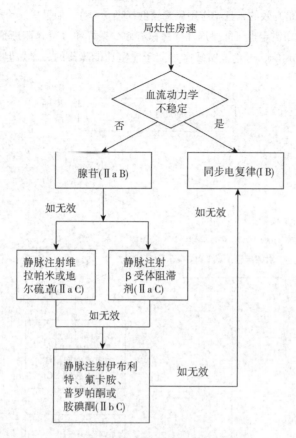

图 1 - 8　局灶性房速急性发作时的治疗

11.1.2.3　射频导管消融术

反复发作的局灶性房速可选择射频导管消融术，特别是持续性房速，因其可能引起心动过速性心肌病（图 1 - 9）。区分大折返房速和局灶性房速对于消融策略至关重要。局灶性房速或局部微折返房速均呈现出从一点至左、右房的离心激动模式。消融局灶性房速的关键是要确定心房最早激动点。肺静脉相关的房速，可行局灶消融和肺静脉电隔离。射频导管消融术的成功率为 75% ~ 100%。局灶性房速和房室折返性心动过速的成功率、复发率和并发症发生率各不相同，分别取决于病灶或旁道的位置，室上性心动过速射频导管消融平均成功率和并发症发生率，见表 1 - 14。

表 1 - 14　室上性心动过速射频导管消融平均成功率和并发症发生率

室上性心动过速类型	即刻成功（%）	复发率（%）	血管并发症发生率（%）	死亡率（%）
局灶性房速	85	20	1.4[a]	0.1
三尖瓣峡部依赖性房扑	95	10	2[b]	0.2
AVNRT	97	2	0.3[c]	0.01
AVRT	92	8	1.5[d]	0.1

AVNRT = 房室结折返性心动过速；AVRT = 房室折返性心动过速。

a. 房室阻滞和心包积液。

b. 中风、心肌梗死和心包积液。

c. 房室阻滞和心包积液。

d. 房室阻滞、心肌梗死、肺栓塞和心包积液。

11.1.2.4　慢性期治疗

　　β受体阻滞剂可能是有效的，且副作用风险较低（图1-9）。如果一线治疗失败，选择ⅠC类药物可能是有效的。伊伐布雷定也可能对局灶性房速有效，最好和β受体阻断剂合用。有研究尝试在年轻人和儿童中应用胺碘酮，理论上胺碘酮可用于左室功能障碍的患者。但是，其受副作用影响，胺碘酮的长期疗效有限。

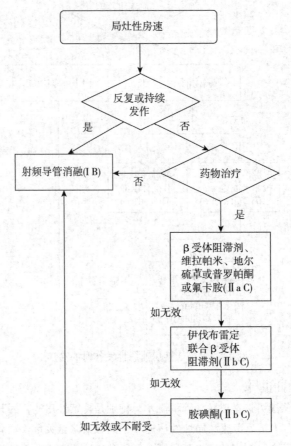

图1-9　局灶性房速慢性期的治疗

表1-15　局灶性房速治疗的建议

建议	建议级别	证据水平
急性发作时的治疗		
血流动力学不稳定的患者		
血流动力学不稳定的患者，建议同步直流电复律	Ⅰ	B
血流动力学稳定的患者		
静脉应用腺苷（6-18mg静脉注射）	Ⅱa	B
如果腺苷失败，患者无心功能失代偿，应考虑应用β受体阻滞剂（艾司洛尔或美托洛尔）	Ⅱa	C
如果腺苷失败，无低血压或HFrEF，血流动力学稳定的患者，应考虑静脉应用维拉帕米或地尔硫䓬	Ⅱa	C

续表

建议	建议级别	证据水平
如果上述措施失败，则可以考虑使用以下方法 　　静脉应用伊布利特； 　　静脉应用氟卡尼或普罗帕酮； 　　静脉应用胺碘酮	Ⅱb	C
药物未能转复或控制心动过速频率时，建议同步直流电复律	I	B
慢性期治疗		
反复发作的局灶性房速，特别是持续房速或可能引起心动过速性心肌病时，建议行射频导管消融术	I	B
如果导管消融不被接受或不可行时，患者无结构性或缺血性心脏病，应考虑使用 β 受体阻滞剂或非二氢吡啶类钙离子通道阻滞剂（如无 HFrEF*，维拉帕米或地尔硫草），或普罗帕酮或氟卡尼	Ⅱa	C
如果上述措施无效，可以考虑联合应用伊伐布雷定和 β 受体阻滞剂	Ⅱb	C
如果上述措施无效，可以考虑使用胺碘酮	Ⅱb	C

* HFrEF：心衰伴射血分数降低

11.1.3　多灶性房性心动过速

多灶性房速是指快速而不规整房性心动过速，体表心电图有至少 3 种不同形态的 P 波。多灶性房速通常与患者潜在的基础疾病有关，包括肺部疾病、肺动脉高压、冠心病、瓣膜性心脏病、低镁血症和接受茶碱治疗等。1 岁以下的健康婴儿中也可能见到这种多灶性房速，患儿通常无基础心脏病，预后良好。

单个导联体表心电图很难鉴别房速和房颤，需要用 12 导联心电图进行鉴别。多灶性房速的心房率 >100 次/分。与房颤不同，P 波之间有明显的等电位线，PP、PR 和 RR 间期多变。据推测，多变的 P 波形态可能是由于房性异位搏动起源于多个部位，但很少有关于多灶性房速起源点标测的研究。

本病一线治疗是对患者基础疾病的治疗。即使患者的血镁水平正常，静脉注射硫酸镁依然有效。通常，抗心律失常药物通过减慢房室结传导控制心室率，对抑制多灶性房速无效。对于无心功能障碍、无窦房结功能不全、无房室阻滞的多灶性房速患者，维拉帕米有一定疗效。有研究发现，美托洛尔疗效优于维拉帕米，但 β 受体阻滞剂需要谨慎用于治疗多灶性房速，使用该类药的患者需要无呼吸功能失代偿、无窦房结功能障碍和无房室阻滞。有病例报告伊布利特（Ibutilide）能成功终止多灶性房速。对于有症状的药物治疗无效伴左室功恶化的难治性患者，可考虑通过改良房室结控制心室率。

多灶性房速治疗的建议见表 1 - 16。

表 1 - 16　多灶性房速治疗的建议

建议	建议级别	证据水平
急性发作时的治疗		
如果可行，建议首先治疗基础疾病	I	C
应考虑静脉应用 β 受体阻滞剂，或静脉应用非二氢吡啶类钙通道阻滞剂（维拉帕米或地尔硫草）	Ⅱa	B
慢性期治疗		
反复发作有症状的多灶性房速，无 HFrEF 患者，应考虑口服维拉帕米或地尔硫草	Ⅱa	B

续表

建议	建议级别	证据水平
反复发作有症状的多灶性房速患者，应考虑应用选择性 β 受体阻滞剂	Ⅱa	B
药物难治的反复发作的多灶性房速伴左室功能不全的患者，应考虑行房室结消融联合起搏治疗（最好是双室或希氏束起搏）	Ⅱa	C

11.1.4　大折返性房性心动过速

传统上，心房扑动和局灶性房速是根据心电图表现定义的：连续规整的心房电活动（最常见的是锯齿形），心房波之间有等电位线。呈锯齿状扑动波的心电图表现主要归因于大折返环折返，但也有可能是微折返。但当大折返机制房扑的绝大部分折返环路局限于某部分区域时，心电图可能表现为局灶性房速，且心房波之间有等电位线。

11.1.4.1　三尖瓣环峡部依赖的大折返性房性心动过速

（1）典型心房扑动　分为常见型（逆时针）和反向型（顺时针）。最常见的典型房扑是三尖瓣环峡部（CTI）依赖性房扑，激动围绕三尖瓣环呈大折返，CTI 是折返环路的下部边界。激动经右房游离壁下传，经 CTI，自右房间隔向上传导，再传导到左房，左房为被动激动。激动在环路上部的除极向量可指向上腔静脉的前面或后面。从心尖观察，上述传导通路呈逆时针方向。当激动沿相反方向（顺时针）传导时，心电图表现与上述不同，称为反向型典型房扑。

（2）诊断　逆向型房扑时，心房节律规整，频率 250～330 次/分，心房锯齿波在下壁导联倒置，V_1 导联直立（图 1-10）。顺向型房扑时，下壁导联房扑波宽大直立，V_1 导联通常双向或负向。典型房扑解剖依赖性强，具有很强的可重复性，心电图可反复记录到。但如果心房激动模式被干预，则这种典型的心电图表现也会发生显著变化，常见于心脏手术累及心房时、广泛的射频导管消融术后或有严重心房疾病的患者。抗心律失常药物也可能会改变典型房扑的心电图表现。此时即使患者的心电图表现为非典型房扑，也仍然不能排除三尖瓣峡部依赖的典型房扑。

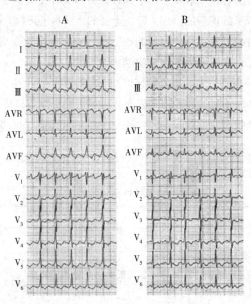

图 1-10　逆时针（A）和顺时针（B）房扑伴房室 2 : 1 传导

临床上，典型的心房扑动与房颤有关，两者发生的临床背景相似，可存在于同一患者。房颤触发房扑，典型房扑消融术后房颤很常见。ＩＣ类抗心律失常药物治疗或应用胺碘酮的患者常发生典型房扑。这些患者中，药物可能降低房扑的心房率至低于200次/分，进而发生1∶1房室传导，增加心室率。抗心律失常药物可能使 QRS 波时限增宽，而表现为宽 QRS 波心动过速。

除快速心房率和心房辅助收缩功能的丧失所致的症状，房扑可能引起可逆性左室收缩功能障碍及心动过速性心肌病，这种情况并非少见。

（3）急性发作时的治疗　首先要控制房扑发作时的心室率，但有时难以实现。房室结阻滞剂有效（如胺碘酮）可用于心力衰竭或重症患者，但必要时还是要将房扑转复为窦性心律（图 1 - 11）。

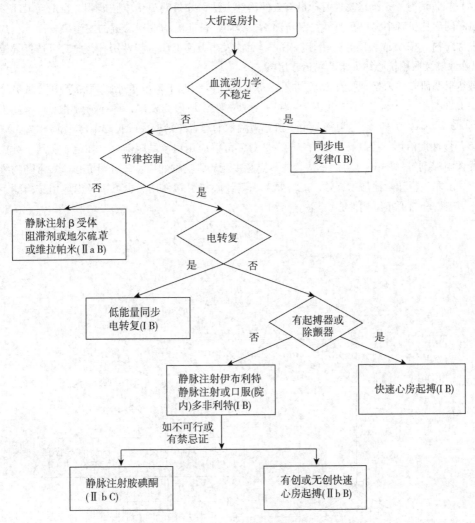

图 1 - 11　稳定的房扑或大折返房速急性发作时的治疗

有些房扑伴 2∶1 房室阻滞通过心电图难以诊断。此时，静脉给予腺苷能增加房室阻滞的程度，进而揭示出房扑典型的心电图表现。然而，腺苷也能促进房室传导变为 1∶1，也有可能使房扑转化为房颤。因而，仅在认为诊断需要和已备好心肺复苏设备时才加以考虑。

对于有症状的伴有快速心室率的患者，首先需要控制心室率。控制房扑的心室率比较困难，甚至联合应用房室结阻滞剂（地高辛、β受体阻滞剂和钙通道阻滞剂）都可能失败，从而有必要考虑将房扑转复为窦性心律。纯Ⅲ类抗心律失常药物，多非利特和伊布利特，静脉给药通常能转复房扑（多非利特可以口服），而ⅠA类和ⅠC类药物几乎没有或没有作用。如果ⅠC类抗心律失常药物没有房室阻滞作用，则不考虑应用，因为此类药物能降低心房率，导致房室1∶1传导。胺碘酮对急性转复房扑可能不是非常有效。但如果患者心室率很快，胺碘酮能有效降低心室率。低能量心脏电复律常用于血流动力学失代偿或治疗失败时，其转复效率很高，可以作为首选。与房颤比较，电转复房扑更有效，所需能量更少。如果已经放置心房电极，可以使用类似房颤的短暂高频心房刺激转复房扑。如果心房起搏诱发了房颤，其心室率较房扑更好控制。可通过经皮心内膜电极或经食道行心房刺激。用普鲁卡因酰胺进行预处理可促进心房起搏转复房扑。尚缺乏房扑转复前抗凝的数据，但通常采取与房颤患者一样的抗凝策略。

（4）导管消融　是维持窦性心律最有效的治疗方法，疗效明显优于胺碘酮。在消融CTI并验证双向阻滞的房扑患者中，房扑的复发率<10%。然而，长期随访发现房颤的发生率较高。当应用抗心律失常药物（IC类或胺碘酮）治疗房颤时，可能发生典型CTI依赖性房扑，此时可选择导管消融CTI以确保继续服用抗心律失常药物治疗房颤。

虽然早期研究并未发现操作相关的死亡率的增加，但近年来报道死亡率和卒中发病率分别为0.2%~0.34%，0.19%~0.5%（表1-14），近期一项注册研究发现，房扑消融的死亡率高于房颤消融（0.3% vs. 0.05%），这可能是由于房扑消融术的患者年龄较大或有较多合并症。

（5）慢性期治疗　控制心率是治疗的一部分，可以应用房室结阻断剂，如地尔硫䓬、维拉帕米或β受体阻滞剂等（图1-12）。不适合或不愿意接受导管消融的患者，可用抗心律失常药物维持窦性心律。多非利特和索他洛尔有效，但需要考虑其致心律失常作用。也可以考虑应用胺碘酮，但仅限于心力衰竭和有严重结构性心脏病的患者。

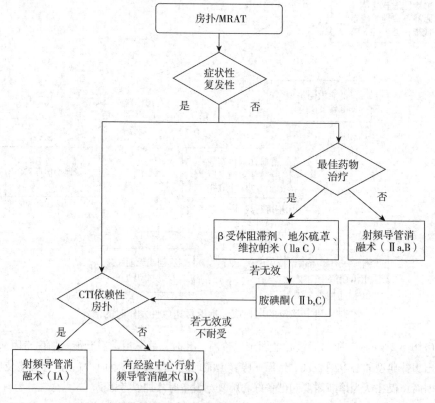

图1-12　心房扑动、大折返房性心动过速慢性期的治疗

CIT：三尖瓣峡部；MRAT：大折返房速

低血压或 HFrEF 的情况下，禁止静脉应用维拉帕米和地尔硫草。代偿性心力衰竭患者禁静脉应用 β 受体阻滞剂。QTc 延长的患者禁止静脉应用伊布利特，禁止静脉应用和口服多非利特。静脉应用胺碘酮可延长 QTc，但尖端扭转型室速非常少见（表 1-17）。

表 1-17　大折返性房性心律失常治疗的建议

建议	建议级别	证据水平
房扑并发房颤的患者，建议抗凝治疗（如同房颤抗凝）	I	B
房扑无伴发房颤的患者，应考虑抗凝治疗，但起始门槛尚未确定	IIa	C
急性发作时的治疗		
血流动力学不稳定的患者		
血流动力学不稳定的患者，建议同步直流电复律	I	B
血流动力学稳定的患者		
转复为窦性心律，建议静脉应用伊布利特，静脉应用或口服（院内）多非利特	I	B
转复为窦性心律，建议应用低能量（≤100 焦耳）双相电复律	I	B
有起搏器或除颤器的患者，建议用高频率心房起搏终止房扑	I	B
可以考虑静脉应用 β 受体阻滞剂或非二氢吡啶类钙通道阻滞剂（维拉帕米或地尔硫草）控制快速心室率	IIa	B
可以考虑有创和无创的高频率心房起搏来终止房扑	IIb	B
如果上述方法不可用或不被接受，可考虑静脉应用胺碘酮	IIb	C
转复为窦性心律，不建议用普罗帕酮和氟卡尼	III	B
慢性期治疗		
初发的有症状的典型心房扑动，应考虑射频导管消融术	IIa	B
反复发作有症状的三尖瓣峡部依赖性房扑，建议行射频导管消融术	I	A
反复发作有症状的非三尖瓣峡部依赖性房扑，建议在有经验的中心行射频导管消融术	I	B
持续性房扑或心动过速性心肌病致左室收缩功能低下的患者，建议行射频导管消融术	I	B
导管消融不可行或不被接受时，应考虑应用 β 受体阻滞剂或非二氢吡啶类钙离子通道阻滞剂（无 HFrEF，维拉帕米或地尔硫草）	IIa	C
如果上述措施失败，可考虑应用胺碘酮维持窦性心律	IIb	C
如果以上所有方法均无效，患者有症状性持续性大折返性房性心律失常伴快速心室率，则应考虑行房室结消融联合起搏治疗（"消融和起搏"），双室或希氏束起搏	IIa	C

（6）抗凝治疗　关于房扑患者发生栓塞风险的数据主要来源于房扑同时有房颤的患者，因此难以对单纯房扑患者进行危险分层。与房颤患者比较，房扑患者左心耳"顿抑"和血栓发生率似乎更低。虽然房扑患者的血栓栓塞风险低于房颤，但仍需要重视。由于房扑与房颤常共存，需要预防血栓栓塞，房扑患者应接受和房颤患者一样的抗凝治疗。房扑持续时间超过 48 小时而紧急复律时，应采取与房颤同样的抗凝策略。但应该指出，这方面目前尚缺乏前瞻性随机对照研究证据。此外，CHA_2DS_2-VASc 评分［心力衰竭、高血压、年龄≥75 岁（2 分）、糖尿病、卒中（2 分）- 血管疾病、年龄 65~74 岁及性别（女性）］用于预警房扑患者缺血性卒中的价值尚未确定。与房扑合并房颤的患者比较，未合并房颤者启用抗凝治疗时的 CHA_2DS_2-VASc 评分更高。

（7）其他三尖瓣环峡部依赖的大折返性房性心动过速　心电图表现不典型并不能排除三尖瓣环

峡部依赖的大折返房速。低位环路折返是指围绕下腔静脉而非三尖瓣环折返的环路，可能是顺钟向或逆钟向。上述折返环路呈逆钟向时，可被视为是典型逆钟向折返房扑的一种变异，激动自足侧向头侧移动，在上腔静脉口后方转换方向，形成类似典型房扑的心电图表现。"8"字双环路折返也可能发生在下腔静脉和三尖瓣环周围，类似典型顺钟向心房扑动。其他环路，三尖瓣峡部可作为环路的一部分，有的局限于三尖瓣峡部内部，本质上也是三尖瓣峡部依赖的，与典型房扑具有相似的心电图表现。

11.1.4.2　非三尖瓣峡部依赖的大折返房性心动过速

非三尖瓣峡部依赖的大折返房速和非典型房扑这两个词的意义是相同的，可互换使用，是指心电图表现不支持存在典型的折返环路。但这种用法的缺陷在于，当心房病变破坏了典型折返环，心电图表现为不典型房扑，这些情况最常见于外科术后、大范围射频导管消融术后或抗心律失常药物的影响。需要注意的是，高位折返环路的房扑也可能出现类似非三尖瓣峡部依赖房扑的典型心电图表现。实际上，真正的不典型房扑是事后诊断，需要明确折返环路，并排除三尖瓣峡部是折返环路的组成部分，才能诊断真正意义上的不典型房扑。

（1）右房大折返房性心动过速　复杂先天性心脏病手术中使用的心房缝合及补片与进行性的心房损伤一起，形成多个屏障和峡，成为复杂的多种形态的大折返房速的机制。上述情况通常发生在右房游离壁瘢痕周围。然而，复杂先天性心脏病患者有广泛心房瘢痕组织存在，不利于局灶性房速和大折返房速的鉴别诊断。

外科心房切开术后也可发生与一种与常见房扑心电图特征相似的8字双环心动过速。

右房大折返房速也可能发生在未接受治疗干预的患者，大部分发生在右房游离壁的"电静止区"周围，可能与心房纤维化有关。不典型心房扑动也可来自右房高位环路折返，再经与界嵴之间的裂隙传导。

大折返房速的心室率控制比较困难，其节律规整且频率较慢。抗心律失常药物通常无效，或因存在结构性心脏病及合并症，使药物应用受限。射频导管消融几个关键峡部是最有效的治疗方法。心房纵行切开术瘢痕周围的环路可以被标测和消融，且长期预后良好。但由于潜在的心律失常机制比较复杂，而且射频消融导管到达关键峡部可能有困难，上述射频导管消融术应仅限于由经验丰富的医生在有经验的治疗中心进行。

（2）左房大折返房性心动过速　不典型左房房扑、大折返房速的折返环路通常与异常组织的电静止区有关，这些区域常因医疗干预或心房组织进行性变性、纤维化所致。肺静脉口与二尖瓣环等解剖屏障通常参与折返。

目前，房颤射频导管消融术得到广泛应用，但消融损伤可参与折返环的维持，常发生在线性消融术或广泛碎裂电位射频导管消融术后。既往有心房疾病也预示可能形成大折返环。局部节段性肺静脉消融可引发局灶性心动过速，且环肺静脉射频导管消融也可能由于射频导管消融线上的裂隙形成大折返房速。房颤射频导管消融术后形成小折返房速的P波时限更短，可与大折返房速鉴别。与左房大折返房速比较，右房大折返房速的至少一个胸前导联QRS波呈负向的发生率更高。

心房折返环路也可形成于不同情况的外科手术术后，包括二尖瓣疾病，与手术切口或穿刺置管相关。外科手术治疗房颤也可能形成大折返与局灶性房速。

不典型左房大折返房速的折返环路也可能出现在左房，患者既往无治疗干预措施，但通常有严重的左心疾病。上述情况可能与电静止区有关，其形成是由于心房纤维化及肺静脉口或二尖瓣环等解剖屏障，可通过阻断关键峡部进行射频导管消融。由于心房疾病或抗心律失常药物引起传导缓慢，左房间隔也可能形成折返环路。

二尖瓣环依赖性房扑有时合并左房顶部电静止区，可采用三尖瓣环依赖性折返环相似术式进行射频导管消融。然而在关键峡部以稳定阻滞线进行消融难度更大。肺静脉周围折返环也通常被识别和消融。首次消融术后，建议至少 3 个月后再对此类心动过速进行射频导管消融等干预治疗，这是由于这些心动过速可能是一过性的，是消融病灶后自然病程的一部分，建议启动控制心室率治疗和（或）应用抗心律失常药物。

11.2　房室交界性心律失常

11.2.1　房室结折返性心动过速

房室结折返性心动过速是指围绕房室结区域的折返，但仍不明确其确切的折返环路。房室结是一个三维立体结构，其组织空间常数变异性较大，且因连接蛋白亚型差异性表达，房室结的缝隙连接性能较差，因此可解释双向传导和房室结折返性心律失常的发生机制。大量组织学和电生理学证据表明：人类房室结的右下延伸和左下延伸，及其参与的心房向房室结传入过程，可能为慢径路传导提供解剖学基础。因此根据房室结激动传入的概念，已经提出适用于各种形式 AVNRT 心动过速折返环路的全方位的模型。

房室结折返性心动过速的发生似乎存在双向性。许多 AVNRT 患者年轻时发病，而部分发作较晚（多在 40 或 50 岁左右）。一半患者症状轻微且持续时间短，也有的可能 13 年完全无症状。房室结折返性心动过速可导致房颤，尽管并非总是如此，但房颤通常会在 AVNRT 射频导管消融术后消失。也应考虑家族性 AVNRT。

11.2.1.1　诊断

（1）心动过速发作时的 12 导联心电图　通常，AVNRT 表现为窄 QRS 波心动过速，即 QRS 波时限 < 120ms，除非存在异常差传（通常呈 RBBB 形态）或已存在传导障碍（图 1 - 13）。房室分离非常罕见，因为心房和心室都不是 AVNRT 折返环的必不可少的组成部分。故 AVNRT 可能同时合并房颤或房室阻滞，但较为罕见。心动过速发作时或发作后可见 ST 段压低。

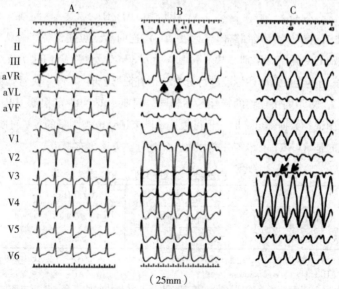

（25mm）

图 1 - 13　房室结折返性心动过速

A. 典型房室结折返性心动过速；B. 不典型房室结折返性心动过速；C. 不典型 AVNRT
伴（少见）左束支阻滞（箭头指示逆行 P 波）

典型 AVNRT（也称慢－快型 AVNRT）逆行 P 波始终与 QRS 波相关，且大多数情况下，无法识别 P 波或 P 波与 QRS 波非常接近。因此 P 波可能隐藏在 QRS 波内，或在 QRS 波终末可见窦性心律时不存在的小 P′波。

不典型 AVNRT，QRS 波前清晰可见 P 波，即 RP > PR 间期，即为长 RP 心动过速，Ⅱ、Ⅲ、aVF、V_6 导联 P 波呈负向或振幅变小，V_1 导联 P 波呈正向。

可见心动过速相关的 ST 段压低、RR 间期变化及 QRS 波交替。AVNRT 的心电图表现特异性较高，有中等程度的敏感性，与房速和 AVRT 不同，AVNRT 发作时 V_1 导联有伪 R 波，下壁导联伪 S 波，aVL 导联 QRS 波切迹，aVR 导联伪 R 波。由房性异位激动触发的 AVNRT，初始的房性异位 P 波通常与随后心动过速的逆行 P 波形态不同。

（2）电生理检查　已经明确快、慢传导存在异质性，所有形式的 AVNRT 可能表现为前向、后向、中间、甚至左房逆向的激动模式。因此需要特殊电生理检查将典型 AVNRT，特别是不典型 AVNRT，与局灶性房速或隐匿性旁道参与的 AVRT 相鉴别。罕见的维拉帕米敏感性房速的折返环路位于房室结附近的心房组织，而非房室结传导系统。

（3）典型房室结折返性心动过速　慢快型 AVNRT 的心房激动可发生在 QRS 波前、开始时或 QRS 波后，AH/HA > 1，VA 间期 ≤ 60ms，测量方法从体表心电图心室激动开始测量至希氏束（His 束）电图的心房激动。虽然希氏束电图通常记录最早逆向心房激动，但仔细标测研究表明典型 AVN-RT 患者存在后部甚至左侧间隔快径路的发生率可能 ≤ 7.6%。

（4）不典型房室结折返性心动过速　不典型 AVNRT 约占全部 AVNRT 病例的 6%，一些患者中可能合并典型 AVNRT。不典型 AVNRT 在运动员中的检出率更高。所谓"快－慢型"AVNRT，心房逆向激动紧随心室激动，AH/HA < 1，提示逆向传导慢于顺向传导。AH 间期 < 185～200ms。VA 间期是指体表心电图心室激动起始点至希氏束电图心房最早激动点之间的时间间期，VA 间期 > 60ms。通常逆向心房最早激动点在 Koch 三角基底部，靠近冠状窦口处，但其位置可变，在低位房间隔或甚至冠状窦远端，呈偏心激动。"慢－慢型"AVNRT 中，AH/HA > 1，AH 间期 > 200ms，VA 间期 > 60ms，提示顺向和逆向激动均经慢径路传导。最早心房逆向激动点通常位于冠状窦口，但也有报道经左侧心房逆向激动的变异型。鉴别"快－慢型"和"慢－慢型"AVNRT 并无实际临床意义，某些不典型 AVNRT 病例不能根据所述标准进行分类。也有证据表明，"慢－快型"AVNRT 的快径路与所谓"快－慢型"AVNRT 的快径路的特性并不相同。因此，AVNRT 可根据 HA 间期分为典型与不典型，当希氏束电图记录数据不可靠时，也可根据希氏束记录电极测量的 VA 间期对 AVNRT 进行分类。表 1-18 呈现的是 AVNRT 的传统分类方法。其他分类方法也有报道。

表 1-18　房室结折返性心动过速的传统分类

	HA	VA（His）	AH/HA
典型 AVNRT	≤70ms	≤60ms	>1
不典型 AVNRT	>70ms	>60ms	可变

传统上将不典型性 AVNRT 分为快－慢型（HA >70ms，VA >60ms，AH/HA <1，AH <200ms）或慢－慢型（HA >70ms，VA >60ms，AH/HA >1，AH >200ms），也有一种未分类的中间型。AH：心房－希氏束间期；AVNRT：房室结折返性心动过速；HA：希氏束－心房间期；VA：体表心电图心室激动起始点至希氏束电图的心房最早激动点之间的时间间期，即室房间期

11.2.1.2　治疗

（1）急性发作时的治疗　大多数关于刺激迷走神经动作及腺苷急性终止心动过速有效性的数据

来自 SVT 混合患者人群，正如 10.1.1 节关于 SVT 急性治疗所述，但似乎两者对 AVNRT 的治疗效果不如 AVRT。口服单剂量地尔硫䓬（120 mg）加 β 受体阻滞剂（普萘洛尔 80 mg）转复成功率不超过 94%，但存在低血压、一过性房室阻滞或罕见发生晕厥的风险。老年人和窦房结或房室结传导障碍患者应小心服用。口服单剂量氟卡尼（3mg/kg）也可能有效，但应用率较低。鼻内滴注依托普利有一定的应用前景。罕见情况下，刺激迷走神经动作及腺苷不能终止心动过速，而且随后发生低血压时，可采用同步直流电复律（图 1-14）。

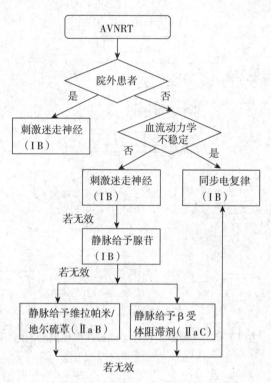

图 1-14　房室结折返性心动过速急性发作时的治疗

AVNRT：房室结折返性心动过速

（2）射频导管消融术　最近一项随机临床试验将射频导管消融术作为一线治疗方法与抗心律失常药物进行比较，结果显示射频导管消融对心律失常住院患者的疗效显著。此外，射频导管消融术治疗室上速，尤其 AVNRT，是有症状的患者目前首选的治疗方法，其极大程度改善患者的生活质量并减少花费。消融慢径路可有效治疗典型和不典型 AVNRT。通常采用解剖联合标测定位的方法，在 Koch 三角下部，右或左间隔进行消融。这种方法的成功率为 97%，复发率为 1.3%~4%，且既往报道发生房室阻滞的风险＜1%。近来经验表明，在经验丰富的射频导管消融中心，对典型和不典型 AVNRT，消融房室结下延伸且避开房间隔和冠状窦顶部后，几乎无发生房室阻滞的风险。成人先天性心脏病患者中，射频导管消融手术的成功率较低（82%），发生心脏阻滞的风险较高（14%）。心动过速反复发作的有症状的患者手术成功后 3 个月内通常会再次复发，但年龄小于 18 岁的青少年可能在射频导管消融术后 5 年才复发。慢径路消融后可能发生不适当窦性心动过速，通常呈一过性，且少见。高龄不是慢径路消融的禁忌证。已存在一度房室阻滞的患者射频导管消融术后发生迟发房室阻滞的风险较高，此时应避免进行广泛的慢径路消融。几乎无手术相关死亡的报道。冷冻消融致房室阻滞的风险较低，但复发率高。导管消融的安全性好且年轻患者的长期成功率较高，这使得其在儿童患者中得到更多的应用。AVNRT 是植入式心脏转复除颤器（ICDs）患者发生不恰当电击的原因之一，若频繁发作，可行射频导管消融治疗。

（3）慢性治疗　症状轻微、短暂发作、发作不频繁的心动过速可仅进行随访，无须消融或长期药物治疗（图1－15）。其中约半数患者可能在岁后的 13 年内无症状。长期服用抗心律失常药物会降低 AVNRT 发作频率并减少其发作持续的时间，但其消除心动过速发作的成功率约13% ~ 82%，≤ 20% 患者可能会中断治疗。考虑到导管消融治疗成功率高，风险小，长期应用抗心律失常药物的治疗价值非常有限。

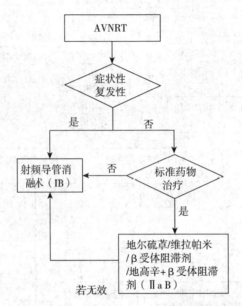

图 1－15　房室结折返性心动过速慢性期的治疗
AVNRT：房室结折返性心动过速

11.2.2　非折返性交界性心动过速

交界性心动过速，或局灶性交界性心动过速，是一种房室结或希氏束近端自律性异常的不十分常见的心律失常。儿童局灶性交界性心动过速是一种先天性心律失常，或更常见于婴儿开胸心脏手术术后早期。先天性交界性心动过速的发病率和死亡率很高。交界性心动过速也可见于心脏结构正常的成年患者，且曾被认为与溶栓未成功的急性心肌梗死相关。交界性心动过速常见心电图表现为窄 QRS 波心动过速，短 RP 间期或房室分离。有时，交界性心动过速可表现为节律不规整，类似心房颤动。

交界性心动过速急性发作时，可以考虑静脉应用普萘洛尔联用或不联用普鲁卡因胺、维拉帕米或氟卡胺，但目前缺乏资料支持。静脉应用胺碘酮是儿童开胸心脏手术术前预防术后早期交界性心动过速，或术后治疗交界性心动过速的首选药物。对于先天性交界性心动过速的儿童，单独应用胺碘酮，或与普罗帕酮或伊伐布雷定联合应用可能有效。交界性心动过速慢性期的治疗，可应用普萘洛尔，若无缺血性或结构性心脏病，可应用氟卡尼和普罗帕酮。选择性导管消融逆向心房激动最早激动点是可行的方法，但与 AVNRT 相比，其成功率较低，房室阻滞的风险较高（5% ~ 10%）。冷冻消融相对更安全。

非阵发交界性心动过速以往曾被描述为起始和终止都呈渐进性的交界性节律，心室率为70 ~ 130 次/分，也被认为是地高辛诱发的房室结延迟后除极及触发活动的典型表现。心动过速发作期间的

RP 间期是变化的，也可发生在心肌缺血、低钾血症、慢性阻塞性肺病和心肌炎等情况下。

房室结同步多径路传导介导的房室结非折返性心动过速，常被称为双重激动或双房室结心动过速，是一种发病机制并不常见的房室结心动过速，且与反复性逆向隐匿性传导或"连接"现象有关。这种心动过速常出现在心室停搏之后，表现为一致性的房室传导关系，常被误诊为房颤。这些极罕见的心动过速可引起心动过速性心肌病，慢径路消融治疗有效。

静脉注射地尔硫䓬或维拉帕米禁用于低血压或射血分数下降的心力衰竭（HFrEF）患者，静脉注射 β 受体阻滞剂禁用于失代偿性心力衰竭患者（表 1 – 19）。

表 1 – 19　房室结折返性心动过速治疗的建议

建议	建议级别	证据水平
急性发作时的治疗		
血流动力学不稳定的患者		
血流动力学不稳定的患者，建议心脏同步直流电复律	I	B
血流动力学稳定的患者		
刺激迷走神经动作，最好取仰卧位并被动抬高双腿	I	B
如果刺激迷走神经动作无效，建议应用腺苷（6 ~ 18mg 静脉注射）	I	B
如果刺激迷走神经动作和腺苷无效，应考虑静脉应用维拉帕米或地尔硫䓬	IIa	B
如果刺激迷走神经动作和腺苷无效，应考虑应用 β 受体阻滞剂（静脉给予艾司洛尔或美托洛尔）	IIa	C
如果药物不能转复或控制心动过速心室率时，建议心脏同步直流电复律	I	B
慢性期的治疗		
反复发作的有症状的 AVNRT，建议导管消融	I	B
如果射频导管消融不被接受或不可行，且无 HFrEF 的患者，应考虑应用地尔硫䓬或维拉帕米，或 β 受体阻滞剂	IIa	B
症状轻微，极少发作，且发作时间很短的患者可不予治疗	IIa	C

HFrEF = 射血分数下降的心力衰竭

11.3　房室参与的心律失常

房室折返性心动过速解剖学定义上的折返环路由两条径路组成：首先是房室结 – 希氏束，其次是旁道（称为旁路）。两条径路的不应期与传导时间不同，适时的房性或室性早搏可诱发折返性心动过速发作。极少数情况下，折返环包含两条旁道。

11.3.1　旁道

旁道是一条绕过正常生理传导系统，直接连接心房和心室心肌细胞的单束或多束心肌细胞，这些房室间连接结构的形成源自心窝瓣瓣环胚胎发育不完全，心房和心室未完全分离。有多种类型的旁道，最常见的是经二尖瓣瓣环或三尖瓣瓣环连接心房和心室。约 60% 位于二尖瓣，称为左室游离壁旁道，25% 位于二尖瓣瓣环或三尖瓣瓣环间隔部，约 15% 位于右室游离壁。由于二尖瓣前叶无心室肌附着，左侧旁道通常局限于二尖瓣瓣环后叶心室壁附着部位。旁道也可位于前间隔区域，接近希氏束和房室结较近部位。

旁道的电生理特性与房室结传导不同。旁道通常表现快速传导（除不典型旁道外，详见 11.3.9 节），除极钠电流通道与心肌细胞相似。而且，绝大多数旁道有顺向和逆向传导功能，但也有部分旁道仅有单向传导。仅有顺向传导功能的旁道并不常见（≤10%），而仅有逆向传导功能的旁道相对常见（≤50%）。当激动经旁路顺向传导时，静息状态窦性心律下心电图可见明显的心室预激，此为显性旁道。而若旁道仅有逆向传导功能，则称为隐匿性旁道。隐匿性旁道可能具有递减性传导的特点。"潜在旁道"是指由于旁道所在位置或房室结传导非常快，以至于经旁道顺向传导形成的预激不明显或几乎不显现。

≤12% 的预激患者存在多旁道，Ebstein 畸形的患者中≤50% 有多旁道。

房室折返性心动过速是最常见的旁路相关的心动过速。有两种折返机制参与 AVRT，经房室结-希氏束顺向或逆向传导，据此将 AVRT 分为顺向型或逆向型两种类型。

11.3.2　预激综合征（WPW 综合征）

WPW 综合征是指存在显性旁道，表现出预激，并伴反复心动过速。静息状态下窦性心律心电图呈现以下典型心电图特征：①短 PR 间期（≤120ms）；②QRS 波升支（或降支）顿挫（δ 波）；③宽 QRS 波（>120ms）。大多数情况下，心电图预激见于心脏结构正常者。罕见报道家族性预激与左室肥大及多系统疾病相关 [蛋白激酶腺苷单磷酸激活的非催化亚基单位 γ2（PRKAG2）基因突变、Danon 和 Fabry 病及其他疾病]。

已提出几种心电图流程图可用于显性预激旁道的定位（图 1-16 和图 1-17）。体表心电图的显性预激可以是一过性的，甚至可以永久消失（≤35% 病例）。此外，各种不同程度的预激可能取决于由于旁道的位置，也包括房室结传导的特性。

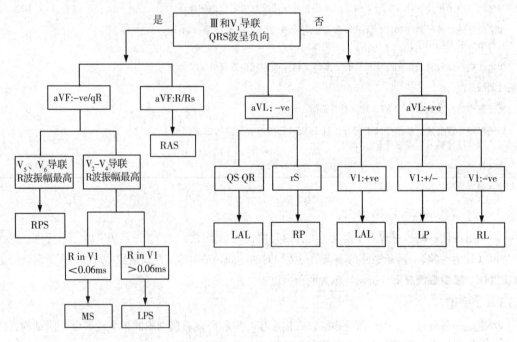

图 1-16　St George's 旁道定位法

+ve: QRS 波正向；-ve: QRS 波负向；+/-: QRS 波正负双向；AP: 旁道；LAL: 左前侧旁道；LP: 左后旁道；LPL: 左后侧旁道；LPS: 左后间隔旁道；MS: 间隔中部；RAS: 右前间隔旁道；RL: 右侧旁道；RP: 右后旁道；RPS: 右后间隔旁道。

11.3.3　顺向型房室折返性心动过速

顺向型 AVRT 占 AVRTs 的 90% 以上，占所有持续性 SVTs 的 20%~30%。激动经房室结-希浦系由心房传至心室，房室结-希浦系是折返环路的顺向径路，而旁道作为折返环路的逆向径路，将激动由心室传至心房。顺向型房室折返性心动过速是一种快速性心律失常，心率波动在 150 次/

分，很少达到 220 次/分。心动过速时（图 1-18），可见以下心电图特征：①RP 间期固定，不超过心动过速周长的一半；②窄 QRS 波；③功能性束支阻滞通常与旁道同侧，尤其是年轻患者（年龄＜40 岁）；④ST 段压低。

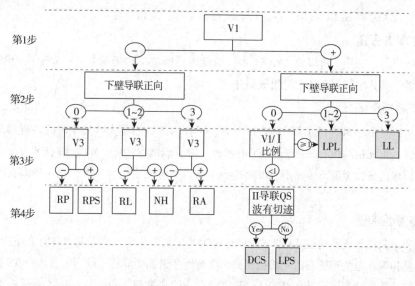

图 1-17　最大程度预激（自发或诱发）时的旁道定位

　　旁道定位左侧为白底，右侧为灰底。左后间隔旁道有 0、1、2 个下壁导联 QRS 波呈正向，而结-束旁道有 1、2、3 个下壁导联 QRS 波呈正向，右侧旁道当 V3 导联 QRS 波分别为正向或负向时，边框为橙色或黄色。左后旁道当 V1/I ＜1 时，边框为蓝色，而当 V1/I＞1 时边框为紫色。

　　AP：旁道；DCS：深部冠状窦；LL：左侧旁道；LPL：左后侧旁道；LPS：左间隔旁道；NH：结束旁道；RA：右前旁道；RL：右侧旁道；RP：右后旁道；RPS：右间隔旁道。

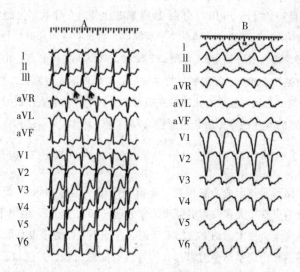

图 1-18　房室折返性心动过速

　　A. 隐匿性后间隔旁道介导的顺向型房室折返性心动过速。下壁导联心动过速时逆向 P 波为负向（箭头）；
　　B. 由房束旁道介导的逆向型房室折返性心动过速。不典型旁道介导的心动过速 QRS 电轴取决于旁道插入右束支及与左前分支融合的方式。

11.3.4　逆向型房室折返性心动过速

　　逆向型 AVRT 占 WPW 综合征患者的 3%～8%。激动由心房经旁道顺向传导至心室，经房室结逆向传导至心房，或经另一条旁道逆传，此逆传旁道位于顺传旁道的对侧，以形成较长的传导距离，从而允许折返环路各组成部分完全恢复不应期。30% ~ 60% 自发的逆向型 AVRT 患者中有多条旁道（显性或隐匿性），作为或不作为逆传支。逆向型 AVRT 有以下心电图特征（图 1 - 18）：①宽 QRS 波（完全预激）；②很难判断 RP 间期，因逆行 P 波通常与 ST - T 段融合。

11.3.5 旁观者旁道

在局灶性房速、房扑、房颤或 AVNRT 中，激动可沿旁道下传提前激动心室形成 QRS 波，但只是作为旁观者，而并非折返环的关键组成部分。

11.3.6 预激性房颤

阵发性房颤可见于 50% 的 WPW 综合征患者，可作为患者心律失常发作时的表现形式。这些患者通常很年轻，也无结构性心脏病。AVRT 心率较快时可能诱发房颤。WPW 综合征患者中，房颤经前传不应期较短的显性旁道下传，形成极快速心室率，其可能蜕化为室颤，是一种潜在的致命性心律失常。

11.3.7 隐匿性旁道

隐匿性旁道只能形成顺向型 AVRT。隐匿性旁道的确切发生率不详，其在静息心电图上不显现，仅在 AVRT 发作时或电生理检查时才能检测到。隐匿性旁道无明显性别倾向，与 AVNRT 比较，年轻患者更容易发生隐匿性旁道介导的 AVRT；但二者存在明显重叠。隐匿性旁道主要分布在左侧游离壁（64%），较少分布在室间隔（31%）和右侧游离壁。符合 AVRT 的临床表现。隐匿性旁道不增加心源性猝死的风险。隐匿性旁路介导的 AVRT 治疗与显性旁路介导的 AVRT 相似，通常有症状，但大多数病例不影响预后。

11.3.8 持续性交界性反复心动过速

持续性交界性反复性心动过速（PJRT）是一种由隐匿性旁道介导的罕见的房室折返性心动过速。介导 PJRT 的旁道，最初由 Coumel 描述，通常位于后间隔，且具有逆向递减传导的特性。PJRT 属于长 RP 心动过速，旁道传导缓慢，其特征是Ⅱ、Ⅲ和 aVF 导联呈现倒置逆向 P 波，由心房逆向激动而形成。PJRT 可能会导致心动过速性心肌病，经射频导管消融后心肌病可以完全恢复，特别是年轻患者。强烈建议有症状的患者或可能的心动过速性心肌病致左室射血分数下降的患者接受导管消融治疗。

导致长 RP 心动过速的其他潜在原因包括窦性心动过速、房速、不典型 AVRT 和交界性心动过速伴心房 1∶1 逆传。

11.3.9 不典型预激

可以推断，其他旁路可参与形成心脏预激。不典型旁道（也称 Mahaim 纤维）是右房或房室结连接右室，插入或接近右束支。大多数为房束或结室旁道（如前所述），但由于旁道近端和远端插入点位置不同，也可以是房束，房室，结束或结室旁道。左侧不典型旁道也有报道，但非常罕见。

不典型预激的旁路通常为房室结旁组织，其传导具有递减特性，并通过三尖瓣环侧壁将心房与束支相连，但少数情况下旁道也可位于后间隔。旁道通常仅有顺向传导功能，但也有为隐匿性旁道的报道。不典型旁道的特点包括以下几点。

- 基线时 QRS 波形态正常或不同程度显性预激呈 LBBB 形。
- 程序性心房程序起搏，起搏周长缩短，HV 间期缩短，AV 间期延长，预激波更明显。
- 房束旁路介导的逆向型 AVRT 通常 QRS 电轴水平或向上，但电轴也可能正常，取决于旁道插入右束支及与左前分支融合的方式。

● 前向预激伴室上速时，右束支激动电位早于希氏束电位。

通过标测可以识别旁道的近端和远端插入点，大多数情况可显示旁道电位，并指导射频导管消融。射频导管消融术成功率高，复发率低，建议所有反复发作的有症状的心动过速患者接受射频导管消融，特别是隐匿性结束或结室旁道介导的持续性心动过速。不常规推荐为改善预后而进行的预防性射频导管消融，即使是体表心电图有预激或束支阻滞的患者，这是因为旁道具有递减传导的特性，激动不可能通过旁道快速下传。

11.3.10　治疗

11.3.10.1　急性发作时的治疗

治疗 AVRT 应慎用腺苷，因其可能诱发快速房颤。房颤伴快速心室率也可诱发心室颤动，因此需要随时准备心脏电复律。顺向型和逆向型 AVRT 发作时应用的药物应作用于折返环路的组成部分，房室结（β 受体阻滞剂，地尔硫䓬，维拉帕米或依托帕米）或旁道（伊布利特，普鲁卡因胺，普罗帕酮或氟卡尼）（图 1 - 19）。逆向型 AVRT 的旁道下传速度非常快，可形成恶性 WPW 综合征，此时应首选主要作用于旁路的药物。另外，当逆向型 AVRT 前传和逆传支均为旁道时，作用于房室结的药物无效。药物难治性逆向型 AVRT，可以考虑应用胺碘酮。

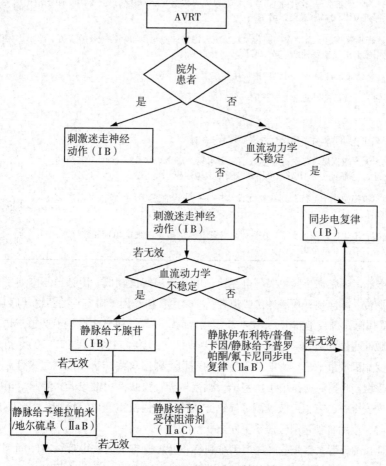

图 1 - 19　房室折返性心动过速急性发作时的治疗

AVRT：房室折返性心动过速

低血压或射血分数降低的心力衰竭（HFrEF）患者，禁止静脉应用维拉帕米和地尔硫草。失代偿性心力衰竭患者，禁止静脉应用 β 受体阻滞剂。QTc 间期延长的患者，禁止静脉应用伊布利特。静脉应用普鲁卡因胺可延长 QTc 间期，但作用远小于Ⅲ类抗心律失常药物。缺血性或结构性心脏病患者，禁止静脉应用氟卡尼和普罗帕酮，这两种药物也可延长 QTc 间期，但作用远小于Ⅲ类抗心律失常药物。静脉应用胺碘酮可延长 QTc 间期，但很少发生尖端扭转型室速（表 1－20）。

表 1－20　显性或隐匿性旁道介导的房室折返性心动过速治疗的建议

建议	建议级别	证据水平
急性发作时的治疗		
血流动力学不稳定的患者		
血流动力学不稳定的患者，建议心脏同步直流电复律	I	B
血流动力学稳定的患者		
刺激迷走神经动作，最好取仰卧位并被动抬高双腿	I	B
顺向型 AVRT，若刺激迷走神经动作无效，建议应用腺苷（6～18 mg 静脉推注）	I	B
顺向型 AVRT，若刺激迷走神经动作和腺苷无效，应考虑静脉应用维拉帕米或地尔硫草	Ⅱa	B
顺向型 AVRT，若刺激迷走神经动作和腺苷无效，且无失代偿性心力衰竭，应考虑静脉应用 β 受体阻滞剂（艾司洛尔或美托洛尔）	Ⅱa	C
逆向型 AVRT，若刺激迷走神经动作和腺苷无效，应考虑静脉应用伊布利特或普鲁卡因胺，或静脉应用氟卡尼或普罗帕酮，或心脏同步直流电复律	Ⅱa	B
逆向型 AVRT，药物难治性患者，可以考虑应用胺碘酮	Ⅱb	B
药物治疗不能转复或控制心动过速心室率时，建议同步直流电复律	I	B
慢性治疗		
反复发作的症状性 AVRT 患者，建议行旁道导管消融治疗	I	B
如果静息心电图无预激，患者无消融意愿或消融不可行，应考虑应用 β 受体阻滞剂或非二氢吡啶钙通道阻滞剂（无 HFrEF 可用维拉帕米或地尔硫草）	Ⅱa	B
如果导管消融不被接受或不可行，无缺血性或结构性心脏病的 AVRT 患者，可以考虑应用普罗帕酮或氟卡尼	Ⅱb	B
预激性房颤患者，不建议应用地高辛、β 受体阻滞剂、地尔硫草、维拉帕米和胺碘酮，这些药物对患者具有潜在的危害	Ⅲ	B

预激性房颤患者通常需要紧急心脏电复律，电复律的阈值较低。因旁道不应期短于房室结，激动优先经旁道下传。相应地，预激性房颤患者，应禁用任何作用于房室结的药物（腺苷、维拉帕米、地尔硫草、β 受体阻滞剂或地高辛），这些药物减慢房室传导，使更多激动沿旁道下传，增加发生室颤的危险。预激性房颤的药物转复或延迟旁路传导可以应用伊布利特（图 1－20）。可以考虑应用普鲁卡因胺、普罗帕酮或氟卡尼等影响旁路传导的药物，即使这些药物不能恢复窦性心律。然而，需要慎用ⅠC类药物，此类药物作用于房室结，减慢传导。预激性房颤患者，静脉给予胺碘酮并不像既往认为的那样安全，已有报道胺碘酮可导致旁道传导加快及室颤风险增加，因此不应用于预激性房颤患者。此时，应用普鲁卡因胺似乎更安全。

QTc 间期延长的患者，禁止静脉应用伊布利特。静脉普鲁卡因胺可延长 QTc 间期，但作用远小于Ⅲ类抗心律失常药物。缺血性或结构性心脏病患者，禁止静脉应用氟卡尼和普罗帕酮，这两种药物也可延长 QTc 间期，但作用远小于Ⅲ类抗心律失常药物（表 1－21）。

表 1 - 21　预激性房颤的急性发作时治疗的建议

建议	推荐级别	证据水平
血流动力学不稳定的患者		
血流动力学不稳定的患者，建议心脏同步直流电复律	I	B
血流动力学稳定的患者		
应考虑静脉应用伊布利特或普鲁卡因胺	II a	B
可以考虑静脉氟卡尼或普罗帕酮	II b	B
如果药物治疗无法转复或控制心动过速，建议同步直流电复律	I	B
个建议静脉应用胺碘酮	III	B

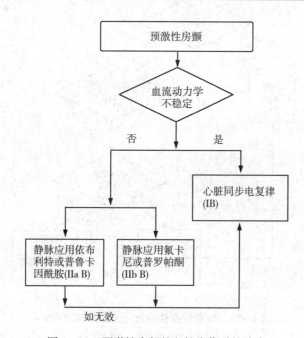

图 1 - 20　预激性房颤的急性发作时的治疗

11.3.10.2　射频导管消融

对于反复发作的有症状的 AVRT 或预激性房颤患者，应首选射频导管消融（图 1 - 21）。对于其他无症状及较少发作的患者，应该对射频导管消融的介入风险和长期药物治疗的利弊进行评估，权衡整体风险和获益。旁路消融即刻成功率很高，且根据旁路所在位置，并发症发生率较低。消融间隔旁道可能的主要并发症包括心脏压塞（0.13% ~ 1.1%）和完全性房室阻滞（0.17% ~ 2.7%）。显性间隔旁道毗邻房室结时，心电图 aVF 和 aVL 导联通常呈现正向 delta 波，V_1 导联呈现正向窄 delta 波，QRS 波呈显著负向。

采用冷冻消融间隔旁道较射频导管消融，房室阻滞的发生率低。但冷冻消融后旁道的复发率显著升高。左侧旁道有两种射频导管消融途径：顺向穿房间隔途径与逆向经主动脉途径。有证据表明，经验丰富的术者采用穿房间隔途径可减少放射暴露和手术时间。

2015 年美国心脏病学会、美国心脏协会、美国心律学会发表的"室上性心动过速成人患者管理指南"报道 AVNRT 和 AVRT 射频导管消融的主要并发症发生率分别为 3.0% 和 2.8%。上述并发症发生率远远高于目前经验丰富的电生理医生报告的并发症发生率，且该手术仍有很小但不可忽视的死亡风险。

11.3.10.3　慢性期治疗

　　有症状的逆向型 AVRT 患者，如果射频导管消融不被患者接受或不可行，且已排除结构性或缺血性心脏病，可应用主要作用于旁道的 I C 类抗心律失常药物治疗（图 1 - 21）。对于预激性房颤患者，需要注意不要将其转变为房扑合并 1∶1 房室传导。对于静息心电图无预激表现的顺向型 AVRT 患者，除 I C 类药物外，也可考虑使用 β 受体阻滞剂、地尔硫草或维拉帕米。

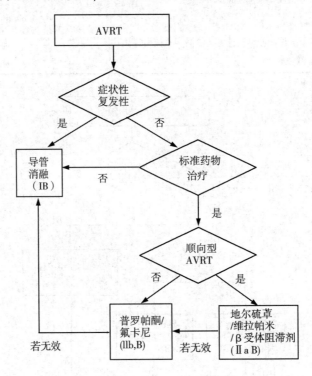

图 1 - 21　房室折返性心动过速慢性期的治疗

AVRT：房室折返性心动过速

11.3.11　无症状预激

　　大多数无症状预激患者一生中不会发生与心室预激相关的临床事件。约 1/5 患者在随访期间会出现旁道相关的心律失常。WPW 综合征患者最常见心律失常为 AVRT（80%），其次为房颤（20% ~ 30%）。预激性房颤继发的心源性猝死是 WPW 综合征最危急的临床情况，是由于极快速的心房激动经旁道传导至心室，而造成室颤。一项随访 8 年的研究发现，上述心搏骤停、心室颤动的风险约为每年 2.4/1000 人（95% 可信区间为 1.3 ~ 3.9），已注册的 2169 例患者中无死亡病例。丹麦的一项注册研究入选 310 例预激患者（年龄 8 ~ 85 岁），右前房间隔旁路介导的预激患者发生房颤和心力衰竭的风险更高，65 岁以上患者的死亡风险也出现有统计学意义的显著升高。

　　心脏性猝死风险增加的临床和电生理特征包括：年轻、电生理检查时诱发房室折返性心动过速、多旁道、旁道有快速传导激动至心室的功能。衡量指标包括：基线房颤时最短 RR 间期（SPERRI）≤250ms，或旁道有效不应期≤250ms。低风险的指标包括：在运动试验期间或应用普鲁卡因胺、普罗帕酮或丙吡胺药物后，通过无创检查记录到 PR 间期突然完全正常化伴 delta 波消失。儿茶酚胺的敏感性是所有试验的主要限制因素，包括运动试验在内的有创和无创试验。静息心电图或动态监测记录到预激波间歇性消失也提示旁道的有效不应期较长，可作为一项可靠的风险分层指标。但最近的一些研究入选有症状和无症状的患者，超过 1/5 间歇性预激患者的旁道有效不应期 < 250ms。因而，目前认为，间歇性预激是低风险旁道并不完善的预测指标。

过去 30 年，已有大量研究探讨关于无症状预激患者的评估与治疗这一重要议题。有的文章描述发生心搏骤停的预激患者的临床和电生理特点，也有文章记录有症状的或无症状患者的临床和电生理特点，并且随访的时间段不同。一项前瞻性随机对照试验（RCT）比较了经射频导管消融（37例）和未经治疗患者（35 例）5 年随访的结果。射频导管消融减少了心律失常事件的发生率（7% vs. 77%，P < 0.001），且对照组中的一例患者发生经转复的心室颤动。

无症状预激患者从事高危职业或是竞技运动员时，需要行有创的电生理检查（图 1 - 22）。提示高危旁道的电生理特点包括：基线状态下或输注异丙肾上腺素时均应尝试发现 SPERRI ≤ 250ms，旁道不应期 ≤ 250ms，多旁道，及诱发旁道介导的心动过速。对于没有上述表现的患者，进行危险分层的方法包括电生理检查、运动试验、药物试验及动态心电监测等无创检查。

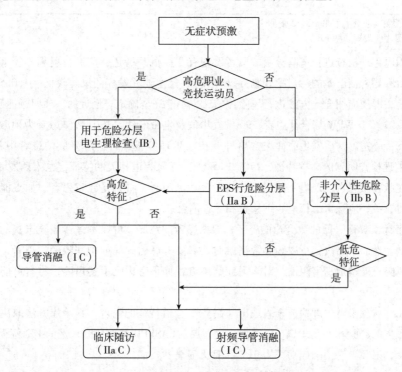

图 1 - 22　无症状预激患者的危险分层与治疗

电生理检查提示高危旁道的特征包括：房颤时最短预激 RR 间期 ≤ 250ms，旁路有效不应期 ≤ 250ms，多旁路，可诱发 AVRT。无创检查提示低危旁道的特征包括：运动试验、药物试验、静息心电图和动态心电图监测记录到可诱发的或间歇性的预激波消失

无症状预激治疗的建议见表 1 - 22。

表 1 - 22　无症状预激治疗的建议

建议	建议级别	证据水平
无症状预激从事高危职业/爱好者*和参加竞技运动者应进行危险分层，建议行电生理检查联合异丙肾上腺素激发试验	I	B
无症状患者如有以下特征，建议射频导管消融：电生理检查联合异丙肾上腺素激发试验证实 SPERRI ≤ 250ms、旁道不应期 ≤ 250ms、多旁道和可诱发的旁道介导的心动过速	I	B

建议	建议级别	证据水平
无症状预激高危患者，充分讨论消融术风险和手术获益后，尤其是前间隔或中间隔旁道消融，可能有造成心脏阻滞的风险，建议射频导管消融	I	C
无症状预激患者，应考虑行电生理检查进行危险分层	II a	B
无症状预激患者，可以考虑采用无创方法评估旁道的传导特性	II b	B
无创方法证实患者并非"低风险"时，建议行有创的电生理检查进行危险分层	I	C
无症状预激，经电生理检查证实"低风险"旁道的患者，应进行临床随访	II a	C
无症状预激，经无创或有创电生理检查证实"低风险"旁道的患者，可以考虑行射频导管消融	II b	C
无症状预激，电激动不同步导致左室功能障碍的患者，应考虑射频导管消融	II a	C
无症状预激低风险患者，根据患者意愿，可以考虑在经验丰富的消融中心，行射频导管消融	II b	C

*　高危职业／爱好者：飞行员和专业驾驶员
　SPERRI：房颤时最短预激 RR 间期

如果采用电生理检查进行危险分层的患者发现有"高危"旁道，应进行射频导管消融。经验丰富的术者行射频导管消融术的治愈率较高（>95%），且主要并发症的风险较低（<0.5%）。然而，应该注意的是，即使应用介入方法进行风险评估，也不能完全确定。最近的一项回顾性研究入选 912 例年轻的（≤21 岁）WPW 综合征患者，96 例发生危及生命事件，其中 49% 患者为预激性房颤伴心房激动快速下传心室。这些发生心律失常事件并行电生理检查进行危险分层的患者中，37%（22/60）没有电生理检查明确的高危特征，25%（15/60）既无旁道相关的特征，也未诱发 AVRT。但有证据支持无症状预激患者出现电不同步相关的左室功能障碍，特别是儿童患者。如果能确定预激和左室功能障碍有关，应该考虑行电生理检查和导管消融。

对于无症状预激有"低危"旁道的患者，根据患者的意愿，可以考虑在经验丰富的消融中心行射频导管消融。然而，当决定行射频导管消融时，需要考虑前间隔或中间隔旁道患者，射频导管消融有较低的风险可能造成房室阻滞。对于无症状患者，如果考虑到上述风险，将有可能推迟射频导管消融时间。

因此，无症状预激电生理检查未表现出"高危"旁道特征的患者，其治疗方法取决行电生理检查的电生理医生的经验和专业知识，以及患者的意愿。CASPED 注册研究入选的 182 例无症状预激的儿童和青少年，射频导管消融成功率为 91%，且无显著并发症。

12　成人先天性心脏病患者的室上性心动过速

发达国家中先天性心脏病成年患者的数量正以每 10 年约 60% 的速度增加。据估计，欧盟目前约有 100 万成年先天性心脏病（ACHD）患者。尽管儿科手术与心脏病学方面不断取得进展，致使出生时患有先天性心脏病的儿童 90% 能存活至成年，但这些患者常持续受到晚期并发症的影响，且发病率和死亡率增加。除心力衰竭外，心律失常是先天性心脏病成年患者常见的晚期并发症。主要原因是患者有基础心脏缺陷，既往发生过或持续存在血流动力学异常，以及既往手术干预导致心肌损伤和瘢痕形成。这类人群的心律失常包括心动过缓、室上速及危及生命的室速或室颤。

由于既往手术和潜在解剖结构异常，法洛四联症、Ebstein 畸形，心房切开术后的大动脉转位、单心室和 Fontan 术后等病情复杂患者后期尤其容易发生心律失常，如切口相关或心房内折返性心动过速和室速。然而，即使是非复杂病变，如房间隔缺损，患者房性心律失常的致命风险也会增加。

　　室上速能引起患者出现症状，据报道，室上速也是 ACHD 患者发生心源性猝死的危险因素。主要出现在体循环心室出现阻塞的情况下，如法洛四联症，Fontan 术后及右室承担体循环者。ACHD 患者心律失常的诊断和治疗十分复杂，这是由于心动过速的性质比较特殊，心脏内的解剖结构比较复杂，导管进入心脏比较困难，如存在异常静脉解剖（奇静脉连接异常或既往 Fontan 手术）。因此，这些患者行射频导管消融手术时，术者应了解 ACHD 患者的相关知识，并选择合适的电生理检查工具。

12.1　抗心律失常药物治疗

　　总体来说，ACHD 患者室上速急性发作时的治疗与窄 QRS 波室上性心动过速的治疗相似。关于复杂 ACHD 患者慢性期抗心律失常治疗，目前尚缺乏随机对照研究的数据。所有抗心律失常药物均有诱发心律失常的风险，许多 ACHD 患者都有潜在的窦房结功能障碍或易患房室结疾病。所以应特别谨慎地选择抗心律失常药物，一般只用于射频导管消融和血流动力学优化治疗（如纠正潜在瓣膜问题）后仍有症状的患者。β 受体阻滞剂可减慢房室结传导，应慎重考虑用于心房调转术后大动脉转位的患者。有报道支持上述观点，研究发现应用 β 受体阻滞剂的患者，室颤和（或）适当 ICD 电击事件减少。但需注意的是，这些患者可能有心脏变时功能不全，不能耐受 β 受体阻滞剂。ⅠC 类抗心律失常药物有公认的致心律失常作用，应谨慎用于 ACHD 患者。对于奎尼丁、丙吡胺和索他洛尔治疗也需考虑同样的副作用。DARE 队列研究的最新报告明确发现，对于老年女性患者、有基础心血管疾病的患者、有家族猝死史，以及低钾血症的患者，胺碘酮、氟卡尼和索他洛尔有致心律失常作用，尤其在 QT 间期延长时。控制婴儿室上速，氟卡尼非常有效，但对年龄较大的幼儿需要考虑其毒性作用。在大多数治疗中心，治疗 ACHD 患者时应用胺碘酮较多，因为认为胺碘酮的致心律失常作用较弱。但胺碘酮通常可导致甲状腺疾病和其他少见的影响生活质量的并发症。对上述情况的顾虑限制了 ACHD 患者长期应用胺碘酮，但更进一步支持将射频导管消融作为一线治疗。

12.2　射频导管消融和手术消融

　　由于 ACHD 患者有解剖结构异常或既往有手术史，导管的入路选择有时很困难。此外，患者的室上速通常不典型、有多条折返环路或心房纤维化。因此需要术者有消融复杂的快速性心律失常和瘢痕相关的专业知识和经验。建议将有复杂手术切口相关心动过速的患者转诊到经验丰富，消融手术量大和标测水平先进的专业消融中心。与房颤、房扑患者比较，ACHD 患者射频导管消融术的成功率较低。然而，有研究显示，三尖瓣峡部依赖性心律失常的消融即刻成功率很高（＞95%），但中期复发率可能接近 20%。对于准备接受心脏手术的 ACHD 患者，应考虑术前射频导管消融或术中联合行心律失常的外科手术治疗，这可能改善患者的功能状态，也可能降低这类易患心律失常患者长期服用抗心律失常药物的需要。患者有低血压或 HFrEF 时，禁止静脉应用维拉帕米和地尔硫草，患者有失代偿性心力衰竭时，禁止静脉应用 β 受体阻滞剂（表 1 – 23）。

表 1 – 23　成人先天性心脏病室上性心动过速治疗的建议

建议	建议级别	证据水平
局灶性房速或房扑患者，建议采用与房颤相似的方案进行抗凝治疗	I	C
急性发作时的治疗		
血流动力学不稳定的患者		
血流动力学不稳定的患者，建议心脏同步直流电复律	I	B
血流动力学稳定的患者		

续表

建议	建议级别	证据水平
刺激迷走神经动作，最好取仰卧位并被动抬高双腿	I	B
如果刺激迷走神经动作无效，建议应用腺苷（6～18mg 静脉推注）	I	B
如果刺激迷走神经动作和腺苷无效，应考虑静脉应用维拉帕米或地尔硫草	IIa	B
如果刺激迷走神经动作和腺苷无效，应考虑静脉给予 β 受体阻滞剂（艾司洛尔或美托洛尔）	IIa	C
药物不能转复或控制心动过速频率时，建议心脏同步直流电复律	I	B
慢性期治疗		
应考虑在经验丰富的消融中心行射频导管消融	IIa	C
反复发作的局灶性房速或房扑，如果射频导管消融不可行或未成功，应考虑应用 β 受体阻滞剂	IIa	C
先天性心脏病合并室上速，计划手术修复的患者，应考虑术前射频导管消融或术中外科手术消融	IIa	C
如果射频导管消融不可行或未成功，可考虑应用胺碘酮	IIb	C
索他洛尔增加诱发心律失常和死亡的风险，不建议作为一线抗心律失常药物	III	C
心室功能障碍和心肌严重纤维化的患者，不建议应用氟卡尼和普罗帕酮作为的一线抗心律失常药物	III	C

12.3　特殊疾病

12.3.1　**房间隔缺损**

　　房间隔缺损患者的房性心律失常发生率为 5%～15%。房间隔缺损封堵术，尤其是较晚期接受封堵者，发生房速的风险影响尚存争议。患者通常表现为右房大折返房速，其主要机制是三尖瓣峡部依赖性心动过速，通常射频导管消融有效。但其可以和切口相关性房扑共存。仅封堵已有的房间隔缺损通常不能消除现有的房速，应在进行房间隔缺损封堵术前，行房扑导管消融术。据报道，房间隔缺损患者行房扑或房颤射频导管消融术后的中期复发率为 40%～44%，尽管如此，仍需要在封堵术前尽可能行房扑或房颤的射频导管消融。

12.3.2　Ebstein **畸形**

　　Ebstein 畸形患者中房速较常见，发生于 25%～65% 患者。心律失常类型包括房扑、局灶性房速、房颤等。另外 10%～45% 患者有右侧旁道，包括 WPW 综合征等。一条以上的旁道很常见，可能增加血流动力学的不稳定性和心源性猝死的风险。射频导管消融旁道的成功率高；但手术可能难度很大，而且一些患者有多个消融靶点，可能需要重复消融。此外，术后患者可能出现不同类型的心律失常。建议接受外科修复术的患者在术前常规进行电生理检查，这些患者中需要进行心律失常诊断和治疗的比例都很高。

12.3.3　**心房调转术**（Mustard **术或** Senning **术**）**后大动脉转位**（**大动脉右旋转位**）

　　Mustard 术或 Senning 术患者常发生房内折返性心动过速，这是由于患者既往有手术史和瘢痕组织形成。而且，心房改道可能造成窦房结功能障碍。由于体循环的右室舒张功能障碍的患者通常不能耐受心动过速，非常有必要长期维持窦性心律。抗心律失常药物的应用受到限制，这是由于心室和窦房结功能障碍，而且药物有致心律失常的风险。接受 Mustard 术或 Senning 术的患者射频导管消融的即刻成功率很高；但长期随访期间心律失常的复发率接近 30%。

12.3.4　法洛四联症

法洛四联症患者发生室上速并不少见。室上速可以引起患者的不适症状，而且室上速与患者较高风险的心源性猝死具有统计学意义上的相关性。射频导管消融的成功率高，应该作为一线治疗。此外，应全面评估新发房性心律失常患者，以排除可能通过手术或介入治疗加以纠正，进而能间接减轻心律失常负荷的有因可循的血流动力学异常（如严重的肺动脉瓣反流等）。

12.3.5　Fontan 术

经 Fontan 术姑息治疗的患者常发生房速。采用经典（心房－肺）Fontan 术的患者发生房速的风险尤其高，15 年随访室上速的发生率≤60%。单心室患者发生房速时，除出现不适症状和心源性栓塞风险外，患者对房速引起的血流动力学耐受性较差，可能导致心力衰竭极具恶化和（或）出现明显的心力衰竭症状。射频导管消融通常对上述心律失常有效，但难度很大，此时心律失常折返环路的性质复杂，而且导管进入心腔内可能有困难。现今，手术方案已得到改进，如改为腔静脉－肺动脉吻合术，可降低发生房性心律失常的风险。

13　小儿室上性心动过速

有关儿科患者特殊的具体建议已经有另外的指南加以阐述，超出本文的讨论范围。总体来说，儿童患者的部分治疗与成人不同，应加以考虑。

儿科患者心脏结构发育不成熟，如心脏传导系统，可能导致心脏电生理改变。因此，出生后最初几个月存在的旁道（即使与心动过速相关）可能在 1 岁以内消失。实际上，约90%婴儿期（<2岁）WPW 导致的 AVRT 可治愈，但30%～50%患儿可在童年晚期（9～12 岁）复发；但如果患儿5岁后仍有心动过速，75%以上患儿的心动过速将持续存在。

幼儿通常不会描述不适症状，所以怀疑室上速的诊断时，医生应特别注意评估心动过速的间接体征，例如易怒、发育不良甚至生长曲线平坦。在心动过速性心肌病致心源性休克的患儿中，发现持续性室上速的情况并不少见。上述情况常发生在患儿有心室率较慢的室上速时，如 PJRT 和局灶性房速。

儿童的药物效应动力学和药物代谢动力学与成人不同，用药物时应特别注意。这对新生儿尤其重要，因为乳汁可明显影响药物吸收，且由于哺乳时间常不固定，可能影响有效药物的可利用度。而且许多药物必须在专门的药房配制，这增加了剂量不准确的风险，药物溶液可能还需要在特殊条件下保存，以保持其稳定性。这给长期治疗带来不便，如必须携带便携式冷藏袋。此外，在处于生长阶段的身体里，随着药物的蓄积，其长期作用尤其危险。特别是服用胺碘酮的儿童，长期应用可产生与成人相同的副作用。年龄较小的患者尽可能避免或慎用维拉帕米，因其可能会导致严重低血压。年龄较小的儿童对腺苷反应也有所下降。

当有适应证时，甚至对于低龄儿童，介入检查方法也是可行的和有效的，但需要注意一些限制因素。首先，在动物实验中，与成年绵羊心肌的即刻射频导管消融损伤比较，未成熟绵羊的损伤与之极为相似，但其后期可能发生病灶扩大及正常心肌被纤维组织浸润。这些观察结果可能对婴儿的临床射频消融手术有一定的影响，应谨慎地避免在 2 岁以内行射频消融术。其次，没有儿童人群专用的导管和手术器械。目前可用的导管和弯度（非灌注射频导管最小为 5F）对儿童来说太大且尤其不适用于需要消融治疗持续性心动过速的低龄儿童。最后，术者和消融中心的经验至关重要。需要行射频导管消融的儿童应转诊到经验丰富的消融中心进行治疗。对这些处于生长期的儿童，导管数量、手术时间和放射暴露时间都应该尽量减少。在这种情况下，电生理解剖标测系统有极重要的价值。

　　胎儿心律失常可在胎龄早期被发现,持续不断的快速室上速与因积液引起的胎儿死亡相关。因此,必须尽最大努力检测和控制胎儿心律失常。据报道,产后室上速与胎儿室上速诊断后的胎龄密切相关。因为大多数医疗机构无法进行胎儿心电图检查(全世界仅有个别中心有应用,但主要用于研究目的),胎儿室上速的诊断主要依赖超声心动图。当发现持续性胎儿心动过速时,必须进行治疗。为此达到治疗目的提出了几项方案,根据心动过速的类型,选择单独或联合应用地高辛、氟卡胺和索他洛尔。这些药物必须由母亲服用,仅有一部分能输送给胎儿吸收。这意味着药物对胎儿和母亲均可产生副作用,需要密切随访。

14　孕妇室上性心动过速

　　持续性室上速在妊娠期间发作更加频发,发生率为 (22~24)/100000 孕妇。根据医院的综合出院数据显示,室上速甚至可能是首次出现,特别是在妊娠中期或围产期。女性心律失常的总体发生率在 41~50 岁 (199/100000),高于 18~30 岁 (55/100000),这可能是由于房颤和室速占的比例较高,而室上速的发生率在各年龄段似乎比较稳定。与没有先天性心脏病的女性比较,有先天性心脏病的女性患者更多合并心律失常,尤其是房扑。

　　由于缺乏前瞻性或随机对照研究,关于此部分建议的提出主要依据小样本研究、病例报告以及专家意见。

14.1　孕妇、产妇和后代的风险

　　室上速与妊娠期间死亡风险的增加相关,据报道,每 10 万妊娠住院患者中有 68 例发生心律失常,其中 22 例室上速、4 例房扑、27 例房颤、2 例室颤、16 例室速。

　　诊断和治疗基础疾病是第一要务。尽管怀孕期间室上速发作增多,但绝大多数是良性的,标准的药物治疗有效,但应考虑药物对胎儿的健康状况以及对分娩和泌乳的影响。必须权衡和解决心律失常的血流动力学的对胎儿的影响,以及药物副作用对胎儿的影响。因此,对于既往有症状性快速性心律失常病史的患者,应考虑在妊娠前行射频导管消融治疗。对于患分娩时,心律失常监测的级别,仍需要进一步开展相关的试验。

14.2　治疗

14.2.1　抗心律失常药物治疗

　　总体来说,应将抗心律失常药物用于治疗引起血流动力学障碍或出现明显症状的室上速患者。怀孕期间使用抗心律失常药物的主要问题是其对胎儿潜在的不良影响。妊娠最初 3 个月药物致畸的风险最大,但妊娠后期药物也可能对胎儿的生长发育,子宫收缩力产生不利影响,药物促心律失常的风险增加。继续用药或停药的风险、获益与室上速复发的风险和潜在的血流动力学紊乱必须仔细权衡。应考虑患者的临床情况和可能的结构性心脏病,进行个体化决策。目前尚缺乏关于妊娠期抗心律失常药物的临床对照研究。如果无创的刺激迷走神经动作无效,在妊娠中期和晚期,腺苷应作为首选药物。目前尚缺乏有关妊娠最初 3 个月室上速治疗的数据。所有 β 受体阻滞剂都能导致胎儿心动过缓和低血糖。由于选择性 $β_1$ 受体阻滞剂不太可能影响子宫松弛,因此应首选选择性 $β_1$ 受体阻滞剂。孕妇妊娠最初的 3 个月使用 β 受体阻滞剂与整体或心脏畸形风险大幅增加并不相关。但 EUROmediCAT 研究报道,妊娠早期使用 α 肾上腺素能阻滞剂、β 肾上腺素能阻滞剂与多囊肾发育不良有关。尽管报道的作用可能还不足以具有临床意义,但人们一直对使用 β 受体阻滞剂可能造成

"适龄胎儿低体重"感到担忧。与美托洛尔和普萘洛尔相比,阿替洛尔会增加胎龄小的婴儿的风险,提示可能并不存在药物类效应。研究发现,地尔硫草对动物具有致畸作用,但人类的相关数据有限,一般不推荐孕妇使用。维拉帕米比地尔硫草更安全,可作为二线治疗药物。

14.2.2　心脏电复律

心律失常引起血流动力学紊乱时,应首选电复律。心脏电复律不影响胎儿血流、诱发胎儿心律失常或导致早产的风险很低,似乎在妊娠各时期都是安全的。心脏电复律后,应常规控制胎儿心率。

14.2.3　射频导管消融

如果可能,射频导管消融应延迟至妊娠中期以后,除非药物难治的或不耐受的心动过速。应在经验丰富的消融中心采用无射线电解剖标测和导管导航系统。射频导管消融已成功治疗妊娠期反复发作的药物无效的 AVNRT、AVRT、局灶性房速和三尖瓣峡部依赖性房扑。

妊娠期室上性心动过速治疗的建议见表 1-24。

表 1-24　妊娠期室上性心动过速治疗的建议

建议	建议级别	证据水平
反复发作的有症状的室上速女性患者,如计划怀孕,建议先行导管消融	I	C
急性发作时的治疗		
任何血流动力学不稳定的心动过速患者,建议心脏同步直流电复律	I	C
如果刺激迷走神经动作无效,建议静脉推注腺苷	I	C
紧急转复或控制室上速的心率,应考虑静脉应用 β₁ 选择性阻滞剂(阿替洛尔除外)	IIa	C
如果 β 受体阻滞剂无效,最新口袋版指南建议应考虑静脉应用地高辛控制房速时的心室率	IIa	C
最新口袋版指南建议可考虑静脉应用伊布利特终止房扑	IIb	C
慢性期的治疗		
妊娠最初 3 个月,建议尽可能避免应用所有抗心律失常药物	I	C
室上速无 WPW 综合征的患者,预防室上速发作,建议应优先考虑选择性 β₁(阿替洛尔除外)受体阻滞剂或维拉帕米	IIa	C
室上速有 WPW 综合征,无缺血性或结构性心脏病,应考虑用氟卡尼或普罗帕酮预防室上速发作	IIa	C
如果房室结阻滞剂不能预防室上速发作,无结构性心脏病患者,应考虑应用氟卡尼或普罗帕酮	IIa	C
如果无 WPW 综合征患者,β 受体阻滞剂无效,应考虑应用地高辛或维拉帕米控制房速的心室率	IIa	C
妊娠妇女禁用胺碘酮	III	C
药物难治的或患者不耐受的室上速,应考虑在经验丰富的消融中心,行无射线射频导管消融	IIa	C

15　心动过速诱发的心肌病

15.1　定义

心动过速诱发的心肌病(TCM),或更准确说是心律失常诱发的心肌病,即持续性心动过速或非常频繁发作的室性早搏作为可逆性的原因造成左室功能障碍，可以导致心力衰竭和死亡。心动过速性心肌病的发病率尚不清楚，但从胎儿到老年人，所有年龄段的人群中都有报道。

15.2　机制

最初，该综合征出现在 PJRT 患者中，但目前认识到任何慢性持续性心律失常都可能导致 TCM。间隔旁道介导的持续性 AVRT、快速性房颤、特发性室速、房速和持续性异位搏动都有报道引起 TCM。18 岁以下患者，局灶性房速是引起 TCM 最常见的原因。

给予动物模型快速起搏，可导致细胞骨架改变与细胞外基质重构，这归因于细胞内钙循环异常，儿茶酚胺水平增加，β_1 肾上腺素能受体分布密度减少，氧化应激，心肌能量储备消耗及心率加快引起的心肌缺血。心动过速性心肌病患者的心肌内膜活检标本与其他类型心肌病不同，表现为心肌细胞和线粒体形态异常及巨噬细胞介导的心脏炎症。但目前还不清楚，大多数频发室性早搏是良性的，仅小于 30% 患者可能进展为心肌病。

15.3　诊断

心力衰竭和扩张型心肌病的病因中，极少数是可逆的，心动过速性心肌病是可逆的病因之一。任何新发的左室功能障碍都应考虑 TCM 的可能。当持续或频发心动过速或频发室性早搏时，更应高度怀疑。心动过速性心肌病的诊断需要首先排除其他心肌病，并且观察到消除心律失常或控制心率后左室功能得到改善。心动过速性心肌病常见左室射血分数 < 30%，左室舒张末期内径 < 65mm，左室收缩末期内径 < 50mm。如果心室容积更大则提示存在潜在的不可逆的扩张型心肌病的可能，其可以和 TCM 同时存在。对于疑似 TCM 的患者，建议行心脏磁共振检查排除心脏结构改变。连续评估 N – 末端脑钠肽前体（NT – proBNP），并估测基线 NT – proBNP 与随访期间 NT – proBNP 比值，有助于鉴别 TCM 与不可逆的特发性扩张型心肌病。

15.4　治疗

心动过速心肌病患者的心功能通常会在恢复窦性心律 3 个月后得到改善。建议不适当窦速患者应用 β 受体阻滞剂。如果 TCM 是由于另一种室上速所致，建议行射频导管消融。当射频导管消融无法消除心动过速时，建议行房室结消融联合双心室起搏或希氏束起搏。已证实 β 受体阻滞剂和血管紧张素转换酶抑制剂或血管紧张素 II 受体阻滞剂有助于改善左室重构，建议在射频导管消融术前与术后可长期应用。考虑到心律失常有复发的风险，建议对患者进行长期监测。

疑似或确诊的心动过速心肌病伴心力衰竭患者室上性心动过速治疗的建议见表 1 – 25。

表 1 – 25　疑似或确诊的心动过速心肌病伴心力衰竭患者室上性心动过速治疗的建议

建议	建议级别	证据水平
室上速致 TCM 患者，建议行射频导管消融	I	B
如果射频导管消融无效或不可行时，建议室上速致 TCM 患者，应用 β 受体阻滞剂（降低 HFrEF 患者死亡率和发病率）	I	A
左室射血分数降低伴心率加快的患者（ > 100 次/分），建议考虑 TCM 的诊断	I	B
诊断 TCM 时，为识别亚临床或间歇心律失常，应考虑 24 小时（或数日）动态心电图监测	IIa	B
如果射频导管消融或药物不能控制的，造成 TCM 的心动过速，建议行房室结消融联合双心室或希氏束起搏（消融和起搏）	I	C

HFrEF：射血分数降低的心力衰竭；TCM：心动过速性心肌病。

16　运动相关的室上性心动过速

如果运动员有频发的室上性心律失常，应排除潜在的心脏病、电解质紊乱、甲状腺功能障碍及服用兴奋剂或兴奋性药物等情况。表 1-26 列出室上速患者参加运动资格的建议。

表 1-26　有心室预激和室上性心律失常的运动员参加运动的建议

参赛资格标准		资格
房性早搏	无症状，无心脏疾病	所有体育运动
预激综合征合并 AVRT/房颤	强制射频导管消融，若消融 1 个月后无复发，允许参加运动	所有体育运动
无症状心室预激	高危患者必须接受射频导管消融治疗，若消融 1 个月后无复发，允许参加运动	所有体育运动
阵发性室上速（AVNRT，隐匿旁道介导的 AVRT 及房速）	建议射频导管消融，若消融 1 个月后无复发，允许参加运动	所有体育运动
	不愿意射频导管消融或消融不可行	所有体育运动，但应排除具有意识丧失可能性的"高危"运动

AVRT：房室折返性心动过速；AVNRT：房室结折返性心动过速

心室预激（WPW）综合征是一种导致年轻运动员心脏性猝死的罕见病因。尽管很多有心室预激的人一生无症状，但还是有人会发生有症状的 AVRT。预激综合征患者还可能发生其他类型的心律失常，如房颤，其可蜕化为室颤和心脏性猝死。运动将增加房颤风险，如果旁道有快速前传功能，有心室预激的运动员发生心源性猝死的风险增加。因此，建议有心室预激相关症状的运动员行旁道射频导管消融。如果运动员有以下情况，提示为"低危"，无症状的间歇性预激（休息或运动时），或在负荷试验时预激突然消失（详见第 11.3.11 节），他们可能有资格参加竞技体育运动，应进一步评估。对有无症状心室预激的运动员，应按第 11.3.11 节所述采用介入方法进行危险分层，发现有高危特征的运动员应行射频导管消融。无症状预激且属于"低危"的患者，可参加竞技体育运动。

对于心脏结构正常的患者，AVNRT，隐匿性旁路介导的顺向型 AVRT 和房速不是运动期间心源性猝死的原因。但上述心律失常发生在运动中，可能与交感神经兴奋引起的快速心室率有关，这种情况即使是心脏结构正常的患者也可能造成血流动力学紊乱。因此，建议所有既往有阵发性室上速发作病史的运动员行射频导管消融。对于不希望行射频导管消融或消融未成功的运动员，如果心律失常偶尔发作、无心脏病，可耐受，并与运动无关，可以参加竞技性体育运动；或参加不会造成意识丧失的高风险的运动（如潜水、飞行、骑马等）。

对于运动员，不建议使用 β 受体阻滞剂或钠通道阻滞剂治疗室上速，因为这些药物可能降低运动时的表现能力，且预防运动期间心律失常复发的作用有限。而且，世界反兴奋剂机构将 β 受体阻滞剂列为特殊体育项目的违禁药物。

17　室上性心动过速患者驾驶车辆的限制

目前疾病导致的机动车事故的发生率尚不清楚。在一般人群中难以记录此类事件，很难获得引发机动车事故的心律失常的相关数据。然而，这一事件发生比例很小，所有机动车辆事故中 1%～3% 是由于驾驶员突然丧失驾驶能力所造成的。伴或不伴驾驶员晕厥的交通事故中 5%～10% 与心脏因素有关，<2% 因驾驶员突然丧失驾驶能力致路人或其他驾驶者受伤或死亡。

2013 年，ESC 工作组发表了关于室上速患者驾驶车辆的详细建议（表 1 – 27）。建议将驾驶员分为两组加以考虑。第一组包括摩托车、汽车及其他小型车辆（包括有或无拖挂车）的驾驶者。第二组包括超过 3500 公斤的车或除驾驶员外超过八个座位的载客车。出租车、小型救护车和其他交通工具的驾驶员组成普通私人驾驶员和职业驾驶员之间的中间类别。

表 1 –27　欧洲心脏病学会工作组 2013 年关于室上性心动过速患者驾驶车辆的详细建议

传导障碍、心律失常	第一组	第二组
房颤、房扑、局灶性房速	如无晕厥史，可继续驾驶，如有晕厥史，必须停止驾驶，直至控制或治疗满意	如无晕厥史，并遵循指南坚持抗凝治疗，则可继续驾驶。若有晕厥病史，必须停止驾驶，除非已治疗潜在的病因，复发风险较低；心动过速发作时应适当控制心率。只有在医疗评估后才能继续驾驶
AVNRT，AVRT 和 WPW	如有晕厥史，必须停止驾驶，直至控制或治疗满意	如无晕厥史或其他明显症状（如心悸伴头晕），可继续驾驶。否则必须停止驾驶，直到已治疗潜在病因，以降低复发风险。发生预激时，只有医学专家评估后才能继续驾驶

AVRT：房室折返性心动过速；AVNRT：房室结折返性心动过速；WPW：显性预激综合征

18　要点总结

（1）并非所有室上速都是年轻人发生的心律失常。

（2）刺激迷走神经动作和腺苷可用于室上速急性发作时的治疗，也可为诊断提供重要信息。

（3）不建议应用维拉帕米治疗病因不明的宽 QRS 波心动过速。

（4）如有指征时，考虑应用伊伐布雷定联合 β 受体阻滞剂。

（5）对于所有折返性及大多数局灶性心律失常，在详细解释潜在风险和获益后，射频导管消融应作为患者的首选治疗。

（6）心房手术后大折返性心动过速患者应转诊至有经验的中心接受射频导管消融治疗。

（7）如果可能，对于房颤消融术后出现的房速（局灶性或大折返性），应在房颤消融术 3 个月后，行房扑的射频导管消融。

（8）典型或不典型 AVNRT 的射频导管消融，可以选择从间隔右侧或左侧消融房室结的解剖延伸部位。

（9）目前，射频导管消融典型或不典型 AVNRT，几乎不存在造成房室阻滞的风险。

（10）不建议索他洛尔用于室上速的治疗。

（11）不建议氟卡尼或普罗帕酮用于有左束支阻滞、缺血性心脏病或结构性心脏病的患者。

（12）不建议胺碘酮用于预激性房颤的治疗。

（13）随访期间，1/5 无症状预激患者出现旁道相关的心律失常。

（14）无症状预激患者的心搏骤停、室颤的风险为每年 2.4/1000 人。

（15）无症状预激患者可采用无创方法进行危险分层，但其预测能力有限。

（16）无症状预激患者，无论是高风险职业者还是竞技运动员，都建议行电生理检查进行危险分层评估。

（17）如果患者行电生理检查并发现有"高危"特征的旁道，应行射频导管消融。

（18）如果可能，妊娠最初 3 个月应避免使用所有抗心律失常药物；如果必须应用β受体阻滞剂，仅可以用选择性 $β_1$ 受体阻滞剂（除外阿替洛尔）。

（19）如果妊娠期间必须行导管消融，应采用无射线标测。

（20）如果室上速患者有左室功能下降，应考虑 TCM。

（21）射频导管消融是室上速致 TCM 患者的首选治疗方法。如果室上速射频导管消融不成功，应考虑房室结消融联合双心室或希氏束起搏（消融联合起搏）。

19　证据缺陷

- 触发活动与自律性增强两种机制的区别并不明显，两者有很多相似的反应及特征，如都通过肾上腺素能激活增强和被 L-型钙通道阻滞剂抑制。
- 标测可能不足以将折返与自律性或触发活动鉴别，折返环可以很微小，也可能是跨壁扩布的折返，但突破点在心室表面，进而类似局灶起源。
- 房室结折返性心动过速是人群中最常见的节律规整的心律失常，但其确切的折返环路尚不明确。
- 连接蛋白在 AVNRT 和一般 SVT 中的潜在作用目前正在研究中。
- 无症状预激患者，用于危险分层的无创和有创试验都有局限性，都依赖于自主神经张力。需要更精确的危险分层方法。
- 对于无症状预激，尚未建立正确的处理办法及射频导管消融的严格指征。
- 室上速患者的遗传学特征尚未得到充分研究，已有家族聚集形式的 AVNRT、AVRT、窦性心动过速和房速的报道，但缺乏遗传学相关的证据。
- 新型电生理解剖标测系统可同时显示激动和电压标测。由此不仅能显示折返环路的特点，而且为明确心动过速的基质提供帮助，需要进一步研究。
- 运用快速傅里叶和高斯模型对记录的心电图进行数学建模和数值分析，可能对未来窄 QRS 和宽 QRS 波心动过速的鉴别诊断中应用人工智能有所帮助，但经验有限。

20　指南提出的"能做"与"不能做"的建议

表 1-28　指南提出的"能做"与"不能做"建议

"能做"的建议		
未明确诊断情况下窄 QRS 波心动过速急性发作时治疗的建议	建议级别	证据水平
血流动力学稳定患者		
建议记录心动过速发作时的 12 导联心电图	I	C
刺激迷走神经动作，最好取仰卧位并被动抬高双腿	I	B
如果刺激迷走神经动作无效，建议应用腺苷（6~18mg 静脉注射）	I	B
未明确诊断情况下宽 QRS 波心动过速急性发作时治疗的建议		
血流动力学稳定的患者		
建议记录心动过速发作时的 12 导联心电图	I	C
建议行刺激迷走神经动作	I	C
局灶房速治疗的建议		
慢性期的治疗		
反复发作的局灶房速，特别是持续性房速或可能导致心动过速性心肌病的房速，建议行射频导管消融	I	B

续表

"能做"的建议		
未明确诊断情况下窄 QRS 波心动过速急性发作时治疗的建议	建议级别	证据水平
大折返房速治疗的建议		
房扑伴房颤的患者，与房颤治疗相似，建议应用抗凝药物	I	B
慢性期的治疗		
反复发作的有症状的三尖瓣峡部依赖性房扑，建议行射频导管消融	I	A
持续性房扑或心动过速性心肌病导致左室收缩功能下降的患者，建议行射频导管消融	I	B
AVNRT 治疗的建议		
慢性期的治疗		
反复发作的有症状的 AVNRT，建议射频导管消融	I	B
显性或隐匿性旁道介导的 AVRT 治疗的建议		
反复发作的有症状的 AVNRT，建议射频导管消融旁道	I	B
预激性房颤急性发作时治疗的建议		
血流动力学稳定的患者		
如果药物不能转复或控制心动过速心室率，建议行心脏同步直流电复律	I	B
无症状预激治疗的建议		
无症状预激并从事"高危"职业、爱好和参加竞技性体育运动者，应进行危险分层，建议行电生理检查，静脉应用异丙肾上腺素联合电生理检查	I	B
无症状预激患者，电生理检查联合静脉应用异丙肾上腺素发现"高危"特征：SPERRI≤250ms，AP ERP≤250ms，多旁道及可诱发旁道介导性心动过速，建议行射频导管消融	I	B
妊娠妇女室上速治疗的建议		
如果女性计划妊娠，有反复发作的有症状的室上速，建议先进行射频导管消融	I	C
慢性期的治疗		
妊娠最初 3 个月，建议尽可能避免使用所有抗心律失常药物	I	C
可疑或明确因 TCM 导致心力衰竭的室上速治疗的建议		
如果室上速导致 TCM，建议行导管消融	I	B
如果心动过速导致 TCM，经消融或药物治疗无效，建议采用房室结消融联合双心室或希氏束起搏（消融和起搏）	I	C
"不能做"		
未明确诊断情况下宽 QRS 波心动过速急性发作时治疗的建议		
不建议维拉帕米用于病因未明的宽 QRS 波心动过速	Ⅲ	B
大折返房速治疗的建议		
急性发作时的治疗		
不建议应用普罗帕酮和氟卡尼用于转复房速为窦性心律	Ⅲ	B
显性或隐匿性旁道介导的 AVRT 治疗的建议		
慢性期治疗		

续表

"不能做"的建议		
不建议应用地高辛，β 受体阻滞剂，地尔硫草，维拉帕米和胺碘酮，上述药物对预激性房颤患者有潜在危害	Ⅲ	B
预激性房颤的急性发作时治疗的建议		
血流动力学稳定的患者		
不建议静脉应用胺碘酮	Ⅲ	B
成人先天性心脏病的室上速治疗的建议		
慢性期治疗		
不建议索他洛尔作为一线抗心律失常药物，因其有促心律失常作用，并增加死亡风险	Ⅲ	C
不建议氟卡尼和普罗帕酮作为心室功能障碍和严重纤维化患者的一线抗心律失常药物	Ⅲ	C
妊娠妇女室上速治疗的建议		
慢性期治疗		
妊娠妇女不建议应用胺碘酮	Ⅲ	C

21　未来研究的方向

射频导管消融出现于 20 世纪 90 年代，可成功消融有症状的患者的旁道，目前 AVRT 占全部室上速＜20%。以往，AVNRT 占全部室上速的 50%，目前变为约占 30%，房颤的射频导管消融得到了广泛应用，但也不可避免地导致更多医源性左房大折返房速。此外，随着儿童和 ACHD 患者生存寿命的延长，电生理医生将会遇到更复杂的大折返房性心动过速。解剖和电标测领域的一些重要进展及对瘢痕组织的认识和对透壁性消融损伤的认识，应该会提高这些患者的治疗效率。

过去十年，消融设备和电极导航系统取得了快速发展，使得射频导管消融手术更可控、更安全。发展并应用了腔内超声心动图、机器人技术和复杂解剖导航系统，使得术者可避免放射暴露并操纵导管到达既往无法到达的消融部位。形成了无射线电生理导管室的概念，其电极和其他设备采用新材料，并应用磁共振成像技术。未来建立完全无辐射的磁性电生理实验室也并非是科学幻想。

计算机技术的革命不仅提供改进的标测和电极导航系统，而且通过完全自动化算法有助于加强特殊室上速的分析和诊断，可能会在最大程度上帮助急诊科、急救车和监护患者。针对 AVNRT 折返环路的研究采用数学建模和数值分析方法。快速应用傅里叶和高斯模型进一步分析记录心电图也可能提供鉴别心动过速性质的有用的诊断信息。

正在研发的最新电生理标测系统可识别心动过速的机制及室上速的最佳消融部位，特别是复杂大折返性房速，并可减少透视次数。目前系统可同时显示激动标测和电压标测，这不仅是要明确折返环路，也需要进一步研究心动过速基质的特性。

自从发现编码单磷酸腺苷（AMP）活化蛋白激酶的 γ 调节亚基的 PRKAG2 基因发生错义突变，便不断出现关于室上速的遗传学的新资料。*PRKAG2* 基因错义突变是一种家族性 WPW 综合征的病因。*PRKAG2* 的 R302Q 位点突变与 Mahaim 纤维有关。一种新型 WPW 综合征与 *BMP2* 基因微缺失有关，*BMP2* 基因编码骨形态生成蛋白－2，是一种可影响纤维环发育的 β 转化生长因子基因超家族的成员；也有其他罕见的有遗传性的预激综合征的报道，这种遗传易感性是否会转化为更高风险的室颤还有待观察研究；已有基因表达突变导致家族性 WPW 综合征的报道，且建立了与人类预激综合征相同的 WPW 遗传动物模型（如编码 AMP 活化蛋白激酶的基因），可为研究心脏传导系统及旁道的发育及传导特性提供思路；自发性 AVNRT 也可以是隐匿性 Brugada 综合征的一种潜在的首发临床表现，尤其是女性患者。据推测，遗传变异会减少钠电流，可能导致个体易表达上述两种表型；目前的研究正在将细胞电生理学整合到遗传基因分析中，全外显子测序结合细胞电生理功能分析可能阐明某些表型潜在的病理生理机制；最近证实，一种家族遗传性不适当窦速与 HCN4 起搏通道（R524Q）发生功能获得性突变有关，这可增加对第二信使 cAMP 的敏感性，而 cAMP 是交感神经调节的关键介质。

这些进展可能对室上速更详细的诊断和个体化治疗方案具有重要的意义。今后研究应明确患者特异性心律失常的分子机制，阐明医疗干预对潜在心律失常机制的治疗效果，并将选择性靶向药物用于特殊机制的室上性心律失常的治疗。

室上性心动过速不仅是临床最常见的问题，AVNRT 也是人类最常见的节律规整的心律失常，其明确的折返环路和可预期的电生理检查结果可以作为电生理医生的基础培训内容。如今的时代，计算机化方法已经用于房颤、复杂房速及室速的射频导管消融，这对于理性的亚里士多德式的医学艺术方法非常重要。

22 补充数据

补充数据，包括图片、全文的补充文字内容及室上速的电生理学机制部分，心动过速折返环，电生理相关的心脏解剖及相关补充参考文献都可以在《欧洲心脏杂志》网站查阅，请登录 www.escardio.org/guideline 获取。

23 缩略词

+/– QRS complex equiphasic QRS 极相

+ve QRS complex – positive 正向 QRS

– ve QRS complex – negative 负向 QRS

ACHD Adult congenital heart disease 成人先天性心脏病

AEPC Association for European Paediatric and Congenital Cardiology 欧洲小儿与先天性心脏病学会

AH Atrial – His 房束

AVNRT Atrioventricular nodal re – entrant tachycardia 房室结折返性心动过速

AVRT Atrioventricular re – entrant tachycardia 房室折返性心动过速

BBB Bundle branch block 束支阻滞

CHA_2DS_2 – VASc Cardiac failure, Hypertension, Age $\geq$ 75 (Doubled), Diabetes, Stroke (Doubled) – Vascular disease, Age 65 – 74 and Sex category (Female) 心力衰竭（1分），高血压（1分），年龄 > 75（2分），糖尿病（1分），中风（2分）– 血管疾病（1分），65~74岁（1分）和性别（女性）（1分）

CMR Cardiac magnetic resonance 心脏磁共振

CT Computed tomography CT 检查

CTI Cavotricuspid isthmus 三尖瓣峡部

ESC European Society of Cardiology 欧洲心脏协会

HA His atrial interval 希氏束 – 心房间期

HCN Hyperpolarization – activated cyclic nucleotide – gated potassium channel 超极化激活的环状核苷酸门控钾通道

HFrEF Heart failure with reduced ejection fraction 心力衰竭伴射血分数降低

ICD Implantable cardioverter defibrillator 植入式心脏复律除颤器

LBBB Left bundle branch block 左束支阻滞

MRAT Macro – re – entrant atrial tachycardia 大折返性房性心动过速

MS Mid – septa 室间隔中部

NT – proBNP N – terminal pro – B – type natriuretic peptide N 端前 B 型利钠肽

PJRT Permanent junctional reciprocating tachycardia 持续性交界性反复心动过速

POTS Postural orthostatic tachycardia syndrome 体位性心动过速综合征

PRKAG2 Protein kinase AMP – activated non – catalytic subunit gamma 2 蛋白激酶 AMP 激活的 γ2 非催化亚基

RBBB Right bundle branch block 右束支阻滞

RyR Sarcoplasmic reticulum Ca^{2+} channel 肌质网钙离子通道

TDI Tissue Doppler imaging 组织多普勒成像

WPW （Wolff – Parkinson – White） synclrome WPW 综合征

（译者：陈琪　刘彤　王鑫）

第二篇

2019 HRS 关于致心律失常性心肌病评估、危险分层及管理专家共识

目录

致心律失常性心肌病是指不是由于缺血性、高血压性或瓣膜性心脏病所引起的可以导致心律失常的心肌异常。它包含了遗传性、全身性、感染性及炎症性疾病的较宽疾病谱，具体包括但不限于以下疾病：致心律失常性右室/左室心肌病、心脏淀粉样变性和结节病、南美锥虫病以及左室致密化不全。致心律失常性心肌病的表型与其他心肌病有重叠，特别是伴有心律失常表现的扩张型心肌病，可有心室扩张和（或）收缩功能受损。这个专家共识为临床医生提供了对致心律失常性心肌病的评估和管理的指南以及关于遗传学和疾病机制的临床相关信息。每项建议都采用美国心脏病学会（ACC）和美国心脏协会（AHA）制定的建议等级和证据水平的方式表示。

1 致心律失常性心肌病概述

致心律失常性心肌病（arrhythmogenic cardiomyopathy，ACM）的定义是指不能用缺血、高血压或瓣膜性心脏病解释的一种导致心律失常的心肌异常。ACM 临床可表现为心律失常和心功不全的相关症状或记录到心房颤动（房颤）、传导疾病和（或）右室和（或）左室心律失常。

病因可能是全身疾病的一部分（如结节病、淀粉样变性），单纯心脏异常（如心肌炎），感染（南美锥虫病），或者是遗传性（如桥粒、核纤层蛋白 A/C、细丝蛋白 - C、受磷蛋白变异）而伴有特别表型（如心脏、皮肤、免疫的相应特征）（表 2 - 1）。离子通道病也可以引起 ACM。

表 2 - 1 致心律失常性心肌病最常见遗传病因与相关表型

基因型	表型
桥粒 Desmosomal	ARVC/ALVC、头发/皮肤异常
核纤层蛋白 Lamin A/C	传导疾病、室性心律失常或猝死、DCM、脂肪营养不良、肌肉营养不良
SCN5A	Brugada 综合征、传导疾病、房颤、室速/室颤、DCM
PLN	心电图低电压、室速/室颤、DCM、HCM、ARVC
TMEM43	猝死，男 > 女，DCM
FLNC	猝死，DCM
RBM20	DCM、房颤、室性心律失常或猝死很少作为早期特征
结蛋白 Desmin	骨骼肌肌病、DCM；心律失常很少作为早期特征

ALVC：致心律失常性左室心肌病；ARVC：致心律失常性右室心肌病；DCM：扩张型心肌病；FLNC：细丝蛋白 - C；HCM：肥厚型心肌病；PLN：受磷蛋白；RBM20：RNA 结合基序蛋白 20；SCN5A：钠电压门控通道 α 亚单位 5；TMEM43：跨膜蛋白 43

ACM 的显著特征是临床表现为记录到的或有症状的心律失常。ACM 的表型可以与其他心肌病（特别是扩张型心肌病）有重叠，其心律失常可以与中等到严重心室扩张和（或）收缩功能受损相关。对于所有遗传性心血管疾病，其表型发展的机制依赖于最终共同的蛋白质路径（图 2 - 1）。如扩张型心肌病通常由编码结构性蛋白如细胞骨架及肌小节蛋白的基因变异所致，表现为心力衰竭的特征。心律失常最常见于编码离子通道的基因变异，也见于扩张型心肌病或其他心肌病晚期。"最终共同路径"可以通过蛋白 - 蛋白结合作为重叠路径而相互作用（图 2 - 1），可表现为复杂的表型，如扩张型心肌病伴显著的心律失常。ACM 也可与肥厚型心肌病（最终共同路径肌节）、限制型心肌病（最终共同路径肌节）或左室致密化不全（最终共同路径肌节或细胞骨架）相重叠。肌钙蛋白 T 的变异，与其他肌节性致病基因不同，尽管左室轻度肥厚或者甚至没有肥厚，仍可能表现为心脏停搏或猝死，而肌钙蛋白 I 变异可能导致一种限制型表型，主要临床表现为房颤。对于成人和儿童 ACM 的临床评估和管理要考虑遗传性和非遗传性原因，对心电图和结构异常以及心律失常风险进行评价。家系评估应当包括 3 代族系分析，重点是早发的心血管事件（如猝死、心力衰竭）以及相关的心脏性（如心律失常、传导疾病）和非心脏性（如骨骼肌病变、肾功能衰竭、听觉/视觉缺陷）表型。

右侧（ARVC）	右侧及左侧（双心室）	左侧（ALVC）
共同路径		
		细胞骨架 肌浆网 肌小节 离子通道 线粒体
桥粒 闰盘 离子通道		
基因变异		
PKP2、JUP DSC2、DSG2 DSP、SCN5A	PLN （受磷蛋白）	LMNA(Lamin)、DSP FLNC、TMEM43、LDB3、 desmin、α-actinin、BAG3、 NKX2-5、RBM20、SCN5A、 KCNQ1、KCNH2、TRPM4、 线粒体突变

图 2－1　根据主要功能障碍的心室区分致心律失常性心肌病患者共同路径及基因变异

ALVC：致心律失常性左室心肌病；ARVC：致心律失常性右室心肌病；BAG3：BCL2 相关的 athano 基因 3；DSC2：桥粒芯胶蛋白 2；DSG2：桥粒芯糖蛋白 2；DSP：桥粒斑蛋白；FLNC：细丝蛋白 - C；JUP：连接盘状球蛋白；KCNH2：钾电压门控通道亚种 H 组份 2；KCNQ1：钾电压门控通道亚种 Q 组份 1；LDB3：LIM 区域结合蛋白 3；LMNA：核纤层蛋白；NKX2－5：NK2 同源异形盒基因 5；PKP2：斑菲蛋白 2；PLN：受磷蛋白；RBM20：RNA 结合基序蛋白 20；SCN5A：钠电压门控通道 α 单位 5；TMEM43：跨膜蛋白 43；TRPM4：瞬时受体电位通道 M 型 4

致心律失常性右室心肌病（arrhythmogenic right ventricular cardiomyopathy，ARVC）是最具特征的一种 ACM，主要累及右室而伴左束支阻滞型室速，右室心肌被纤维或纤维脂肪替代，与大多数主要累及左室的心脏疾病和其他 ACM 有明显区别。

在 ARVC 中常染色体显性遗传占主导地位，大多数患者为一种或更多种编码桥粒蛋白的基因发生致病性变异。因而认为桥粒功能异常是 ARVC 的最终共同路径；也就是说 ARVC 是一种桥粒疾病或桥粒病。当然也有导致"典型"ARVC 的致病基因并不编码桥粒蛋白，这种情况的大多数突变基因编码的蛋白可能是桥粒蛋白的结合配体，或是由于桥粒蛋白功能异常干扰了蛋白质的功能（或相反），如离子通道功能异常干扰了桥粒功能。新近发现的闰盘可作为一个整体被累及。

伴与右室结构异常相关的左束支阻滞型室速的 ARVC 的特异表型使人们忽略了大多数 ARVC 患者发生了左室受累的情况，用敏感的影像方式如心脏磁共振成像（MRI）可证实为双心室 ACM。随着对桥粒致病性变异的认识，人们识别出伴明显左室心律失常和结构异常为主要表现的个体及家族，同样还有非桥粒性心律失常相关变异（如核纤层蛋白 A/C、受磷蛋白、细丝蛋白 C）的患者主要以左室（但也有右室）或双心室为主的 ACM 表型。

致心律失常性左室心肌病（arrhythmogenic left ventricular cardiomyopathy，ALVC）是指与 ARVC 显著不同的左室起源的 ACM。不同变异（如桥粒、核纤层蛋白 A/C [LMNA]、钠电压门控通道 α 亚单位 5 [SCN5A]、结蛋白 [DES]）可引起不同表型，在遗传性和获得性 ACM 之中 ARVC 和 ALVC 之间存在显著的临床区别，病因决定了表型。

"最终共同路径"假说，是指具有相似表型而遗传异质性的遗传性心血管疾病的发生，是由于编码相似功能蛋白的基因或者编码参与共同路径瀑布的蛋白的基因异常所致（图 2－2、图 2－3，见本篇末二维码），就 ARVC 来说，最终共同路径似乎是桥粒和闰盘功能异常。ACM 包括 ARVC 但也包括致心律失常性左室心肌病。路径不仅包含与 ARVC 有关的路径，也包含肌节和离子通道路径。

2 致心律失常性心肌病的诊断与治疗

2.1 致心律失常性心肌病的诊断

患者很少在青春期前出现 ACM 的临床表现而对遗传病因进行诊断。ACM 的诊断需要临床高度怀疑并联合诊断性检测。在以下情况下应考虑 ARVC：患者有运动相关的心悸和（或）晕厥；心搏骤停（特别是心搏骤停发生在运动中）的幸存者，没有其他心脏疾病的情况下左束支阻滞形态的频发性室性早搏（＞500/24h）和（或）室速。在怀疑 ACM 而没有达到 ARVC 诊断标准的患者中应系统地评估有无其他遗传性或非遗传性 ACM，高度怀疑时可考虑重复评估。

2.2 评价概况

除外获得性心肌病，对 ARVC 和 ALVC 的诊断和管理的根本原则和临床评价相似。单独或主要为右室心律失常伴结构异常的最常见遗传病因，与桥粒基因变异有关。可有附加皮肤表型，主要是常染色体显性桥粒斑蛋白变异。左室起源的心律失常伴结构异常的遗传病因通常表现为心脏（如传导系统疾病、房颤）或全身性（如肌营养不良、脂质营养不良）表型。家族评估应当聚焦于心律失常疾病及相关表型。在左室或双室心律失常伴左室扩张和（或）功能受损的患者中，已报道数种 ALVC 致病基因变异（如 PLN、FLNC、LMNA、SCN5A）。在 ACM 中，尽管在疾病进展期心律失常和心力衰竭都存在，但先证者及（或）家族成员中的临床表现通常是心律失常而不是心力衰竭。

对可疑 ACM 的患者的最初评估包括临床病史、体格检查、详尽的家族史、12 导联心电图、二维超声心动图、动态心电图监测以及心脏 MRI。大多数怀疑 ACM 的患者表现为心律失常，可以通过无创影像学和心电图评估诊断。如果最初检查不能诊断，可加做其他检查，包括信号平均心电图、运动心电图、异丙肾上腺素药物负荷试验、心内膜心肌活检以及电生理检查。

ALVC 的诊断依赖于先证者或家族成员有单独的或主要为左室起源的心肌病（如心律失常），而并非由缺血性、瓣膜性或高血压性心脏病引起的。通过超声心动图和心脏 MRI 确定的左室功能受损和（或）结构异常（缺如、轻度或重度）。通常心律失常是疾病的一种早期表现。

在疾病早期右室扩张或节段扩张轻微时右室发育不良的诊断难以确定，而不易与正常心脏鉴别。1994 年特别工作组发表了致心律失常性右室发育不良/心肌病的诊断标准，诊断没有单一的金标准而需要结合主要和次要标准（包括结构性、组织学、心电图、致心律失常性和遗传因素）进行诊断。这些标准中排除了左室疾病。2010 年，特别工作组对标准进行了修订，包含了左室疾病并增加了心脏 MRI 检查用于诊断（表 2 - 2）。因为疾病在儿童中不常见，所以儿科患者中 ARVC 的诊断标准仍有待确定。新近提出 ARVC 患者存在抗桥粒芯糖蛋白 2（DSG2）抗体而对照组没有，故 DSG2 具有诊断和提示预后作用。

表 2 - 2　根据 2010 致心律失常性右室心肌病（ARVC）特别工作组标准修订的关于 ARVC 主要和次要标准的分类诊断的国际特别工作组标准

修订的国际特别工作组关于致心律失常性右室心肌病诊断的主要和次要标准
明确诊断：从不同种类中符合 2 条主要标准或 1 条主要和 2 条次要标准或 4 条次要标准
临界诊断：从不同种类中符合 1 条主要和 1 条次要标准或 3 条次要标准
可疑诊断：从不同种类中符合 1 条主要或 2 条次要标准

续表

	主要标准	次要标准
由超声、磁共振成像或右室血管造影确定整体或节段功能障碍或结构改变		
超声	节段性右室无运动、运动障碍或室壁瘤及以下情况之一（舒张末期）： ①PLAX RVOT≥32mm（PLAX/BSA≥19mm/m²）； ②PSAX RVOT≥36mm（PSAX/BSA≥21mm/m²）； ③面积改变分数≤33%	节段性右室无运动、运动障碍、或室壁瘤及以下情况之一（舒张末期）： ①PLAX RVOT≥29mm 到 <32mm（PLAX/BSA≥16 到 <19mm/m²）； ②PSAX RVOT≥32mm 到 <36mm（PSAX/BSA≥18 到 <21mm/m²）； ③33%面积改变分数≤40%
磁共振成像	节段性右室无运动、运动障碍或右室收缩不同步及以下情况之一： ①RVEDV/BSA 的比值≥110ml/m²（男性），≥100ml/m²（女性）； ②RVEF≤40%	节段性右室无运动、运动障碍、或右室收缩不同步及以下情况之一： ①RVEDV/BSA 的比值≥100 到 <110ml/m²（男性），≥90 到 <100ml/m²（女性）； ②40%<RVEF≤45%
右室血管造影	节段性右室无运动、运动障碍或室壁瘤	
室壁组织特征		
至少一处心内膜活检显示纤维替代右室游离壁心肌，伴或不伴脂肪替代组织，伴	形态学分析示残余心肌细胞 <60%（或者估测 <50%）	形态学分析示残余心肌细胞 60% ~ 75%（或者估测 50% ~ 65%）
复极异常		
心电图	右胸导联（V₁、V₂ 及 V₃）T 波倒置或 >14 岁的患者中（无完全性右束支阻滞且 QRS≥120ms）	①在 >14 岁无完全性右束支阻滞的患者中 V₁、V₂ 导联或者 V₄、V₅ 或 V₆ 导联 T 波倒置。 ②在 >14 岁存在完全性右束支阻滞的患者中 V₁、V₂、V₃ 及 V₄ 导联 T 波倒置。
除极/传导异常		
心电图	右胸导联（V₁ ~ V₃）中出现 Epsilon 波（在 QRS 波群终末到 T 波起始之间出现的可重复低振幅信号）	①在标准心电图中无 QRS 时限≥110ms 信号平均心电图晚电位 3 个参数中至少≥1 个： a. 滤过的 QRS 时限（fQRS）≥114ms； b. QRS 波群终末 <40μV 低振幅信号时限≥38ms； c. 终末 40ms 的电压均方根≤20μV； ②QRS 波终末激动时间≥55ms，从 S 波的最低点测量到 QRS 波终末，在无完全性右束支阻滞时 V₁、V₂ 或 V₃ 导联存在 R' 波

续表

心律失常		
	左束支阻滞伴电轴左偏型非持续性或持续性室速（Ⅱ、Ⅲ、aVF 导联 QRS 负向或无法判断以及 aVL 正向）	①非持续性或持续性室速或右室流出道型、左束支阻滞伴电轴右偏（Ⅱ、Ⅲ、aVF 导联 QRS 正向以及 aVL 负向）或电轴不明； ②每 24 小时室性早搏 > 500 次（Holter）
家族史		
	①一级亲属中有符合国际任务标准的确诊 ARVC 患者； ②一级亲属中有经活检或手术病理证实 ARVC 患者； ③在被评估的患者中识别出与 ARVC 有关或可能有关的致病性突变	① 一级亲属中 ARVC 史，其不可能或不能实际确定是否符合国际特别小组标准 ②一级亲属中由于可疑 ARVC 导致的早发心脏性猝死（ <35 岁） ③在二级亲属中有病理确诊或目前国际标准确诊的 ARVC 患者

　　BSA：体表面积；PLAX：胸骨旁长轴切面；PSAX：胸骨旁短轴；RVEDV：右室舒张末容；RVEF：右室射血分数。
这些标准在鉴别 ARVC 患者与对照人群时是敏感而特异的，但与表型有重叠的其他 ACM（如心脏结节病、心肌炎）的相互关系未经充分研究

2.3　家族史

　　包括至少 3 代的详尽家族史以及对亲属的临床评估在对 ACM 的诊断性评估中十分重要。在一位怀疑 ACM 的患者中，关注不明原因的早亡、心律失常、传导疾病可能有助于识别家族疾病。非心脏表型（如骨骼肌肌病、其他器官疾病）的存在也能给遗传性（如结蛋白或核纤层蛋白肌病）或非遗传性（如南美锥虫病）病因的相关诊断提供线索。

　　对可疑 ACM 的患者而言，12 导联心电图是诊断评估的重要部分。大多数（ >85%）符合 ARVC 诊断标准的患者至少表现出一项 ARVC 的特征性心电图特点，而心电图正常者可达 12%。ARVC 是一种进展性疾病，随着疾病的进展心电图可呈动态改变。随时间变化，心电图可能 S 波升支进一步延迟、QRS 时限增加、出现束支阻滞及胸前导联 T 波倒置。

2.4　致心律失常性右室心肌病的心电图特征

2.4.1　复极异常

　　由于研究的人群不同，$V_1 \sim V_3$ 导联 T 波倒置（ARVC 患者的特征性心电图表现）的发生率为 19% ~67%。小于 14 岁（"幼稚型"）的患者更常见于运动员。在大于 14 岁的患者中 T 波倒置相当特异，被认为是 ARVC 中一项主要诊断性异常。在大于 14 岁的患者中，$V_1 \sim V_4$ 导联 T 波倒置伴完全性右束支阻滞是 ARVC 的一个次要诊断标准（图 2 - 4）。ARVC 患者存在侧壁和（或）下壁导联 T 波倒置提示左室受累（图 2 - 4）。

2.4.2　除极和传导异常

2.4.2.1　Epsilon 波

　　Epsilon 波定义为 $V_1 \sim V_3$ 导联 QRS 波群终末与 T 波起点之间可重复的低振幅偏折波（图 2 - 4）。Epsilon 波反映了右室内的延迟传导。在欧洲和美国登记的 Epsilon 波的发生率为 0.9% ~2.5%。在有 Epsilon 波的 ARVC 患者中电解剖标测显示体表 Epsilon 波的时间与右室基底节段（环三尖瓣区域）心外膜激动时间一致。Epsilon 波与因局部大面积心内膜和心外膜瘢痕所致的严重传导延迟有关。Epsilon 波可能反映短期心律失常风险，但诊断意义有限，因其具有可变性，故敏感性和特异性都比较

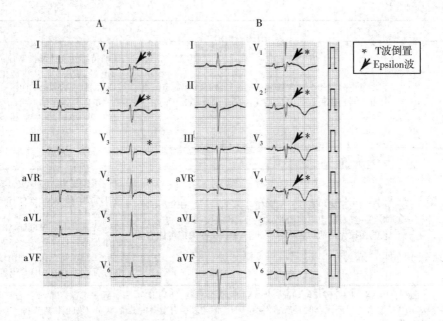

图 2 - 4　伴不完性右束支阻滞和伴完全性右束支阻滞的 ARVC 患者的代表性 12 导联心电图

A. 不完全性右束支阻滞的 QRS 时限为 110ms；B. 完全性右束支阻滞的 QRS 时限为 140ms。箭头（↙）所示为 Epsilon 波，其定义为 V1～V3 导联在 QRS 终末至 T 波起点之间的低振幅的偏折波。星号（*）指示伴不完全性右束支阻滞或完全性右束支阻滞 ARVC 患者的 V1～V4 导联记录的 T 波倒置

低，并依赖于心电图的滤波设置和放大情况。

2.4.2.2　终末激动时限延长

终末激动时限的延长可通过从 S 波最低点到全部除极波结束来测量（图 2 - 5）。在没有完全性右束支阻滞的情况下，$V_1 \sim V_3$ 导联中任一导联终末激动时限 ≥ 55ms 被定义为终末激动时限延长。据报道，$V_1 \sim V_3$ 导联中终末激动时限延长有助于鉴别 ARVC 与右室流出道室速。42 例 ARVC 患者中 30 例确定终末激动时限延长，而特发性右室流出道室速 27 例中仅 1 例延长。有报道 7 例基因阳性的 ARVC 家族成员中有 4 例终末激动时限延长是唯一的心电图异常表现，提示其有早期识别个体"有患病风险的"作用。

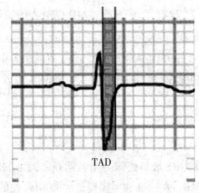

图 2 - 5　终末激动时限（terminal activation duration，TAD）

从 S 波的最低点测量到全部除极波结束，在没有完全性右束支阻滞时，如果在 $V_1 \sim V_3$ 导联中任一导联的 TAD 值 ≥ 55 ms 则为终末激动时限延长

2.4.2.3　除 ARVC 以外 ACM 的心电图异常

对其他 ACM 心电图表现的特征性描述不详细。12 导联心电图异常包括 I 、aVL 和 $V_4 \sim V_6$ 导联 T 波倒置，其他复极异常，整体低电压，QRS 时限增宽，孤立性左室起源的异位搏动；完全正常的心电图罕见。核纤层蛋白 A/C 变异可能与进展性传导疾病有关（如 PR 延长到房室阻滞），桥粒基因和受磷蛋白变异伴心电图低电压，而细丝蛋白 C 变异仅有轻微的复极改变。与和桥粒变异相关的 ARVC 相反，在细丝蛋白 C 和结蛋白相关的 ACM 中心电图异常似乎并非疾病早期标志。在与全身性疾病相关的 ACM 中，传导异常常常是早期特征（如结节病和南美锥虫病）。

2.4.3　动态心电图监测

在所有考虑诊断 ACM 的患者中，动态心电图监测（24 至 48 小时）对特征分析至关重要。每 24 小时的监测时间内存在 >500 个室性早搏是 ARVC 的一个次要诊断标准。在一项 40 例符合 ARVC 特别小组标准患者的研究中，平均动态心电图监测 159 小时，每 24 小时的平均室性早搏计数是 1091 跳，存在明显的日变异率，尽管存在变异，根据修订的特别工作组标准校正组的 24 小时负荷在 89.6% 的时间内是准确的。

诊断 ALVC 需要记录到左室起源形态的室性心律失常。对 ARVC 以外的 ACM 相关的特征性室速的精确定义和（或）室性异位搏动的频率有待明确。心律失常可以无症状或与心悸和（或）意识受损有关。

2.4.4　信号平均心电图

尽管信号平均心电图异常在 2010 年特别工作组标准中是一项次要标准，由于其敏感性和特异性有限，以及在许多医疗中心无法检测，故现在应用减少。

2.5　心脏影像

超声心动图和其他无创性影像检查对于评估可疑 ACM 的患者，评价其心脏结构及功能异常以及帮助诊断很重要。

对于许多怀疑 ACM 的患者，二维超声心动图（UCG）可提供足够的可视影像，尽管在右室成像时可能受限，UCG 可以系统地定性定量评价心室功能和心腔大小。心脏 MRI 可提供对容积以及心室节段和整体功能的准确测量。如果心脏 MRI 是禁忌或无法获得，可用多排螺旋 CT、右室血管造影或放射性核素血管造影术来替代，但这些检查目前较少用于评价心室功能。ARVC 特别工作组标准包括存在右室无运动、运动障碍或室壁瘤以及对右室流出道直径和右室改变分数的评价。

2010 年 ARVC 特别工作组标准中心脏相关 MRI 参数包括右室整体和局部功能异常以及右室容积。主要标准需要有局部右室壁运动异常以及右室舒张末容积增加（男性 $\geq 110 ml/m^2$，女性 $\geq 100 ml/m^2$）或右室射血分数降低 $\leq 40\%$（敏感性：男性 76%，女性 68%；特异性：男性 90%，女性 98%）两者之一。心脏 MRI 次要标准也需要右室节段运动异常伴程度较轻的右室扩大（男性 $\geq 100 ml/m^2$；女性 $\geq 90 ml/m^2$）。特别工作组标准没有包括心脏 MRI 对右室心肌脂肪或延迟钆增强的检测；当然，在提出特别工作组标准时（2010 年）尚无可靠的测量方法。

2010 年 ARVC 特别工作组标准未定义左室受累的诊断标准。如果存在则是限于左室的心外膜下和中层分布延迟钆增强。左室为主的疾病可能被低估并归于其他异常。心脏 MRI 用于对 ACM 患者进行诊断和危险分层的潜在作用有待充分利用。已经发现左室延迟钆增强是具有左室起源的心律失常而心电图正常的桥粒疾病患者唯一的影像学异常。总的说来，心电图异常和心律失常被认为是最早的表现；然而，Sen - Chowdhy 等论述心脏 MRI 在检测 ARVC 早期改变中很敏感。心脏 MRI 对非桥粒起源性 ACM（其他遗传性或获得性病因）早期诊断的作用已被认可。在没有心电图或其他影像异常情况下，由于心外膜脂肪可能被错误解释为延迟增强，所以心脏 MRI 的专业知识尤为重要。

左室的结构和功能异常与特定的遗传异常和疾病阶段有关。目前了解的基因型 – 表型的关系提示伴临床显著左室心律失常（如 ALVC）的 ACM 可能出现于左室功能"正常"到严重受损的不同情况。如核纤层蛋白 A/C 疾病的表型包括 Emery – Dreifuss 肌营养不良，全身脂肪营养不良，扩张型心肌病伴心力衰竭，进展性传导疾病伴迟发性扩张型心肌病，以及伴或不伴明显左室受损的 ALVC。由桥粒斑蛋白变异引起的 ALVC 也可以出现于无左室功能异常或严重左室功能异常的不同情况，并且可能表现为猝死。初步的经验提示在没有左室功能异常的情况心脏 MRI 可存在延迟钆增强并在左室心律失常作为独立表现时可能提供早期诊断特征。

2.6   电生理检查

怀疑 ARVC 或 ALVC 的患者不必进行电生理检查协助诊断。对于接受 ICD 治疗的 ARVC 患者的多中心研究表明电生理检查在识别具有心脏性猝死和（或）致死性心律失常风险的患者中预测准确性很低。据报道用于治疗快速室速/室颤的"挽救生命"的 ICD 电击在可诱发和不可诱发的患者中无显著差异。电生理检查在伴难治性室性心律失常的患者中，在考虑消融以及与右室流出道室速鉴别时可能有益。这种情况下，使用高剂量异丙肾上腺素的电生理检查可能有助于鉴别特发性室速与 ARVC 起源的早搏。

2.7   心内膜活检

活检可能有助于识别全身性或炎症性病因（如结节病、心肌炎）所引起 ACM。心内膜活检（ARVC 特别工作组诊断标准中的一项）是有创的，敏感性和特异性差，诊断率低，因此在 ARVC 的初始诊断中极少应用。ARVC 的特征性组织学特点是存在透壁性纤维脂肪替代右室心肌，主要诊断标准和次要诊断标准的区别在于程度不同（形态学分析示残余心肌细胞 <60% 为主要诊断标准，而残余心肌细胞 60%～75% 为次要诊断标准）。由于心室肌片状受累和取样误差继发的假阴性结果使活检的诊断意义有限。电解剖学电压标测通过识别低电压区可以提高心内膜心肌活检的检出率。心内膜心肌活检与穿孔风险相关，在右室游离壁活检穿孔风险增加。间隔活检通常没有帮助，因为间隔是 ARVC 中最少受累的部位。在伴桥粒变异的 ARVC 患者中，新型的免疫组化分析显示，变化的盘状球蛋白和连接蛋白 43 可作为疾病表达的一个标志，但其诊断价值尚未被证实。结节病治疗可能包括激素治疗，因而与 ARVC 的鉴别诊断很重要，但同样受限于取样误差和存在的风险。从尸体或移植心脏中获得的心肌组织（不限于心内膜心肌）是有价值的，应当在可行的时候争取做检查。

2.8   基因检测

2.8.1   基因检测方法

可以识别 ACM 遗传学基础的方法有几种。通常通过 Sanger 测序法分析单基因，其已被证明是一种识别遗传性疾病基础变异的可靠技术，数十年来被认为是金标准。一种特异性心脏病可能识别出很多基因（遗传的异质性）并且一种以上基因存在变异（双基因遗传或多基因遗传）决定疾病的表型。下一代测序（NGS）基础方法可以同时对数种目标基因（在同一种嵌板上，如心肌病嵌板）进行平行测序而花费相对低。除了这些有靶向的下一代测序法嵌板，可以进行对人类基因组中的所有蛋白的编码基因（外显子）进行测序（全部外显子测序，WES），甚至对全部 DNA 核苷酸进行测序（全基因组测序，WGS）。

2.8.2   变异与基因解释

正常情况下人群中的不同个体的 DNA 顺序不同。即使变异确实位于 ACM 的易感基因内也不是每一个 DNA 变异都会致病。在这些 DNA 变异中正确区分出可能有致病性的成为主要挑战。美国医学遗传学和基因组学会（ACMG）已发表了解释基因变异和根据一个变异与疾病相关的可能性进行分类的建议（表2-3）：致病性（5级）、可能致病性（4级）、意义不确定（3级）、可能良性（2级）或良性（1级），其中"可能致病性"和"可能良性"变异分别描述一种变异有大于90%的可能性导致疾病或是良性。

表2-3　变异的致病可能性分类

变异的分类	描述	致病可能性
5 级	致病性	>95%
4 级	可能致病性	>90%
3 级	意义不确定	10% ~ 90%
2 级	可能良性	<10%
1 级	良性	<5%

为了产前诊断或移植前基因诊断，致病性的证据必须强有力，而仅5级变异才被采用。在家族成员进行遗传瀑式筛查，仅采用5级及4级变异；家族5级变异阴性成员不必常规进行心脏科随访，已知4级变异测试阴性的亲属仍需要就诊心脏遗传门诊，而随访间隔时间要长些。对于4级变异阴性的家族成员的随访的频度和时间应在临床团队的慎重考虑下个体化制定。3级变异（意义不确定的变异）应当被认为"无可控诉性"。

2.8.3　采用什么检测

随着下一代测序法的应用，单个患者中能研究的基因数目迅速增加。在一个嵌板中增加检测基因的数目的价值应当与增加检测基因的缺点相权衡，因为有可能将被识别的变异错误地认为有致病作用。

因此，一个核基因检测清单要集中于那些有足够证据是疾病相关的基因。临床基因工作组心血管疾病分组负责回顾临床、基因和试验室数据以确立支持心脏病中基因-疾病关系证据的强度水平。表2-4中所列出的基因可作为ACM的可疑基因，应当首先在临床诊断的ACM或其亚型的患者及其家族成员中考虑这些已被识别出的基因。

表2-4　优先考虑的心律失常性心肌病的最小基因集合

基因	蛋白型	主要突变类型	OR/EF	信号背景	附注
BAG3	分子伴侣	截断和错义	NA	NA	也引起肌纤维肌病
DES	中间丝蛋白	截断和错义	NA	NA	也引起肌纤维肌病
DSC2	桥粒	截断和错义	NT 2. 15（EF 0. 53）；T 21.5 *（EF0. 95）	无显著性　无显著性	罕见
DSG2	桥粒	截断和错义	NT 2. 83 *（EF 0. 65）；T 19.8 *（EF 0. 95）	2 : 1 *（NT/T）	罕见隐性
DSP	桥粒	截断和错义	NT 2. 1 *（EF 0. 52）；T 89.9 *（EF 0. 99）	无显著性　无显著性	隐性：Carvajal 综合征

续表

基因	蛋白型	主要突变类型	OR/EF	信号背景	附注
FLNC	肌动蛋白交联蛋白	截断和错义	NA	NA	也引起肌纤维肌病
JUP	桥粒	错义	NT 7.8* （EF 0.87）；T 28.1* （EF −）		隐性：Naxos 综合征
LDB3	Z 带	错义	NA	NA	密码/ZASP
LMNA	核被膜	截断和错义	NA	NA	房室阻滞、传导延迟
NKX2 − 5	同源异型盒	截断和错义	NA	NA	房室阻滞、传导延迟，CHD
PKP2	桥粒	截断	NT：1.3 （EF 0.23）T：484.7* （EF 1.0）	10：1* 42：1*	大量缺失 1% ~2%
PLN	钙调控	错义、无义及缺失	NA	NA	主要为 R14del
RBM20	选接因子	错义	NA	NA	大多在外显子 9 中
SCN5A	钠离子通道	大多为错义	NA	NA	Brugada、SND、传导延迟
TMEM	核被膜	错义	NT 0.76 （EF −）T 13 （EF −）	无显著性	p. S358L 致病性；也称 LUMA

有许多证据提示在 ACM 及其亚型（ALVC 和 ARVC）涉及这些基因。OR/EF 与信号背景：数据很大程度来源自西欧血统人群，而其他种族划分可以不同。CHD：先天性心脏病；DES：desmin 结蛋白；DSC2：桥粒胶蛋白 2；DSG2：桥粒糖蛋白 2；EF：人群归因危险度；NA：数据不可获得；NT：非截断性变异；OR：风险比；SND：窦房结功能障碍；T：截断性变异；*：基因病例显著超过 ExAc 参考样本。在 ACM 中识别的其他基因，但证据不足或有矛盾：ABCC9、TGFB3、TTN、CTNNA3、肌小节基因（MYH7、MYBPC3）、SCN3B、CDH2、TJP1

进行诊断时，应当在符合特定心血管诊断标准的患者中仅检查已识别与疾病相关的基因。仅在当已被识别的致病基因被滤过之后才采用全外显子测序和全基因组测序来进行基因检测。检测范围应当能够识别这些基因的全部外显子的变异。

2.8.4 不同方法的优势及劣势

用来进行基因检测的不同方法都有各自的优缺点（表 2 − 5）。

表 2 − 5 基因检测的不同方法

	靶目标	范围	变异复制数	灵活性	花费
Sanger 测序	单个基因	+ +	− −	−	IE
靶向下一代测序嵌板	兴趣基因嵌板	+	+	−	+/ −
筛选兴趣基因的全外显子测序	兴趣基因集	+/ −	+/ −	+	+
全外显子测序	全部基因	+/ −	+/ −	+	+
全基因组测序	全部基因 + 内含子测序	+	+	+	+

IE：低效（大量测序昂贵，少量测序便宜）；+ +：很高；+：高；+/ −：中等；−：低；− −：很低

Sanger 测序是能很好涵盖所需研究的核苷酸的一种可靠方法，适用于评估单一或少量基因。可用于在有风险的家族成员中进行瀑式检测，对基因研究结果进行临床确认及分离研究。但是采用 Sanger 测序时大量缺失和（或）复制的基因可能被错过。大量缺失和（或）复制（如在 PKP2 中）是 ACM 的一个已知的能在少量病例中被识别的原因。

靶向下一代测序嵌板的优势已得到很好的验证，是一种研究大量基因相对便宜、快速、可靠的方法。额外的 Sanger 测序实验经常用来评估不足以涵括的节段。生物信息传递途径上必须增加生物信息工具以识别靶向嵌板筛选的兴趣基因的缺失和（或）复制。

外显子测序（一种相对快速的检测）能够筛查整套核心基因而不是评估全部 20000 多人类基因。这降低了意外检出的机会。外显子测序的主要优势是任何时候确定的新疾病基因，都可以通过"开放"数据很容易地加入新的或附加的基因。但"核心基因"的某些部分的质量和（或）范围可能不足，可能会轻易错过更大的缺失和（或）复制。

2.8.5　检测对象

基因检测对象的建议见表 2-6。

表 2-6　基因检测对象的建议

建议	建议级别	证据水平
对临床或尸检诊断为 ACM 的个体或死者，建议对已经确定的 ACM 易感基因进行基因检测	I	C-EO
对于已经确定的 ACM 易感基因的基因检测，建议全覆盖式对所有确立的基因综合分析	I	C-EO

2.8.6　基因检测在 ACM 中的作用

一个阳性的基因检测结果（如可能致病性-4 级或致病性-5 级）能够：①从遗传学肯定临床诊断并提供疾病-基因-特异性危险分层和调整治疗；②能够在适当的家族成员和亲属中进行变异特异性瀑式基因检测，包括产前和移植前基因检测。

在目前的 ARVC 特别工作组标准中，"在所评估的患者中识别与 ARVC 相关或可能相关的致病性突变"被认为是在"家族史"中的一项主要标准。一个致病性突变（4 级或 5 级变异）被定义为"一种与 ARVC 相关的 DNA 改变，其改变或被认为改变了编码的蛋白质，在大量非 ARVC 人群中未被观察到或罕见；改变了或被预期改变了蛋白质的结构或功能；被显示在令人信服的种系中，与疾病表型有关"。由于单个基因检测阳性结果被认为是一项主要标准，在 ARVC 的诊断中将占到 50%，因此要强调专业遗传学团队的重要性。尽管如此，对于是否将基因的结果赋予如此高的权重，目前仍有疑问。

2.8.7　基因检测在危险分层和管理中的应用

一项基因检测的结果是否能被用于危险分层或管理中，依赖于基因型与表型之间的已知关系。总体说来，在基因型与临床表型之间因果关系的证据有限。

3%~6% 的患者有超过 1 种致病性或可能致病性变异引起疾病的表型。具有多种致病性变异介导的 ACM 患者疾病更严重，表现为疾病发作、出现室速的年龄更早（<20 岁，而单个 ACM 病因性变异的患者 35 岁后发病），一生中的心律失常或心脏性猝死的风险更高，进展为心肌病更早。

2.8.7.1　桥粒基因

疾病临床表现达到诊断标准的年龄最常见于 20~50 岁。心脏 MRI 中识别的延迟钆增强最常见于左室心肌病，是疾病表现的最早证据。

2.8.7.2 核纤层蛋白 A/C（LMNA）

LMNA 介导的 ACM 的心脏表型以房颤和心脏传导疾病为特征，其可能比室性心律失常和心肌病的出现要早数十年。LMNA 变异已在诊断为 ARVC 或更多双室及左室为主的患者中被识别。非持续性室速、在首次临床接触时 LVEF <45%、男性、非错义变异已被报道是恶性室性心律失常的危险因素。伴 LMNA 变异需安装起搏器的患者常接受 ICD 治疗，对可能发生的致命性快速性心律失常有效。

2.8.7.3 桥粒斑蛋白（DSP）

在 DSP 编码的桥粒斑蛋白中的致病性变异与包括心脏 – 皮肤综合征在内的一系列疾病有关。对于 DSP 有可能致病性（4 级）和致病性（5 级）变异的患者超过 50% 的先证者及 17% 的家族成员伴左室功能不全的心律失常表型。除了双心室型，也有左室为主型，并通过 MRI 可以识别大范围的纤维化（参见左室致密化不全）。

2.8.7.4 跨膜蛋白 43（TMEM43）

跨膜蛋白 43（TMEM43）中的 p. S358L 突变是一种特殊的基础变异，在欧洲和加拿大（纽芬兰岛）诊断为 ARVC 的很多患者中被识别到。其临床表型的特征是胸导联 R 波递增不良和 43% 受累的个体左室扩大，11% 达到扩张型心肌病的标准。

2.8.7.5 受磷蛋白（PLN）

美国 1% 的 ARVC 患者和荷兰 12% 的 ARVC 患者以及少数其他国家的患者中已识别致病性 p. R14del – PLN 变异。伴有此种变异的患者经常有心电图低电压并被认为有恶性室性心律失常伴终末期心力衰竭的高危，LVEF <45% 和持续性室速或非持续性室速是此类患者独立的危险因子。

2.8.8 基因检测的局限性

先证者或亲属基因检测所需综合专家团队的建议见表 2 – 7。

表 2 – 7 先证者或亲属基因检测所需综合专家团队的建议

建议	建议级别	证据水平
由具有遗传学和心脏病专业知识的团队提供对心脏基因检测的解释可能有用	Ⅱa	C – EO

美国医学遗传学与基因组学学会（ACMG）已颁布 50 多种可控诉基因的名单，进行全外显子测序或全基因组测序的实验室应当报告位于这些基因的致病性或可能致病性变异的存在。

2.9 瀑式家族筛查

家族筛查有关建议的总结见图 2 – 6。

2.9.1 瀑式家族筛查：在儿童及成人中筛查建议

临床瀑式检测是指对一位确定诊断 ACM 的个体（先证者）的一级家族成员进行的心血管和遗传学评估。在许多病例中 ACM 的基础病因是编码对正常心脏发育和功能至关重要的蛋白的心脏基因改变。大多数情况下，这些遗传呈常染色体显性遗传特征，因此，一级家族成员发展为 ACM 的先验风险为 50%。在家族成员中，外显率和疾病严重程度通常比先证者低。在诊断和随访中，详尽的临床和遗传学家族评估有助于判断遗传方式和血亲患病的可能性。

2.9.1.1 家族史

关于患者家族史的建议见表 2 – 8。

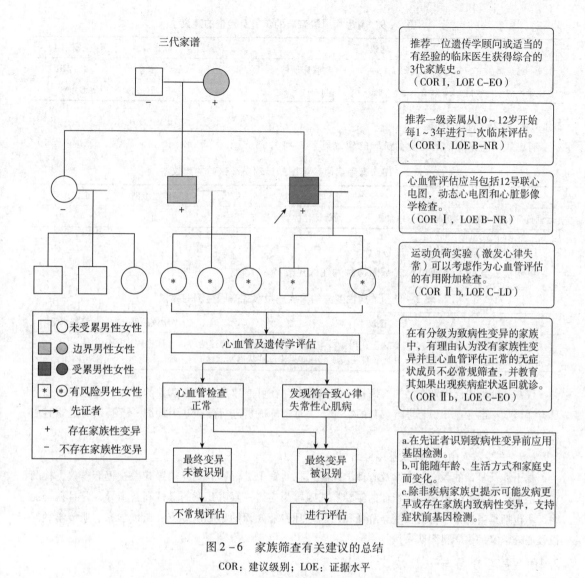

图 2 - 6　家族筛查有关建议的总结
COR：建议级别；LOE：证据水平

表 2 - 8　关于患者家族史的建议

建议	建议级别	证据水平
建议一位遗传学顾问或适当的有经验的临床医生，获取综合的 3 代家族史	I	C - EO

2.9.1.2　心脏评估

由于与年龄相关和通常不全外显，以及疾病谱变化多样，甚至在具有同样变异的家族中可包含右室、左室为主以及双心室的不同表型，进行心脏筛查时阳性发现率变化很大。家族成员可以表现为相对轻微或不完全表型，包括细微的心电图或结构异常。

2.9.1.3　在具有患病风险亲属中疾病的年龄相关外显

有患病风险亲属的年龄及检查的建议见表 2 - 9。

表 2 - 9　有患病风险亲属的年龄及检查的建议

建议	建议级别	证据水平
建议一级亲属从 10 ~ 12 岁开始，每 1 ~ 3 年进行一次临床评估	I	B - NR
心血管评估应当包括 12 导联心电图、动态心电图和心脏影像	I	B - NR

2.9.1.4　瀑布式心脏调查

有患病风险亲属的运动负荷试验的建议见表 2 - 10。

表 2 - 10　有患病风险亲属的运动负荷试验的建议

建议	建议级别	证据水平
运动负荷实验（致心律失常），可以考虑作为心血管评估的附加检查	Ⅱ b	C - LD

2.9.1.5　瀑式基因检测

致病性变异的家族成员瀑式基因检测的建议见表 2 - 11。

表 2 - 11　致病性变异的家族成员瀑式基因检测的建议

建议	建议级别	证据水平
在有分级为致病性变异的家族中，有理由认为没有家族性变异并且心血管评估正常的无症状成员不必常规筛查，并应教育相关成员，如果出现症状返回就诊	Ⅱ b	C - EO

仅在先证者中已识别在已知疾病相关的基因中存在可能致病性或致病性的变异，并且能由一位具有适当水平的专业知识者进行解释的情况下，对家族成员进行瀑式基因检测。还必须考虑家族成员的社会心理学健康。

2.9.1.6　在少数人中进行瀑式基因检测

由于涉及复杂的医学、法律及心理学问题，在儿童中进行家族变异的瀑式检查仍有争议，检测通常被推迟到更可能出现临床特征的年龄。基因检测应当一直由儿童的最佳利益指导，并且在可能时，由包括具备遗传学咨询、变异解释和疾病处理专业知识的心脏病专家、遗传学家、遗传学顾问以及心理学家的多学科团队来执行。

2.10　危险分层与 ICD 决定

ACM 最令人害怕的结果是心脏性猝死。在一系列心脏性猝死的年轻个体中，ARVC 占到 20%。植入型心律转复除颤器（ICD）可以预防心脏性猝死，有必要识别有心脏性猝死风险的患者，以决定是否 ICD 治疗（表 2 - 12，表 2 - 13，表 2 - 14）。

表 2 - 12　评估个体植入 ICD 的建议（一）

建议	建议级别	证据水平
对于一位 ACM 个体是否植入 ICD，应当由患者和医生在考虑患者可能寿命中 ICD 的风险和获益共同决定	I	C - EO
在有室速或室颤心脏停搏的 ACM 个体中，建议植入 ICD	I	B - NR
在有血流动力学不耐受的持续性室速 ACM 个体中建议植入 ICD	I	B - NR
在有怀疑室性心律失常所致的晕厥的 ACM 个体中，植入 ICD 是合理的	Ⅱ a	B - NR
在有血流动力学可耐受的持续性室速的 ARVC 个体中，植入 ICD 是合理的	Ⅱ a	B - NR

续表

建议	建议级别	证据水平
对于存在 3 条主要，2 条主要和 2 条次要，或者 1 条主要和 4 条次要室性心律失常风险因素的 ARVC 个体，植入 ICD 是合理的 *	Ⅱa	B－NR
对于存在 2 条主要、1 条主要和 2 条次要，或者 4 条次要室性心律失常风险因素的 ARVC 个体，植入 ICD 可能是合理的 *	Ⅱb	B－NR

﹡ 主要标准：非持续性室速，电生理检查可诱发室速，LVEF≤49%。次要标准：男性，24 小时室性早搏 >1000 次，右室功能不全（根据 2010 年特别工作组标准中主要标准），为先证者，≥2 种桥粒变异。如果同时存在非持续性室速和室性早搏，则仅采用非持续性室速

表 2－13 评估个体植入 **ICD** 的建议（二）

建议	建议级别	证据水平
LVEF≤35% 合并 NYHA Ⅱ～Ⅲ级症状的 ACM 个体，预期有意义的生存期大于 1 年，建议植入 ICD	Ⅰ	B－R
LVEF≤35% 伴 NYHA Ⅰ级症状的个体，预期有意义的生存期大于 1 年，植入 ICD 是合理的	Ⅱa	B－R

表 2－14 评估个体植入 **ICD** 的建议（三）

建议	建议级别	证据水平
在伴血流动力学可耐受室速的 ACM（除 ARVC 以外）个体中，建议植入 ICD	Ⅰ	B－NR
在伴 LVEF <45% 或非持续性室速的受磷蛋白性心肌病个体中，植入 ICD 是合理的	Ⅱa	B－NR
在核纤层蛋白 A/C 性 ACM 伴（LVEF <45%、非持续性室速、男性）中 2 项或以上的个体中，植入 ICD 是合理的	Ⅱa	B－NR
伴 LVEF <45% 的 FLNC 性 ACM 个体中，植入 ICD 是合理的	Ⅱa	C－LD
有起搏指征的核纤层蛋白 A/C 性 ACM 的个体中，植入具有起搏功能的 ICD 是合理的	Ⅱa	C－LD

2.11 对室性心律失常和心功能不全的管理

2.11.1 包括血管紧张素转换酶抑制剂、β 受体阻滞剂和抗心律失常药物的药物治疗

在 ACM 中药物治疗的目的是控制心室的大小和功能，管理充血症状以及预防和治疗心律失常。在 ACM 中治疗心力衰竭包括左心心力衰竭和右心心力衰竭。

2.11.1.1 对左心心力衰竭的药物治疗

ALVC 的表型与经典的扩张型心肌病重叠，主要影响左室。在这种情况下，对于有症状和无症状的左室射血分数降低的心力衰竭（HFrEF）的治疗遵循目前 2013 年（2016 年更新）的 AHA/ACC 和欧洲心脏病学会（ESC）的指南。指南指导的治疗包括血管紧张素转化酶抑制剂（ACEI）和血管紧张素受体阻滞剂（ARB）、β 受体阻滞剂、醛固酮拮抗剂，以及在选择的病例中，可用血管扩张剂（羟基噻嗪和硝酸异山梨酯）。AHA/ACC 和 ESC 的 2016 年指南建议包括新药：血管紧张素受体脑啡肽酶抑制剂（沙库巴曲缬沙坦），以及窦房结调节剂伊伐布雷定。对于充血症状的治疗包括襻利尿剂和容量控制，建议低钠饮食。对于窦性心律的有症状患者，洋地黄的作用尚有争议；近期对随机洋地黄研究组试验的回顾分析提示 LVEF <40%（HFrEF）的患者和 LVEF40%～50%（射血分数适度的心力衰竭 HFmrEF）患者在死亡率、住院率（HFmrEF）或单纯住院率（HFrEF），会从洋地黄治疗中获益。此外 LVEF 下降的患者会从心脏再同步治疗、左室辅助装置以及心脏移植治疗中获益。

2.11.1.2 右心心力衰竭的药物治疗

右心心力衰竭的药物治疗的建议见表 2-15。

表 2-15　右心心力衰竭的药物治疗的建议

建议	建议级别	证据水平
在伴有症状的右心功能不全的 ACM 个体中使用 ACEI 或 ARB 类以及 β 受体阻滞剂，醛固酮拮抗剂和利尿剂是合理的	Ⅱa	C-EO
在有症状的右心功能不全和 ACM 个体中，可以考虑使用硝酸异山梨酯降低前负荷	Ⅱb	C-EO

2.11.1.3 致心律失常性心肌病中的抗栓治疗

致心律失常性心肌病中的抗栓治疗的建议见表 2-16。

表 2-16　致心律失常性心肌病中的抗栓治疗的建议

建议	建议级别	证据水平
存在房颤、腔内血栓或静脉/全身血栓栓塞的 ACM 个体，建议抗凝治疗	Ⅰ	B-NR
在有左室或右室室壁瘤的个体，抗血栓治疗可能是合理的	Ⅱb	C-EO

2.11.1.4 心律失常的治疗

致心律失常性心肌病心律失常药物治疗的建议见表 2-17。

表 2-17　致心律失常性心肌病心律失常药物治疗的建议

建议	建议级别	证据水平
在由于窦性心动过速、室上性心动过速或伴快速心室率的房颤/房扑而出现 ICD 不适当治疗的 ACM 个体中，建议 β 受体阻滞剂治疗	Ⅰ	C-LD
在无 ICD 的 ACM 个体中，β 受体阻滞剂是合理的	Ⅱa	C-EO
为了控制症状或减少 ICD 电击，在 ACM 个体中胺碘酮（LOE B-NR）和索他洛尔（LOE C-LD）可能是合理的	Ⅱb	NR，C-LD
在有 ICD 和左、右室功能保持的 ACM 个体中，为了控制其他治疗无效的室性心律失常，并且未使用其他抗心律失常药物的情况下，联合氟卡胺和 β 阻滞剂可能是合理的	Ⅱb	C-LD

2.11.2　导管消融的作用

致心律失常性心肌病心律失常射频导管消融的建议见表 2-18。

表 2-18　致心律失常性心肌病心律失常射频导管消融的建议

建议	建议级别	证据水平
在胺碘酮治疗无效或无法耐受的反复发作的持续性单形性室速的 ACM 个体中，为了减少室速的复发和 ICD 电击，导管消融是合理的	Ⅱa	B-NR
在抗心律失常药物无效或无法耐受的反复发作有症状的持续性室速的 ACM 个体中，采用可使用的心内膜/心外膜联合方法射频导管消融是合理的	Ⅱa	B-NR
在 β 受体阻滞剂和（或）抗心律失常药物治疗无效或无法耐受的室性异位搏动负荷过重或非持续性室速的有症状的 ACM 个体中，采用可行的心内膜/心外膜联合射频导管消融方法是合理的	Ⅱa	C-EO
对于药物治疗未失败的，反复发作的有症状的持续性室速的 ACM 个体，可能考虑射频导管消融	Ⅱb	C-LD

目前的科技工艺和技术手法提示电解剖标测支持更好的结果，而这已经在所有大型中心常规应用了。这些方法被常规用于更精细准确地绘制出瘢痕和病变。对这些更不常见的心肌病的消融应在接受大量转诊的中心进行，后者更习惯于每种心肌病不同亚型的特性，并且这些中心可提供经高度培训的手术室人员、麻醉师以及外科支持。

对于 ARVC 患者的射频导管消融，不应被认为是对基础的致心律失常基质的根治，治疗的目的是通过限制症状性异位搏动、持续性心律失常，以及必要的 ICD 治疗而改善生活质量，没有足够的证据显示这影响疾病预后、预防猝死或降低死亡率。

2.12 防止疾病进展

长期以来，临床医生认识到 ARVC 患者中运动员比例较高，而且 ARVC 的运动员患者心脏性猝死风险高。一项对意大利尸检的综述显示参加竞技性体育运动可导致青少年和年轻人 ARVC 患者中的心脏性猝死增加 5 倍，而在运动前执行筛查程序可使死亡率明显下降。

高达 60% 的 ARVC 患者中发现编码心脏桥粒基因中的致病性变异。桥粒蛋白异常表达的鼠类 ARVC 模型一致显示运动诱发或运动恶化的心血管表型。这些发现也促进了对运动在 ARVC 患者及其有患病风险的亲属中外显率、心律失常风险和结构性进程中的作用的更精确意义的研究。研究推导出：①在运动暴露与 ARVC 发作（外显）和严重程度间有剂量依赖的相关性；②在已经确定 ARVC 的患者中，频繁、高强度或竞技性运动与更坏的临床结果相关。

2.12.1 运动的定义

体力活动有四个概括尺度：①活动的模式或类型；②频度；③持续时间；④强度。活动可以被认定为娱乐性或竞技性，并根据静态和动态峰值需求而分类。需氧性体育活动的强度、持续时间和频度可以被整合为一种运动"剂量"的观察方法，（代谢当量［MET］·分钟/周）。例如，AHA 建议健康成人最小运动量为 450 ~ 750（代谢当量·分钟）/周。MET 是做功代谢率与静息代谢率的比值。剧烈运动通常被认为是那些需要 ≥6METS 的活动。

2.12.2 运动增加基因型阳性亲属年龄相关外显率

几项回顾性研究提示在耐力性运动与发生 ARVC 可能性之间存在着剂量依赖的相关性。一项对 87 例桥粒变异杂合子携带者的研究显示，参加剧烈耐力体育运动和每年运动时间更长与可能诊断 ARVC 和出现持续性室性心律失常增加相关。耐力运动被定义为参加一项有较高动力需求的运动，每年剧烈强度运动至少 50 小时。采用同样定义的一项独立分析进一步显示，青少年发病的 ARVC 与成年时诊断为 ARVC 的患者相比，更可能在年轻时曾进行耐力运动。另一项研究确认在 10 个分别有 PKP 2 变异（桥粒斑菲素蛋白变异）的家族中，发展为 ARVC 的家族成员更可能是运动员，并在其生存期内比未患病的家族成员进行运动的量明显更高。

这些研究确立了频繁的耐力运动与 ARVC 患者的基因型阳性亲属将会发病之间强相关。因而，症状前基因检测不仅有助于早期诊断，而且也提供了通过改变生活方式降低发生 ARVC 风险的可能性。临床医生应当告诫这些患者竞技性或频繁的高强度耐力运动与发生 ARVC 可能性增加有关（表 2 - 19）。

表 2 - 19 致心律失常性心肌病患者运动的建议

建议	建议级别	证据水平
临床医生应当告诫 ARVC 基因检测阳性而表型阴性的青少年和成年个体，竞技性或频繁、高强度耐力运动与发生 ARVC 和室性心律失常可能性的增加相关	I	B - NR
ARVC 个体不应当参加竞技性或频繁高强度耐力运动，因为其与室性心律失常的风险增加和促进结构性疾病进展相关	Ⅲ：有害	B - NR

数个研究提示通过减少运动可以缓和随访期内心律失常的风险。在临床就诊后减少运动的桥粒变异携带者与继续参加紧张及（或）长时间运动的患者相比室性心律失常的发病率更低。

3　疾病机制

3.1　桥粒缺陷

心脏闰盘是连接相邻心肌细胞的高度有组织的结构，通常包括三个主要结构：①缝隙连接，代谢性及电学性连接相邻心肌细胞的细胞质；②黏附连接，连接相邻细胞的肌动蛋白的细胞骨架；③桥粒，作用是作为细胞锚并连接中间丝。此外，离子通道存在于闰盘中。闰盘蛋白中病理性遗传变异与心律失常有关，如 Brugada 综合征、ARVC 以及其他遗传决定的 ACM。闰盘并非是独立的，所有闰盘成分通过与多功能的蛋白（包括 ZO1、锚蛋白 G 以及 β 连环链蛋白）共同协作紧密地在一起工作，使得闰盘成为一个整体完成机械和电学功能。缝隙连接构成一个由围结合斑（perinexus，内有自由的缝隙连接小体存在）包围的斑块；连接体使钠（NaV）通道、桥粒缝隙连接成为一体；结合部区域包括黏附连接和桥粒，也作为黏附连接整体。此外，过渡连接连接着肌小节和质膜。闰盘保证了启动整个心脏收缩的电信号迅速传导并允许心肌细胞能承受由于心脏跳动所强加的强烈机械力量。黏附连接、桥粒、缝隙连接和离子通道作为结合部区域构成一个功能性单位。此外，缝隙连接和离子通道可能共同产生和传导动作电位。细胞与细胞连接的一些结构成分也可以与其他闰盘蛋白或信号途径功能如 CX43 和 β 连环链蛋白成为一体。蛋白缺陷可能最终不仅导致机械功能异常（如黏附连接功能障碍）也可导致心律失常。

心肌细胞的侧膜与闰盘相比，具有不同的构造集合，其中有肌原纤维附着点（即肋节）和局部附着点以及连接肌小节和外基质。闰盘和侧膜有数个蛋白是相同的，如纽蛋白、α 肌动蛋白和离子通道。

黏附连接是肌原纤维主要的锚，它连接肌动蛋白细丝与毗邻细胞，这使得细胞在机械压力下能保持其形状。此外，黏附连接转换关于肌动蛋白细胞骨架的信号以及感知细胞上的机械力。跨膜蛋白 N - 钙黏着蛋白是黏附连接的主要构成部分，而来自细胞外空间的毗邻细胞 N - 钙黏着蛋白的同质二聚体，充当细胞间的拉链作用。这种作用在发育过程中提组织特异性，允许细胞仅与表达相同钙黏着蛋白的细胞相互作用。钙离子通道确保了 N - 钙黏着蛋白的棒状结构，细胞内区域主要结合 β 连环链蛋白。N - 钙黏着蛋白也具有调节功能包括在机械感知中作用。β 连环链蛋白直接与 N - 钙黏着蛋白的 C 端细胞质区域相互作用。通过与 α 连环和纽蛋白联接，β 连环链蛋白连接黏附于肌动蛋白细胞骨架。β 连环链蛋白也在钙黏着蛋白介导的信号中起到中心作用，并且能够激活 Wnt 信号途径。当 Wnt 结合到它的 Frizzled 受体上时，β 连环链蛋白易位到细胞核，以开始转录 T 细胞/淋巴细胞增强结合因子家族的转录因子。Wnt 途径在心脏发育中至关重要，但也曾被推为是某些心肌病的关键机制（如活化诱导心肌肥厚），因此，N - 钙黏着蛋白被认为隔离 β 连环链蛋白以防止 Wnt 激活。Wnt 途径激活增加缝隙连接蛋白 CX43 的表达，而 CX43 的 C 端能够与 β 连环链蛋白相互作用。当没有 Wnt 时，细胞质中的 β 连环链蛋白通过蛋白酶定向降解。

尽管黏附连接也传递力量到细胞骨架，桥粒更强劲些，其与具弹性的中间丝有机械性连接。心脏桥粒细胞间部分由钙黏着蛋白、桥粒芯糖蛋白 2（DSG2）和桥粒芯胶蛋白 2（DSC2）通过异源方式结合。连接盘状球蛋白（JUP）和桥粒斑菲蛋白 2（PKP2）和桥粒斑蛋白（DSP）连接结蛋白与桥粒。当桥粒芯糖蛋白 2 与桥粒芯胶蛋白 2 结合时，桥粒的超黏着状态依赖于钙离子的存在。

鉴于桥粒主要蛋白，桥粒斑菲蛋白 2 与缝隙连接相关，并被闰盘的组织和桥粒功能所需要。与连接盘状球蛋白一起，桥粒斑菲蛋白2介导性与中间丝的联系。敲除桥粒斑菲蛋白2引起传导速度减慢而发生折返性心律失常的倾向增加，然而桥粒斑菲素蛋白2变异在遗传性 ACM 中最常见。盘状球蛋白在桥粒和黏附连接中都存在。桥粒斑蛋白连接着桥粒和Ⅲ型中间丝结蛋白，并且其 N 端和 C 端区域和之间的 α-螺旋区域每一段大约 1000 个氨基酸长，并与桥粒斑菲蛋白2相互作用出现在其 N 端区域。桥粒芯糖蛋白2致病性基因变异，与所有其他心脏桥粒蛋白一样，与 ACM 有关。

最主要的 ACM 桥粒基因突变包括桥粒斑菲蛋白2和桥粒斑蛋白，而桥粒钙黏着蛋白、桥粒芯糖蛋白2和桥粒芯胶蛋白2以及连接盘状球蛋白更不常见些。这些基因的大多数主要引起 ARVC，尽管桥粒斑蛋白的致病性变异引起相当多的 ALVC，其他"非桥粒"基因，如 TGFB3 和 TMEM43，也可扰乱桥粒的功能。最近发现一个致病基因 CDH2，负责编码 N-钙黏着蛋白，钙黏着蛋白（大部分钙离子依赖的细胞表面黏着蛋白）超家族中的另一个成员。在桥粒中，桥粒钙黏着蛋白（桥粒芯胶蛋白和桥粒芯糖蛋白）通过大量细胞间蛋白配体主要锚定于细胞骨架的中间丝，然而在筋膜黏附连接中，经典的钙黏着蛋白 N-钙黏着蛋白主要锚定于细胞骨架中的肌动蛋白微丝并且通过细胞外钙黏着蛋白重复区域的联合促进细胞与细胞的黏着。有趣的是，桥粒和筋膜黏附连接中蛋白质成分并非相互排斥的。事实上，闰盘的机械连接是桥粒与筋膜黏着蛋白的混合物构成了一个杂交功能区——复合区。所以，尽管 ARVC 传统上被认为是一种桥粒疾病，现在有理由认为 ARVC 的机制基础可能扩展到桥粒功能区以外，而且包括复合区。支持这一概念的是编码 α-连环链蛋白的 CTNNA3（复合区的另一种基因）也在主要桥粒基因病理性变异阴性的 ARVC 患者中被识别。α-连环链蛋白是经典钙黏着蛋白细胞质区的自然配体，也就是 N- 和 E-钙黏着蛋白，而且，在 N-钙黏着蛋白作用下，作为中介以锚定于细胞骨架的肌动蛋白。

钙黏着蛋白2，如同其桥粒钙黏着蛋白对应物一样，是闰盘中主要作用结构的事实也被 N-钙黏着蛋白缺失在成年鼠心脏中导致闰盘结构溶解（包括同时丧失桥粒和黏附连接）的钙黏着蛋白2心脏特异性鼠模型所支持，说明了桥粒的完整性是钙黏着蛋白2依赖的。尽管不典型，这些鼠也表现出轻微的扩张型心肌病和自发性室性心律失常，而导致心脏性猝死。这种心律失常增加的倾向（在从心脏删除 N-钙黏着蛋白2个月后几乎所有鼠都经历了心脏性猝死）可能由于连接蛋白43减少和分布的各向异性，导致功能性缝隙连接丧失和部分心肌脱耦联，而突出了钙黏着蛋白2在闰盘中各种类型的功能性连接中的重要作用。在处于 N-钙黏着蛋白杂合状态的裸鼠中已经显示缝隙连接数量减少并且大小缩小伴随着心律失常易感性增加，这些鼠中30%～60%出现室速，提示钙黏着蛋白2的单倍不足可能产生重要的致心律失常基质。在进行心脏移植的 ARVC 患者的心室组织中已显示闰盘重构伴随着桥粒蛋白、连接蛋白43和钙黏着蛋白2分布的减少，进一步支持在 ARVC 的发病中涉及钙黏着蛋白2。

3.2　离子通道缺陷

心脏细胞是可激动细胞，能产生并传导动作电位，电信号能引起心肌细胞收缩。心脏动作电位是通过离子跨细胞膜运动产生的，通过除极细胞从静息状态到激动状态，然后通过复极再恢复到静息膜电位。心脏细胞动作电位的全部时相都是通过几种电压依赖的离子通道协同激活和失活发生的。在可收缩的心肌细胞中，动作电位由钠离子急剧进入细胞内所触发，导致一个内向电流（I_{Na}）（SCN5A）而使膜电位从其静息状态（-90mV）迁移至除极状态（+20mV）。这个时相后跟着通过一个外向电流称为 Ito，K^+ 外流，而开始了细胞复极。此后跟随着平台期，由于通过电压依赖的 L 型钙通道（LTCCs）的内向钙电流（I_{Ca-L}）与时间依赖性延迟整流外向 K^+ 电流（主要有缓慢延迟整流 IKs [KCNQ1] 和快速延迟整流 IKr [KCNH2]）之间平衡，形成一段较短时间膜电位不变。此时，通过 L 型钙通道的 Ca^{2+} 触发了肌浆网（SR）通过2型兰尼碱（ryanodine）受体通道大量释放存储的

Ca^{2+}，造成细胞收缩所需的收缩期细胞内 Ca^{2+} 增加。随着 L 型钙离子通道失活，净外向 K^+ 流使细胞复极而将膜电位带回静息状态。Ca^{2+} 与 K^+ 电流之间的平衡因而决定了动作电位时程。基础的和乙酰胆碱依赖的内向整流 K^+ 电流（I_{K1} 和 I_{K-Ach}）控制最终复极和决定了静息膜电位。然后通过 1 型 $Na^+ - Ca^{2+}$ 交换体（NCX）Ca^{2+} 从细胞内排出，并且通过肌浆网 2a 型 Ca^{2+} - ATP 酶摄回肌浆网，因而恢复低的细胞内 Ca^{2+} 水平，允许细胞在舒张期松弛。

起搏细胞的自律性与其他细胞显著不同，具有电压依赖和钙离子依赖。前者涉及 If 由超极化激活的周期性核苷酸门控的通道，其具有几个不寻常的性质：如在超极化状态激活，允许钠离子和钾离子通过，受细胞内环磷酸腺苷的调节，以及小的单通道电导率；后者包括从肌浆网自动地钙释放，其激活 $Na^+ - Ca^{2+}$ 交换体电流（INCX）。在完全心房特异性敲除 NCX 的鼠中无起搏活动已经说明钙依赖机制的重要作用。两种机制导致自动除极而引起膜电位的上升支。当离子电流被扰乱就会出现以心律失常为表现形式的电学异常。

编码电压门控钠通道 NaV1.5 α 亚单位的 SCN5A 基因负责内向钠电流（I_{Na}）。这种电流是心肌细胞中快速除极的主要成分，而形成动作电位的上升支，其随后开启多步骤的兴奋 - 收缩耦联瀑式反应。这种周期性除极构成心脏各腔室同步和节律性收缩的基础。

编码离子通道蛋白的基因中的致病性变异是遗传性心律失常疾病的众所周知的病因，如长 QT 综合征、短 QT 综合征、Brugada 综合征、儿茶酚胺敏感性室速以及房室阻滞。涉及的基因包括编码心脏钠通道、钾通道以及钙通道的基因。在这类疾病中受累的基因中致病性变异导致被编码的离子通道的功能混乱，结果动作电位功能异常。在数个这些基因中致病性变异能引起不同临床特点的各种组合。有时在同一家族中也不同。例如，在心脏钠通道基因 SCN5A 中致病性变异可引起 3 型长 QT 综合征（LQT3），此病的发生是由于通道功能的增强。另一方面，致病性 SCN5A 变异也会导致 Brugada 综合征，其心电图异常与 LQT3 明显不同，其出现的原因是由于钠离子通道功能的丧失。除了引起快速性室性心律失常、房颤、心房静止和房室阻滞之外，已知 SCN5A 可以导致一种致心律失常性扩张型心肌病和一种致心律失常性左室致密化不全（LVNC）。

在 2006 年关于"心肌病的时代命名和分类"的科学声明中，AHA 赞同在原发性遗传性心肌病分类下设置"离子通道病"。这主要根据关于编码缺陷离子通道蛋白基因中致病性变异作用，控制细胞膜转运钠、钾和钙离子引起离子通道相关心律失常疾病（包括长 QT 综合征、短 QT 综合征、Brugada 综合征以及 CPVT）与这些疾病在心脏病发生中的作用的相关数据。这个分类体系被继续评估，已罗列出心脏病 - 心律失常重叠表型清单，在很多心肌病中可见离子通道功能异常的原发性及继发性病因。SCN5A 基因中致病性变异可导致心脏电学和结构重构，如在致心律失常性扩张型心肌病（最初由 Groenewegen 等 2003 年在患有心房静止的一个家族中描述）是一种罕见心房心肌病。同时，其显示罕见的 SCN5A 致病性遗传变异的临床谱可以扩大到 ARVC 和扩张型心肌病，伴有心律失常和传导疾病。在 2008 年新的证据显示在 SCN5A 基因中致病性变异可能表现为左室致密化不全中节律异常的危险因子。这些疾病表现为常染色体显性遗传。在 ACM 患者中，SCN5A 介导的病例大约占 2%；然而，当 SCN5A 和 LMNA 基因的致病性变异在一起时，仅考虑到伴进行性心脏传导缺陷和室上性及（或）室性心律失常的扩张型心肌病患者时，其共占 5%～10%。右室和左室扩张以及功能不全都可出现，并使电学异常增加而多样，包括心房静止、进行性房室阻滞、房颤、病窦综合征、室速、尖端扭转型室速以及室颤，在一些病例中可导致心律失常性猝死。

在无致病性基因变异的 ACM 中 SCN5A 可能起到一定作用。在 ARVC 中，当识别编码心脏桥粒的基因致病性变异时，NaV1.5（已被揭示与桥粒蛋白 PKP2 共同参与）可被破坏而功能异常。PKP2 表达丧失改变了钠电流（I_{Na}）的幅度和动力学。此外，PKP2 的致病性变异与钠通道病表型相关，而大部分人类 ARVC 心脏标本检测到 NaV1.5 蛋白的免疫活力降低。这些观察提示在 NaV1.5 与机械性连接蛋白之间有一种密切的功能关系，这进一步被 NaV1.5 黏附连接蛋白和 N - 钙黏着蛋白共同作用的发现以及由 NaV1.5 和 N - 钙黏着蛋白聚合物构成的"黏着/兴奋"结的存在所支持。Leo - Macias 等描述在心肌细胞中存在"黏着/兴奋"结并说明：①黏附连接 N - 钙黏着蛋白作为 NaV1.5 簇的一个吸引子工作；②在这些簇中 NaV1.5 是心脏钠电流的主要决定成分；③NaV1.5 聚集成簇有利于其受分子配体调节。Te Riele 等进一步阐明 NaV1.5 在与细胞黏着分子的功能性复合体之中，原发 NaV1.5 缺陷能影响 N - 钙黏着蛋白的生物学功能，导致闰盘中 N - 钙黏着蛋白簇的大小缩小和密度降低。

　　NaV1.5 与黏附连接蛋白 N - 钙黏着蛋白组成共同体的发现说明连接、闰盘、桥粒的联系并支持钠通道功能异常可发生于结合配体突变中断（如支持 PKP2 与心律失常的情况）。对于这种疾病的治疗尚未被很好地研究也未标准化。曾有起搏器和 ICD 用于部分个体，而结果不同。药物治疗仍是令人失望的，对于这些患者尚无特异性药物治疗建议。

3.3　细胞骨架缺陷

　　细胞骨架是细胞的基本支架，其他亚细胞成分在其中进行空间排列以便细胞内部与外部环境间有效交流。横纹肌细胞的细胞骨架包括肌原纤维和肌外原纤维部分。肌原纤维细胞骨架由粗、细肌丝及肌联蛋白丝构成，为肌细胞收缩和舒张提供基础。肌外原纤维细胞骨架包括微丝和中间丝。中间丝作为支架连接肌小节和其他细胞器（如线粒体或细胞核）以保持细胞的完整性和帮助机械力信号传导。肌小节通过另一种细胞支架装置——肋节，拴在肌膜（包绕肌原纤维周围的膜）上。肋节通过 Z 盘和 M 带联系着肌小节和肌膜。心脏细胞通过闰盘连接在一起使肌肉同步收缩。肌原纤维通过肋节在 Z 盘特化的膜内陷（T 管）而联系肌浆网侧面与二分体。在闰盘桥粒和黏附连接机械连接相邻的心肌细胞，而缝隙连接为细胞间通讯提供离子通道。桥粒连接到中间丝细胞骨架（由结蛋白构成），而黏附连接锚定在肌动蛋白丝（肌原纤维）。质膜前最后的肌小节边界被定义为过渡连接。

　　细胞骨架结构持续重构以适应正常细胞生长以及对病理生理情况的反应。细胞骨架保持着心肌细胞的结构完整性和形态。细胞骨架构成成分涉及各种不同的细胞进程，如细胞生长和分裂、细胞运动、囊泡运输、细胞器的定位和功能、细胞膜受体的定位和分布以及细胞与细胞间的通讯。心肌细胞内的细胞骨架以广泛细胞骨架的独特分布为基础，同样与离子通道、信号转换器以及网络信使的毗邻关系为基础，也被相信在传递机械信号中发挥重要作用。细胞骨架改变以及心肌细胞重构与心脏肥厚和衰竭有因果关系。细胞骨架成分异常不仅引起结构异常也会损害机械力信号传导。细胞骨架不仅通过跨膜蛋白如整联蛋白使细胞内矩阵完整也通过微妙的网络结构联系毗邻的 Z 盘之间、Z 盘至细胞膜以及核膜之间。许多信号配体直接或者通过联接蛋白与网络结合。例如肌肉 LIM 区域蛋白基因（MLP）编码肌肉特异性细胞骨架蛋白与肌联蛋白和视松蛋白（由 T - cap 编码）。在经靶点消融 MLP 的遗传工程编辑后的鼠模型中的研究提示肌联蛋白 - 视松蛋白 - MLP 复合物可能在心肌细胞内起牵张感受器的作用。现今对于在生理和病理状况下对细胞骨架成分在离子通道调节中作用的研究兴趣日益浓厚。

　　以心室扩张和收缩功能降低为特征的扩张型心肌病占非肥厚型心肌病的 80% 以上。扩张型心肌病在人群中的发病率大约为 1/500，1/3 以上的患者在疾病最初表现的基础上进展为严重的心律失常。而年龄增加、男性、心室功能受损是确定的心律失常危险因子，心律失常也出现于无已知危险因子的患者。20% ~35% 的扩张型心肌病病例是家族性的。力量生成受损、能量短缺以及钙平衡受损可能引发扩张型心肌病，力量转化受损和（或）机械力信号传导缺陷（可由细胞骨架蛋白如结蛋白、核纤层蛋白 A/C、α - 肌动蛋白、δ - 肌聚糖蛋白、肌营养不良蛋白、盘状球蛋白、桥粒斑蛋白、

MLP、视松蛋白中的缺陷引起）似乎是扩张型心肌病的一个普遍机制。

3.3.1 肌原纤维细胞骨架

肌原纤维细胞骨架由肌小节的粗、细肌丝以及肌联蛋白丝构成，提供肌细胞收缩和舒张的基础。肌原纤维的基本单元称为肌小节而被定义为两个 Z 盘之间的区域。肌动蛋白的交联蛋白 α-辅肌动蛋白是 Z 盘的典型标志；然而，Z 盘容纳了大量的其他细胞骨架和信号蛋白。肌小节是横纹肌的最小收缩单位，它的横向边界由蛋白-致密 Z 盘所限定，该 Z 盘通过 α-辅肌动蛋白把以肌动蛋白为基础的细丝的带倒钩的末端与邻近的肌小节交叉连接起来，并且 Z 盘以 I 带为界（I 带是 Z 盘的两端任一侧上不含肌球蛋白的粗丝区域）。A 带由延伸至整个粗丝长度的区域组成，而 M 带居于 A 带中央。当肌球蛋白动力蛋白连接肌动蛋白丝拉动 Z 盘向 M 带移动出现肌肉收缩力。肌小节不是一个静态结构，可对肌肉负荷和损伤作出反应。Z 盘也作为肌联蛋白 N 端和伴肌动蛋白及肌动蛋白结合蛋白丝系统的锚定位点而发挥作用，使其成为收缩力转化中不可或缺的部分。

Z 盘锚定细肌丝，后者由肌球蛋白和肌钙蛋白复合物构成。原肌球蛋白和肌钙蛋白复合物对于在细丝水平的收缩调节至关重要，是由钙触发的。粗肌丝是由肌球蛋白二聚体（一个肌球蛋白包括一个肌球蛋白重链和两个肌球蛋白轻链），排列成有两个极性的丝状物，肌球蛋白的尾部组成肌小节的中央区而头部与细丝相互交叉。肌球蛋白-结合蛋白 C 与肌球蛋白头部亚单位联合，在粗肌丝水平控制收缩。第三个丝状物系统称为弹力丝由肌联蛋白构成。

Z 盘相关蛋白的变异与许多心肌病和骨骼肌病有联系。α-辅肌动蛋白是主要的 Z 盘蛋白。有四种脊椎动物 α-辅肌动蛋白基因具有相互重叠的功能；仅 ACTA2 被发现于心肌内。N-端肌动蛋白结合区域与 α-辅肌动蛋白-2 同二聚体交叉连接相邻肌小节两个反向水平肌动蛋白丝形成易弯曲的四方点阵。这个点阵对于 Z 盘作为结构性锚点所需的坚硬性是必要的，而仍需灵活性以适应收缩力。

α-辅肌动蛋白具有各种结合配体，彼此相互作用，在产生向心收缩作用中起到重要作用。与 ACTA2 相互作用的主要 Z 盘蛋白包括辅肌动蛋白-相关 LIM 蛋白、肌肉 LIM 蛋白、N-端肌联蛋白、肌节蛋白、CapZ、Z 带替代迭接 PDZ-基序蛋白（ZASP）、细丝蛋白、α-辅肌动蛋白、Z 盘视松蛋白-结合蛋白、肌钯蛋白以及肌脚蛋白。不同研究报道人类 ACTA2 基因变异与扩张型心肌病、肥厚型心肌病、特发性室颤、左室致密化不全以及房性心律失常相关。

细丝蛋白家族成员也结合并交叉连接肌动蛋白。有三种细丝蛋白：细丝蛋白 A（α-亚型）、细丝蛋白 B（β-亚型）以及横纹肌特异性细丝蛋白 C（γ-亚型）。细丝蛋白 C（γ-细丝蛋白）是作为肋节与 Z 盘之间联系的主要蛋白，在与整联蛋白的信号转换中被涉及。细丝蛋白 C 的功能通过与肌浆网肌细胞膜蛋白如肌营养不良蛋白糖蛋白复合物的 γ- 和 δ-肌聚糖蛋白、整联蛋白受体复合物的 β1A 亚单位，以及 Z 盘蛋白（如肌节蛋白和 FATZ）相互作用。W2710（一种常染色体显性无义变异，P. Trp2710*）在人类细丝蛋白 C 基因最后一个外显子中，在其二聚化过程受干扰，引起细丝蛋白 C 在肌纤维骨架中聚集（一种最终导致肌原纤维性肌病的现象）。

在肌原纤维细胞骨架中的许多蛋白被显示可引起心脏和（或）骨骼肌肌病。回顾编码这些蛋白的基因中致病性变异伴蛋白功能异常的患者的详细情况表明与早期发作心律失常、传导系统疾病以及心脏骤停或死亡显著相关，与 ACM 相一致。

3.3.2 LIM 区域-结合 3-编码 Z 带迭接 PDZ 基序蛋白

ZASP/LDB3 是心肌中 Z 盘蛋白中主要成分之一，通过 PDZ 介导的与 α-辅肌动蛋白-2（Z 盘肌动蛋白交叉结合的主要成分）和 F-肌动蛋白（心肌细胞的主要细胞结构蛋白）相互作用在稳定 Z 盘结构中发挥重要作用。整体消融鼠 ZASP 的同源染色体 cypher 能够使肌小节和细胞骨架结构混乱，在鼠和人类中导致严重的心肌病和骨骼肌肌病，而在心脏特异性消融 cypher 能引起扩张型心肌病和心脏性猝死。SCN5A 的产物——NaV1.5 电流，通过 α–辅肌动蛋白–2 沿着肌节的 Z 线定位于心脏细胞膜上，从而将 NaV1.5 连接到肌动蛋白丝。ZASP/视松蛋白有助于将 NaV1.5 定位于 Z 线的 T 管膜上，产生与 α–辅肌动蛋白–2 相关的多蛋白复合物。ZASP/LDB3 基因的变异已被显示可引起钠通道功能异常。

Vatta 等最先描述在扩张型心肌病和左室致密化不全患者中 ZASP/LDB3 致病性变异，在筛查的 100 例先证者中 6 例（6%）被证实。在 2 个家族和 4 例散发病例中识别了 ZASP/LDB3 致病性变异。在这 9 例受累的家族性和散发患者中，3 例有早发的传导系统异常和室性心律失常，包括窦性心动过缓、二度房室阻滞、室性早搏、室速、室内传导延迟、室性二联律及左束支阻滞。随后关于心律失常和传导疾病患者与扩张型心肌病和左室致密化不全相关的报道支持与 ZASP/LDB3 变异的因果联系。Arimura 等报道有 6 人受累的一个家族，他们在 50 到 69 岁的年龄发病，符合晚发性扩张型心肌病，其中 3 人猝死。Xi 等研究了由 Vatta 等报道的一个原发性 ZASP/LDB3 致病性变异并论证 ZASP–D117N 变异（一种在扩张型心肌病、左室致密化不全患者中识别的 ZASP/LDB3 变异与室内传导延迟、室性二联律以及左束支阻滞相关）能引起室内传导延迟的几种基础机制：①ZASP–D117N 能导致人类细胞系及新生儿心肌细胞中 NaV1.5 功能丧失；②采用 Luo–Rudy 模型计算机模拟刺激显示由 ZASP–D117N 引起的 NaV1.5 功能异常的程度足以使人类心脏出现传导延迟；③ZASP 与 NaV1.5 之间的相互作用需要 Z 盘蛋白复合物的保留；④在没有心肌细胞中 Z 线结构明显破坏的情况下确实发生 ZASP–D117N 调控 NaV1.5。

尽管 NaV1.5 优先通过 SAP97 定位于闰盘并通过肌营养不良蛋白相关的蛋白复合物定位于侧膜，也可以定位于 T 管系统。在转译后修饰时，NaV1.5 仍然连接在细胞骨架上与多个蛋白复合物联系并储存在亚细胞间隔中。也已知 NaV1.5 通过 α–辅肌动蛋白–2 沿肌小节的 Z 线定位于心肌细胞膜上，因此 NaV1.5 连接在肌动蛋白丝上。Xi 等的研究提示在与 ZASP 相关的扩张型心肌病、左室致密化不全的解剖学重构之前可能已有电学重构，由于 ZASP 突变而在没有细胞结构网络明显破坏时出现 NaV1.5 功能丧失。这在临床中特别重要，因为携带 ZASP–D117N 的患者可在出现明显心力衰竭症状之前发生心律失常。传导延迟看似很大程度上是由于 ZASP–D117N 导致的 NaV1.5 功能丧失引起的。

新近 Lopez–Ayda 等报道了 ZASP/LDB3 病理性变异与 ARVC 相关的一个家族，提示伴双心室受累的 ACM 与 ZASP/LDB3 致病性变异之间存在联系。

3.3.3　α–辅肌动蛋白–2

α–辅肌动蛋白–2 是在心肌中发现的 Z 盘的主要成分，具有 N–端肌动蛋白结合区，并形成格子样结构，这是 Z 盘作为结构性锚点需要的坚硬性所必需的，而仍允许对收缩力反应所需要的伸缩性。这个蛋白的主要功能是锚定和交叉连接在肌小节的侧向边界上的 Z 盘中肌动蛋白丝。Z 盘通过由肋节把肌小节拴在肌膜上并通过锚定细丝状的 F–肌动蛋白、肌联蛋白、肌动蛋白结合蛋白提供结构支持。

作为完整 Z 盘蛋白之一，α–辅肌动蛋白具有多种结合配体，每一种相互作用在产生协调的收缩活动中发挥独特的作用。与 α–辅肌动蛋白–2、平滑肌（ACTA2）相互作用的 Z 盘主要蛋白是辅肌动蛋白–相关的 LIM 蛋白、肌肉 LIM 蛋白、N–端肌联蛋白、肌节蛋白、CapZ、ZASP、细丝蛋白以及 Z 盘的视松蛋白–结合蛋白、肌钯蛋白和肌脚蛋白。ACTA2 已被显示与磷酸化酶–b 结合，后者是 Z 盘中的一种重要代谢酶。此外，有证据表明 α–辅肌动蛋白–2（ACTN2）直接与心脏离子通道（如钾离子通道 KCNA4 和 KCNA5 及钠离子通道 SCN5A）相互作用并在钙离子通道 CACNA1C 及 CACNA1D 之间形成桥。因此，ACTN2 的破坏可能影响心脏离子通道的定位和功能。作者推测

Ala119Th 的不同临床表现是由于 ACTN2 众多功能中的一种随机破坏。

Bagnall 等报道一个 4 代出现特发性室颤、左室致密化不全、猝死的家族进行外显子测序而识别出在 ACTN2 基因中有病理性变异。对这个家族的临床评估发现明显表型各异，一些个体无症状，其他人有左室致密化不全、由于室颤导致的心脏骤停而复苏、扩张型心肌病或不明原因猝死。

Girolami 等在另一个报道中评估了一个 4 代的意大利大家系，包括先证者在内有 18 位成员进行了临床评估和基因检测。11 例个体有常染色体显性遗传的心肌病证据，并且有 3 个显著特征的不同组合：节段性左室致密化不全伴左室肥厚、房间隔缺损，以及早发的室上性心律失常和房室阻滞。这些患者中大多数频发房早发展为房颤或房扑成为其最初的临床表现。这些心律失常表现是表型谱中的必要部分。室上性心律失常的表现遵循一个共同模式，最初表现为非常频繁的房早，进展为阵发性房颤（在 30～50 岁之间）随后是永久性房颤，由于心室传导缓慢而需要起搏器。这个家系中许多成员接受了 ICD 治疗。作者提示 ACTN2 病理性变异可能直接参与家族性室上性心律失常的发生。

3.3.4　细丝蛋白 C

细丝蛋白家族成员也与肌动蛋白结合和交叉连接。有 3 种细丝蛋白，而细丝蛋白 C（γ 亚型）是唯一的横纹肌特异性蛋白。除了 N - 端肌动蛋白结合区域，有 Z 盘定位模体。细丝蛋白 C 是作为肋节与 Z 盘之间的联系工作的主要蛋白之一，而且参加与整联蛋白的信号转导。细丝蛋白 C 直接与肌膜下肌动蛋白细胞骨架连接于细胞外矩阵的 2 个蛋白复合物相互作用：肌营养不良蛋白相关的糖蛋白复合物和整联蛋白复合物。在闰盘上，细丝蛋白 C 位于黏着筋膜里，在这里肌纤维终止于肌膜，与桥粒连接的位置毗邻。细丝蛋白 C 通过与肌膜的肌肉细胞膜肌营养不良蛋白相关的糖蛋白（γ 及 δ 肌聚糖蛋白）、整联蛋白受体复合物的 β1A 亚单位及 Z 盘蛋白（如肌节蛋白和 FATZ）相互作用而发挥功能。细丝蛋白 C 在联接肌小节的 Z 盘与肌膜（肋节）以及闰盘的参与使细胞与细胞之间可以传导机械力。FLNC 病理性变异与肌纤维肌病相关，同样也与心肌病相关。

Ortiz - Genga 等利用 NGS（下一代测序技术）对 2877 例遗传性心血管病患者进行 FLNC 基因研究，对 28 个受累的家族进行了临床和遗传学评估。作者在有截断变异的先证者中识别出一个特征性表型，在 28 例先前诊断为扩张型、致心律失常性或限制型心肌病的先证者中 23 例有截断型病理性 FLNC 变异。作者还在 121 例筛查的亲属中识别出 54 例病理性变异携带者。其表型包括左室扩张（68%），收缩功能障碍（46%），在影像学检查中有心肌纤维化（67%），也有心电图（33%）下侧壁 T 波倒置、QRS 波群低电压，以及室性心律失常（82%）频发的心脏性猝死（见于 28 个家族中的 21 个家族，共 40 例）。在 40 岁以上的携带者中外显率 >97%，呈常染色体显性遗传模式。心肌组织免疫组化染色显示在有截断型 FLNC 病理性变异的患者中没有异常细丝蛋白 C 聚集。没有观察到在桥粒致病性变异中共有的，仅累及右室或右室受累为主的现象。与有致病性核纤层蛋白 A/C、伊默菌素或结蛋白致病性变异的患者不同，这些患者患有轻度和不常见的心脏传导异常。作者提示对携带截断型致病性 FLNC 变异的受累患者应考虑及时植入心脏除颤器。

3.3.5　肌原纤维外细胞骨架

肌原纤维外细胞骨架由微丝（肌动蛋白）、微管及中间丝（结蛋白）构成。其通过 Z 盘和膜下细胞骨架连接肌小节与肌膜以及细胞外矩阵。因而保证由肌小节产生的能量传递。肌原纤维外细胞骨架也为亚细胞结构提供支持，组织细胞质，调节肌膜形态以及传递细胞内及细胞间的机械及化学信号。

结蛋白是主要的中间丝蛋白并被认为是保持心肌细胞结构完整性，维持其线粒体的分配及功能、细胞核位置和肌小节的产生所必需的。中间丝产生一个 3 维骨架覆盖整个细胞质并包绕着 Z 盘，从一个 Z 盘延伸到另一个。中间丝还涉及其他细胞器，包括肌浆网和 T 管系统。这些结蛋白丝从 Z 盘延伸到肋节，其结合网格蛋白和 dysferlin 蛋白延伸到闰盘，并且从细胞核周围肌原纤维的 Z 盘中伸出到细胞核膜上。

结蛋白由 desmin（DES）基因编码而 DES 的致病性变异可引起严重的骨骼肌和心肌疾病而表型各异。在扩张型心肌病和 ARVC 患者中也发现有 DES 变异。Brodehl 等在具有广谱心肌病伴显著频发心律失常及心脏性猝死的一个家族的 DES 中识别了两种新奇变异。对结蛋白 – p. A120D 的体外实验识别出严重的内源性细丝形成缺陷，导致细胞系中细胞质聚集，并且具有独立的重组蛋白。密码子 120 模型变异表明离子的相互作用与这种细丝形成缺陷相关。对心室组织切片离体分析显示在闰盘内结蛋白染色缺失以及严重的细胞质聚集形成，而 Z 带定位未受影响。作者提出结蛋白 – p. A120D 的缺失位于闰盘，导致其致心律失常的可能。Bermúdez – Jiménez 等最近证明在一个大家族中，一种严重类型的 ALVC 中受损的细丝形成和细胞膜完整的破坏是由于 DES 致病性变异所致。

DES 基因变异导致横纹肌紊乱，其特征是包涵体的形成，结蛋白细胞骨架薄弱，亚细胞细胞器组织破坏以及最终肌纤维降解。这些肌肉异常被称为结蛋白相关肌病或结蛋白病，并且经常出现在幼童，而患者经历加重的肌肉虚弱。这些疾病与一系列广谱的临床表型相关，甚至在同一家族内疾病范围从肩腓肌肢带型、以末梢肌病表型伴各种心脏或呼吸系统受累到单纯心肌病。

迄今为止，已经发表了许多由致病性 DES 变异引起的 ACM 的报道。先前在传导疾病和心肌病中已报道 DES 变异，特别是在扩张型心肌病病例中，以及新近在 ARVC 中也有报道。其中首例 DES 致病性变异 p. N116S 是在一位 17 岁伴亚临床骨骼肌改变的 ARVC 患者中识别的，变异导致一种氨基酸被替代，在心脏及骨骼肌中形成聚集小体。所有其他被报道的 ARVC 相关的 DES 变异构成临床各异表型的基础，经常与肌肉异常有联系，其中一种 DES – p. S13F 致病性变异，是在伴有不同骨骼肌病和广谱心肌病的 8 个荷兰家族中的 39 位家族成员（其中 2 例有 ARVC）中识别出来的。另一个 DES 变异，p. N342D 是在罹患结蛋白相关肌病的患者中描述的。在选择的患者中也注意到右室心肌病与这种变异有联系。一种 DES – p. P419S 变异也在一个表现为肌原纤维肌病和 ARVC（ARVC7 位点）的一个大的瑞典家族中通过外显子测序被识别出。Bermúdez – Jiménez 等描述了一个多代家族（其中近 30 位家族成员有致心律失常心肌病表型）具有一种罕见的 DES 基因错义致病性变异，外显率 100% 且表现各异，可表现为一种致心律失常表型伴有心脏性猝死高风险和进展性心力衰竭。有 4 例观察到右室受累，其中 2 例有 Epsilon 波。有纤维脂肪浸润（主要在左室）以及心肌细胞的细胞黏附减弱，让人联想到在 ARVC 中发现的这个缺陷以及结蛋白和细胞 – 细胞连接蛋白表达减少。

3.4 肌节缺陷

心脏肌小节是心肌细胞基本的收缩单位。肌小节基因中遗传性变异是已证实的肥厚型心肌病的病因，在某些情况下，可引起家族性扩张型心肌病、左室致密化不全和限制型心肌病。在各种基因型的肥厚型心肌病病例中近 50% 是由 MYBPC3 中变异引起，其中大多数是功能丧失性变异，而 30% 的病例是由于 MYH7 中错义变异所致。其他基因如 TNNT2、TNNI3、TPM1、ACTC1、MYL2 及 MYL3 各自占肥厚型心肌病病例 ≤5%。一项近期研究显示在扩张型心肌病患者中 MYH7、TNNC1、TNNT2 和 TPM1 的变异明显增多。特别是家族性扩张型心肌病病例中 3% ~4% 由 MYH7 引起。肌小节基因变异导致左室致密化不全病例，尽管最常见于包括另一种心肌病、心脏畸形和（或）射血分数降低等表型，而大多数病例是由 MYH7 变异所致。在左室致密化不全个体中还识别了编码肌节和 Z 盘蛋白的其他基因，包括 ACTC1、MYBPC3、TNNT2、TPM1、TTN 和 LDB3。儿童时期的限制型心肌病可由细丝蛋白基因 TNN2、TNN3 及 TPM1 中的变异所引起。

肥厚型心肌病中存在肌小节变异与预后更差相关，伴肌小节阳性的肥厚型心肌病患者与"基因难以捉摸"的肥厚型心肌病患者相比无主要心血管事件的生存率更差。相似的，近期一项关于左室致密化不全病例的研究显示，在有肌小节变异的患者中主要的心血管事件的风险比无变异的高。

3.5　代谢缺陷

遗传性脂肪酸氧化异常的临床表现根据酶的缺陷而不同，可以表现为孤立的心肌病（扩张型心肌病、肥厚型心肌病）、猝死、进展性骨骼肌肌病，以及肝衰竭心律失常（可以是脂肪酸氧化缺陷的表现症状）。Bonnet 等在 25 年内诊断了 107 例遗传性脂肪酸氧化异常患者；其中 24 例（22%）心律失常是主要表现症状。这 24 例病例包括室速（n = 15），房速（n = 4），窦房结功能障碍伴发作性房速（n = 4），房室阻滞（n = 6）以及新生儿中左束支阻滞（n = 4）。作者在长链脂肪酸跨线粒体内膜转运缺陷（肉碱－软脂酰转移酶Ⅱ型缺乏和脂酰肉碱转座酶缺乏）患者和三官能蛋白缺乏患者中观察到传导异常和房速。还有，在任何类型的脂肪酸氧化缺陷患者中发现室速。作者总结可导致心律失常的脂肪酸中间代谢产物如长链酰基肉碱的累积可能是造成心律失常发生的原因，先天性脂肪酸氧化错误可以导致看似健康的婴儿和有传导缺陷和室速的婴儿不明原因猝死或几乎猝死。诊断依据血清酰基肉碱的情况判定。

特别是先天性脂肪酸氧化错误导致代谢产物在酶缺陷附近堆积而且在阻滞后产生能量的底物生成不足。在肉碱软脂酰转移酶Ⅰ的下游缺陷中，堆积的酰基肉碱具有去污剂特点，这可以解释其毒性。事实上，两性分子液态代谢产物——长链酰基肉碱，溶血磷脂酰胆碱在心肌缺血过程中堆积在心律失常的产生中起到关键作用。在肌纤维膜中结合长链酰基肉碱引起的电生理异常与在急性心肌缺血中见到的相似。长链酰基肉碱的致心律失常作用的细胞电生理基础看似是多因素的。首先，由于两性分子液态产物使得内向整流钾电流的单个通道的电导下降可能导致动作电位从静息电位和平台期电位自动放电引起室速。其次，由于钠电流兴奋性下降导致传导速度减慢可产生传导异常和形成折返。第三，未酯化的脂肪酸直接激活心肌细胞内的电压依赖的钠电流，诱发细胞毒性的钙超负荷。最后，双性分子的代谢产物能够干扰缝隙连接而破坏细胞膜的脂质－蛋白质交界面，因而损坏缝隙连接通道。这些对离子电流的毒性作用在短链和中链酰基肉碱中未观察到。

全身性原发性肉毒碱缺乏（一种肉毒碱转移体缺乏），在游离肉毒碱不能自由地由肾小球滤过（推测其中 95% 被肾小管通过细胞质膜上的高亲和力肉毒碱转运子重吸收）时出现。在人类中，肉毒碱是不能被分解代谢的，而其唯一的代谢转化是通过酯形成，大部分酯化的肉毒碱排泄到尿中。活化的肉毒碱从血液转运到细胞内是通过与肾脏起作用的相同转运子介导的。肉毒碱转运子 OCTN2 由 SLC22A5 基因编码，并以一种钠依赖的方式转动肉毒碱。

肉毒碱转运子缺乏是常染色体隐性遗传的。其缺乏的结果是肉毒碱在肾脏不被重吸收，导致从尿液中损失以及血液及组织水平耗竭，结果导致严重的长链脂肪酸氧化受损以及饥饿和应激时低酮低血糖。出现临床表现的年龄从婴儿到成年，但可发生新生儿低血糖和猝死。在早期发病的临床表现包括慢性或急性骨骼肌肌病及心肌病，通常因代谢失代偿而恶化。未治疗的心脏病进展为伴 LVEF 降低或轻度室间隔肥厚的扩张型心肌病。心电图表现包括异常 T 波、心室肥厚以及房性心律失常。可以发生致命性心律失常包括非持续性室速伴周期性窦性节律和室性早搏，甚至在仅为临界性左室肥厚的情况下发生。肉毒碱补充的通常剂量是每公斤体重 200～300mg，一天分次服用。

3.6　线粒体的形式

线粒体性心肌病的表现包括肥厚型心肌病、扩张型心肌病和左室致密化不全等形式，其严重度可以从无症状到多系统病变。严重的心脏症状包括心源性猝死、心力衰竭和室性心律失常，这些可以在代谢危象时急性恶化。线粒体危象经常由生理应激如发热性疾病和手术诱发，并可伴有急性心力衰竭。大多数患者有神经肌肉症状而表现为肌酸激酶水平正常或轻度升高，肌电图正常、神经传导检测结果正常。多达 10% 的患者被发现肝脏酶学水平异常。7%～26% 的患者感觉神经性听觉丧失并且随年龄增加而发病率增加。

肌阵挛性癫痫伴破碎红纤维综合征（MERRF）及线粒体性脑病、乳酸中毒及卒中（MELAS）患者应当监测心脏肥大及扩张型心肌病的发生。MERRF 患者可以表现为肌阵挛、全身抽搐、小脑运动失调、肌肉萎缩和血乳酸及丙酮酸水平升高，以及肌肉活检样本中红纤维参差不齐。一个患者 MERRF 伴 mtDNA 中 m.8344A > G 变异的患者病例系列显示发病年龄早是与出现心肌疾病相关的唯一因素。在这个系列心肌疾病的发生与心脏性猝死风险更高相关。MELAS 患者在肌肉活检中也可以表现为红纤维参差不齐；然而与 MERRF 患者不同，MELAS 患者早期发育正常，仅在 3 岁到成年之间开始表现出症状。MELAS 患者倾向于身材矮小、癫痫发作、轻偏瘫、偏盲和失明。

幼儿中，心肌性左室致密化不全的常见原因是线粒体变异。左室致密化不全的特点是显著的心室肌小梁，左室心腔凹陷延伸到心室心内膜表面下深窝，伴或不伴左室功能障碍。在压力超负荷的实验模型中，衰竭的心脏从氧化脂肪酸（在健康心脏中首先的底物）转变为氧化葡萄糖来生成能量，这种代谢的转换与在线粒体生物合成和脂肪酸代谢中涉及的基因下调有关，并且由过氧化物酶体增殖物激活受体 - α（PRAR - α）及其催化剂——过氧化物酶体增殖物激活受体协同激活子 α（PGC - α）（是线粒体调节和生物合成中转录共激活剂家族成员）的失活所介导。对葡萄糖途径依赖的增加在短期内可能有效地减少氧的消耗；然而随着时间的延长，氧耗量减少可能通过产生一种能量不足的状态而可能使心脏病进展。实验证据表明脂肪酸量的增加和脂肪酸氧化（FAO）不足的状态可与心脏功能障碍有关。脂肪酸氧化慢性增加（如在糖尿病中观察到的）以及脂肪酸氧化降低（如在心力衰竭压力超负荷模型中所见）均可导致心力衰竭。因此，能量不足可能既是心力衰竭的原因也是其结果。

线粒体病和心肌病的管理很大程度是支持性的。患者可以从严重的危象状态得到明显的恢复。药物策略包括各种饮食补充。经典的"线粒体的鸡尾酒疗法"应当包括辅酶 Q10、肌酸、左旋肉碱、维生素 B$_1$、维生素 B$_2$、叶酸以及其他抗氧化剂如维生素 C 及维生素 E。研究提示使用抗氧化剂部分改善临床特征。与此相反，Chinnery 等系统回顾发现没有明确证据支持，应在线粒体疾病患者中应用任何补充治疗。

线粒体疾病患者进展到危象状态，如继发于线粒体呼吸链功能的急性或亚急性多器官衰竭可由发热、疾病、应激、药物而恶化，其死亡率可能很高；因而紧急治疗是必要的。危象可与严重的乳酸升高有关，在危象过程中的心脏并发症包括心源性休克、房性及室性心律失常、扩张型心肌病以及心脏性猝死。患者常有基础酸血症，酸中毒的纠正应循序渐进。氧化可以通过增加自由基的产生而加剧危象，因此氧分压需要保持在 50 ~ 60mmHg。出现发热或无法进食或饮水的线粒体疾病患者，可以给予维持剂量的含右旋糖酐的静脉输液（首选含有一半生理盐水的 D10），而与血糖水平无关。应定期评估其代谢及容量状态。这些患者的心脏并发症（包括心力衰竭、缓慢性心律失常和快速性心律失常）的治疗应当遵循针对普通人群的指南。如果在危象时发现有心功能障碍，应当连续检查超声心动图以密切监测患者。在由于心肌病而出现重度心力衰竭的特定患者，可能需要进行心脏移植。

Kearns - Sayre 综合征（KSS）是一种线粒体肌病，其特征是上睑下垂、慢性进行性眼外肌麻痹和视网膜色素沉着异常的临床三联征，并伴有心脏传导缺陷和扩张型心肌病，患者有时需要心脏移植。大约 50% 的 Kearns - Sayre 综合征患者心脏受累，包括复发性束支阻滞、分支阻滞以及非特异性室内传导障碍；这些患者中 20% 的死亡归因于心脏。在一份发布的指南中，ACC/AHA/HS 通过了当心脏传导阻滞与神经肌肉疾病有关时，在任何解剖水平的三度和高二度房室阻滞都应植入起搏器的 I 类建议（LOE B 级）。骨骼肌组织病理学通常显示红肌纤维参差不齐。在 Kearns - Sayre 综合征中观察到的遗传主要包括单个大型线粒体 DNA 缺失，虽然也有线粒体 DNA 点变异如在 tRNA（Leu）

基因中 m. 3249G > A、tRNA（Leu）基因中 m. 3255G > A 以及 tRNA（Leu）基因中 m. 3243A > G 的相关报道。

3.7　组织细胞样（嗜酸瘤细胞）心肌病

婴儿期组织细胞样心肌病是一种罕见的但特征鲜明的致心律失常性疾病，其特征是无休止性室速、心脏肥大，并且如果置之不治的话 2 岁以内猝死。文献已报道的组织细胞样心肌病大约有 100 例；但是，其发病率可能更高，因为许多组织细胞样心肌病可能被误诊为婴儿猝死综合征。女性多见，比例约 4∶1，大多数病例（90%）发生在 2 岁以内的女孩，导致难治性室颤或心脏停搏。病变类似组织细胞样或颗粒细胞特征的错构瘤。该病已明确定义为线粒体疾病并影响心脏线粒体呼吸链复合物 Ⅰ 和 Ⅲ 的功能。病因倾向于常染色体隐性遗传或 X – 连锁状态。

在组织细胞样心肌病患者中的组织病理学发现包括位于左室、心房以及四个心脏瓣膜的心内膜表面下多发的、扁平到圆形、光滑的、黄色结节。这些结节细胞中可以观察到糖原、脂肪和色素，如同淋巴细胞浸润液。免疫染色显示，膜周对肌特异性肌动蛋白具有免疫反应性，但对组织细胞标记物 S – 100 蛋白和 CD69 没有免疫活性。这些细胞可能是异常的浦肯野细胞；但是，不能排除原始的心肌前体。治疗心律失常可能需要导管射频消融或起搏器植入。已有外科干预延长生存的报道。

Shehata 等报道两例先证者在 X 连锁核基因 NDUFB11 中具有从头无义变异，证据是另一种线粒体电子转运复合体 Ⅰ 成员缺陷可导致心肌病。第 3 例先证者是遗传性复合体 Ⅰ 的附加成分（NDUF-AD2 和 NDUFB9）罕见变异双杂合体，证实了组织细胞样心肌病是遗传学各异的。第 4 例组织细胞样心肌病先证者和她哥哥一样，从其母亲继承了线粒体变异，表现为心律失常。NDUFB11 在组织细胞样心肌病中的因果作用有助于解释这个疾病有女性多发倾向。然而，大多数复合体 Ⅰ 缺陷被认为以孟德尔隐性方式遗传，这两个从头变异确立了显性基因单倍不足的表型。

4　其他疾病

4.1　浸润性心肌病：淀粉样变性

心脏淀粉样变性是指在心肌内，细胞外低分子量蛋白质沉积，通常发生在有更广泛器官受累的情况下。淀粉样沉积通常由轻链或转甲状腺素蛋白两种蛋白中的一种形成。孤立性心房淀粉样变性是由于心房利钠肽沉积通常发生于老年，而小规模研究提示其在房颤中的作用。轻链淀粉样变性（AL amyloidosis）继发于原发性血液恶液质（浆细胞异常增殖并随之单克隆地过量产生轻链）。化疗和干细胞移植已转变了对轻链淀粉样变性的管理并使其生存率得到很大改善。转甲状腺素蛋白淀粉样（蛋白）是由不同的蛋白质构成，其错误折叠的前白蛋白也将产生淀粉样蛋白原纤维并在组织中沉积。治疗包括肝脏移植（可以延缓疾病进展），治疗效果多变，然而重度的多器官受累经常妨碍治愈。目前稳定转甲状腺素蛋白，减少其生成或将其移出受累器官的治疗正在研究中。

心脏淀粉样变性是以一种浸润性心肌病，除了由于原发舒张受限而心力衰竭外，也可见到小血管疾病、传导系统疾病以及房性和室性心律失常。对有心脏淀粉样变性的心脏进行组织学评估有助于了解心律失常的可能机制。该病淀粉样蛋白原纤维浸润细胞外矩阵、破坏心肌细胞的排列并导致心肌纤维化；也可见血管周的淀粉样蛋白浸润和心肌细胞功能受损；血管活性受损可以导致相对的心肌缺血和电传导异常。这种心脏毒性浸润情况被猜测是传导异常、房性和室性心律失常的基础驱动因素。尽管广泛受累并非罕见，众所周知可伴窦房结功能障碍，结下传导系统疾病看似是主要的传导异常，可通过 HV 间期延长而证明。在部分人群中，这种疾病与猝死风险相关。由于淀粉样蛋白进行性沉积在整个心脏，窦房结功能障碍和传导疾病经常恶化，而促使考虑安装永久起搏器。对于那些必需永久起搏的患者，电极的位置需要认真考虑，因为与右室起搏不同步可能使左室功能进一步下降。目前，没有研究能提供关于这个问题的明确指导。

在全身性淀粉样变性疾病并累及心脏的患者中通常观察到自主神经功能障碍伴直立性先兆晕厥或晕厥，而为了治疗症状经常需要外周血管收缩剂。大多数心源性猝死可能与结下传导疾病有关，需要考虑这些患者的病因是明显的传导异常。此外，有重度结下传导异常的明显心脏受累，可能经常被看似正常的 QRS 波群所掩盖。应用钙拮抗剂会进一步阻滞房室结传导，防止生理性代偿性心率升高以及直接防止血管收缩，会产生一种恶性并可能致死的联合效应。

此病中最常见的快速性心律失常是房性心律失常，因为要面对在广泛的全身性自主神经受损中常见的相对低血压以及代偿性血管反应性受损，故应用房室结阻滞剂控制心率格外具有挑战性。房室结消融在顽固的并有症状的病例中看似是一种合理的考虑。此病常需要抗心律失常治疗，因为对于左室充盈受限的患者而言保持心房主动收缩是必要的，然而当存在广泛的淀粉样蛋白浸润时可能削弱心房收缩。因广泛的基质异常（推测与广泛的淀粉样蛋白原纤维浸润有关）常见，心房颤动消融的结果欠理想。频发早搏伴非持续性室速的负荷似乎都不能预测心源性猝死。ICD 是否改善生存率尚不清楚，在这组患者中进行性心力衰竭和无脉性电活动仍然是与心源性死亡相关的问题。对于每个已经成功治疗轻链型淀粉样变性病的心脏淀粉样变性患者和等待心脏移植的患者情况均可能不同，因此必须个体化治疗（表 2－20）。

心脏淀粉样变性患者为发生心腔内血栓和血栓栓塞性卒中的高危者，故即使没有房性心律失常也需要认真考虑抗凝治疗。

表 2－20　淀粉样变性治疗的建议

建议	建议级别 *	证据水平
在有症状及无症状的伴二度 II 型房室阻滞、高度房室阻滞或三度房室阻滞的心脏淀粉样变性个体中，建议植入 ICD	I	B－NR
在心脏停搏生还的心脏淀粉样变性的个体中，如预期有意义的生存期大于 1 年，建议植入 ICD	I	C－EO
在心脏淀粉样变性的个体中，可以考虑使用地高辛，因中毒风险高，应谨慎使用	II b	B－NR
在伴有症状性房性心律失常的心脏淀粉样变性个体中，可以考虑使用索他洛尔、多非利特或胺碘酮	II b	C－EO
伴非持续性室性心律失常的轻链型心脏淀粉样变性的个体中，如果预期有意义的生存期大于 1 年，可以考虑预防性植入 ICD	II b	B－NR
在伴症状性房性心律失常的心脏淀粉样变性个体中可以考虑导管射频消融	II b	C－LD

4.2　Brugada 综合征

自从最初临床对 Brugada 综合征进行描述以来，一直在有 Brugada 表型的患者中找寻结构的异常，这始终很难明确证明。对于 Brugada 综合征患者简单的经胸超声心动图通常是正常的，但是这项技术显然对相关心脏区域（如右室流出道区域）缺乏成像能力。然而，超声心动图研究显示右室激动延迟，延迟的程度与 ST 段抬高的程度相关性好。高分辨率 CT 和心脏 MRI 持续显示结构异常和心室容积扩大，特别是与 SCN5A 介导的 Brugada 综合征患者相关。

已进行了几组对 Brugada 综合征患者的心内膜活检，得到的结果比较混乱，从发现淋巴细胞浸润到严重的纤维－脂肪浸润均有。Frustaci 等检查了连续 18 例有症状的 Brugada 综合征患者，对其双心室进行了心内膜活检，发现全部患者都有异常的证据。在 2008 年一项后继研究中病理组织学显示是多种多样的，在 21 例 Brugada 综合征患者活检中，通过特异性淋巴细胞改变无法归类为任何病理类型。近期一项对 6 例推定为 Brugada 综合征相关的猝死者进行尸检评估，其心脏在右室流出道心外膜表面存在间质纤维化以及缝隙连接表达减少，纤维化和缝隙表达减少与先前心外膜标测研究异常电位的区域相同。这些观察与先前观察到的消融心外膜瘢痕电位可以减轻甚至消除 Brugada 表型和致命性心律失常一致。因而，异常的心肌结构和传导可能至少是导致 Brugada 综合征表型发生的部分原因。

4.3　钾通道：KCNQ1、KCNH2 以及 TRMP4

4.3.1　KCNQ1

Xiong 等报道了一位 60 岁男性，最初表现为发作性心悸，在最初评估中，12 导联心电图上有复发性左束支阻滞形态的室速、频发室性早搏，24 小时 Holter 监测有多阵发性非持续性室速，无心源性猝死、心律失常或心力衰竭的家族史。超声心动图显示左室扩大、左室收缩功能轻度减低，射血分数 45%，冠状动脉造影无闭塞性冠脉病变，随后进行了室速的导管射频消融和 ICD 植入并口服 β 受体阻滞剂。随访超声心动图显示持续左室扩张和收缩功能障碍，LVEF 值 42%。在 KCNQ1 通道蛋白的 C 端识别了一个 KCNQ1 p. R397Q 病理性变异（预测与疾病相关）。KCNQ1 - R397Q 变异位于功能性 KCNQ1 通道复合物 α 亚单位的 C 端区域，被认为是在细胞膜装配通道所需要的相互作用区域。在表达这个变异的细胞中尾电流密度和 + 70mV 峰值尾电流密度明显降低，与 KCNQ1 - WT 蛋白相比，突变的 KCNQ1 - R397Q 蛋白在细胞膜上的定位减少，都与 KCNQ1 功能丧失一致。已知 KCNQ1 基因中功能丧失性变异会导致 1 型长 QT 综合征（LQT1），而功能增强性变异会导致窦性心动过缓、家族性房颤、短 QT 综合征和婴儿猝死综合征。在一例 KCNQ1 - R397Q 致病性变异的索引病例中 12 导联心电图显示 QTc480ms，同时存在严重的心室内传导障碍。临床表型（与经典的 LQT1 明显不同）与 KCNQ1 - R397Q 变异对 KCNQ1 蛋白运输到膜上的功能丧失性作用和 IKs 尾电流密度降低一致；也在一位 21 岁女性心脏猝死者中识别了 KCNQ1 - R397Q 变异，其心脏尸检显示心肌细胞肥大、紊乱、纤维化及脂肪替代，让人联想到 ACM 的表型。

此外，Kharbanda 等发表了来自 4 个 2 代家族的成员伴 QT 间期延长和左室心肌致密化不全，与致病性 KCNQ1 变异相关。长 QT 综合征与左室心肌致密化不全相关比较罕见，仅有一例报道与致病性 KCNQ1 变异有关。这是一位 5 岁女孩有心脏停搏，并发现其有左室心肌致密化不全和 QTc 延长，以及先前报道过的致病性 KCNQ1 变异（c.1931G > T，D611Y）位于 KCNQ1 的 C 端。她的家族中数位成员被发现携带这种变异，但没有人被检测出心电图或超声心动图异常。

4.3.2　KCNH2

Ogawa 等也报道了 2 例长 QT 综合征伴左室心肌致密化不全的病例，这两位患者都有不同的 KCNH2 变异。这些类型的患者曾发生过心源性猝死，但不常被报道。目前，尽管 β 受体阻滞剂治疗已成功地治疗 KCNQ1 和 KCNH2 相关的长 QT 综合征，但最理想的治疗尚不清楚。对于经历过心搏骤停发作的此型长 QT 综合征患者已采用植入 ICD 治疗。

4.3.3　TRPM4

瞬时受体电位 M 型 4（transient receptor potential melastatin 4，TRPM4）通道介导一种 Ca^{2+} 激活的非选择性阳离子电流（INSCca）。在心脏中，TRPM4 通道代表心脏 Ca^{2+} 激活的瞬时内向电流（Iti）在心脏传导系统中起到关键作用。在负性膜电位，TRPM4 通道促进 Na^+ 进入细胞，引起细胞膜除极。在正性膜电位，TRPM4 通道能促进细胞内的 K^+ 外流，引起细胞膜复极。TRPM4 活动可能降低或增加 Ca^{2+} 的驱动力。TRPM4 对 Ca^{2+} 的驱动力的潜在作用对 T 细胞和 HL1 - 鼠心肌细胞细胞内 Ca^{2+} 振荡的频率有重要影响。抑制细胞内的 TRPM4 通道消除 Ca^{2+} 振荡导致细胞内 Ca^{2+} 的时相性浓集。TR-PM4 在多种细胞中表达，但是心脏中表达最丰富，在所有细胞类型中可能通过影响膜电位参与细胞内 Ca^{2+} 感知并影响细胞的兴奋性。TRPM4 的下调或上调产生的影响依赖于细胞类型和其他离子通道以及交换器、转运子的存在。

4 个家族的 TRPM4 基因变异的显性遗传被显示与心脏束支异常 I 型进行性家族性心脏阻滞 (PFHB1)、孤立性心脏传导疾病 (ICCD)、房室阻滞，右束支阻滞、心动过缓及 Brugada 综合征有关。

携带 PFHB1 和 ICCD 变异的 TRPM4 通道表现为一种显性的功能增强表型，与生物物理学性质改变无关而与 TRPM4 电流增加有关。

Daumy 等报道了对 95 例无亲属关系的进行性传导系统疾病患者的遗传学筛查，识别了 13 位有病理性 TRPM4 基因变异的个体。在一个 4 代的家族中发现了一个变异；系统性家族筛查显示有 96 位家族成员，其中 57 位成员被纳入研究。12 例患者被诊断为传导障碍，其中 6 例（50%）植入了起搏器。12 位患者中 10 例表现为右束支阻滞，其中 8 例显示有左前分支传导阻滞。功能性及生物化学分析表明这种变异——TRPM4 – p. I376T，导致电流密度增加伴有细胞表面 TRPM4 通道表达增加。在一个家族成员也发现有左室心肌致密化不全。受累的患者年龄为 34 ± 25 岁；而婴儿、儿童和青少年也受累。本报道关于左室心肌致密化不全的患者，除了其在婴儿期被诊断为左室心肌致密化不全、右束支阻滞、左前分支传导阻滞以及植入过一个起搏器外，没有提供其他信息。

Forleo 等采用一个由已知与心肌病表型和离子通道病有关的 115 个基因组成的定制基因嵌板分析了 38 例无亲属关系的患者：16 例扩张型心肌病，14 例肥厚型心肌病，8 例 ARVC，纳入研究的基本标准有严重的表型以及心肌病和（或）猝死的家族史。38 例患者中 23 例至少识别了一种异常的可能基因与表型之间的联系。作者发现 1 例患者有无症状性扩张型心肌病和一个 N915D – TRPM4 基因的病理性变异，并且其 4 位家族成员中 3 位有猝死的家族史。作者还在一位患者中识别了一个 E289K – TRPM4 基因的病理性变异，其表现为因室颤心搏骤停而被复苏，最初心电图 V1 – V3 导联 T 波倒置，随后出现一度房室阻滞、非持续性室速、阵发性房颤，二维超声心动图显示右室扩大，心脏 MRI 显示右室游离壁及下壁区域运动障碍。这位患者植入了 ICD。在一位也有 4 位受累家族成员中 3 位猝死家族史的患者，识别了 V1185I – TRPM4 病理性变异。在这个患者群中的治疗包括植入起搏器，部分患者植入 ICD。

Saito 等也在心室心肌致密化不全及心脏传导疾病的患者中识别了一个 TRPM4 致病性变异，因而进一步扩展了 TRPM4 异常在 ACM 中的作用。

对心肌病的管理也需要被考虑在内，应采用标准治疗。

4.3.4 受磷蛋白

受磷蛋白（由 PLN 基因编码）是肌浆网跨膜磷蛋白，是钙动态平衡的关键调节者。PLN 中致病性基因变异，大多数引起肌浆网摄取钙受抑制，可导致遗传性心肌病，与早期发作节律异常有关。致病性 PLN R14del 基因变异通常在最初诊断为扩张型心肌病或 ARVC，后确诊 ACM 的患者中被识别。在荷兰，PLN R14del 基因变异是一种创始性变异，在 10% ~ 15% 诊断为 ACM（无论是致心律失常性扩张型心肌病还是 ARVC）的患者中被识别。PLN R14del 变异携带者（来自有限数目的先证者和家族成员中）的表型特点是心电图低电压、高频率的恶性室性心律失常，以及终末阶段的心力衰竭。很难对这种遗传性疾病的自然病史（包括起病、对恶性室性心律失常危险分层、死亡率及对心脏性猝死的预防）进行洞察，因为这往往需要大规模、非选择性多中心由先证者及亲属组成的群组，然而仍有许多研究在努力尝试。通过对心肌病人群筛查病理性 PLN 变异的发现率总体很低，在特定群组中的范围从 0.08% 到 0.38%。在诊断扩张型心肌病的荷兰患者的 13%（240 例中 31 例）识别出 PLN R14del 致病性变异，而诊断为 ARVC 的荷兰患者为 12%（97 例中 12 例）。通过 ICD 高频率适当放电及阳性心源性猝死家族史可以说明 PLN R14del 致病性变异导致心律失常的负荷。此外，PLN R14del 致病性变异携带者与家族性扩张型心肌病相比更常进行心脏移植。瀑式筛查已识别许多家庭成员携带同样的致病性变异。同时，观察到 PLN R14del 致病性变异特点是表达有变化以及年龄依赖的外显率。Sepehkhouy 等评估了桥粒与 PLN R14del 致病性变异心肌病的心脏中心肌纤维化的分布模式，并与其他遗传性心肌病的纤维化模式进行了比较，说明桥粒或 PLN R14del 致病性变异相关的心肌病有独特的纤维化模式，左室后侧壁差别特别显著，并且有 PLN R14del 致病性变异的心肌病的心脏显示左室游离壁纤维化比致病性桥粒变异更明显。桥粒和 PLN R14del 致病性变异都与致命性室性心律失常强相关。有致病性桥粒变异的患者右室纤维脂肪改变伴左室壁外侧部分纤维脂肪改变，主要表现在后侧壁，与早先在不明基因型 ACM 患者尸检研究及桥粒性 ARVC 转基因鼠模型观察到的一致。左室病理证实了在 ACM 中心脏 MRI 延迟钆增强通常累及左室下侧壁区域心外膜下及中壁层。有 PLN R14del 致病性变异的患者的心脏也呈右室纤维 – 脂肪替代及左室纤维化伴脂肪改变其大部分位于后侧壁。然而，与桥粒变异的心脏相比，PLN R14del 致病性变异的心脏左室纤维化更明显，而右室的脂肪相对少。这些分布模式也见于一个 153 例荷兰 ACM 患者群及一个联合美国和荷兰 577 例患者群中，用心电图及影像检查比较（超声心动图、心脏 MRI、右室/左室血管造影），PLN 致病性变异比桥粒性变异存在更多的左室受累。纤维化分布模式提示不同变异可能使心肌细胞对不同潜在破坏机制应激源的易感性在不同区域心肌中分布不均衡。作者推测大部分右室和左室（后侧壁）心外膜纤维化或纤维脂肪的替代是由对心肌壁压力的敏感性增加诱导的。这个观点通过对运动可以使右室内收缩末期室壁压力增加 125%，而相比之下左室仅增加 14% 的论据所支持，提示右室更易受室壁压力的影响。

根据 PLN R14del 致病性变异导致心律失常的概况，变异携带者通过植入 ICD 进行一级预防可能会受益。

4.4 左室心肌致密化不全

左室心肌致密化不全是一种以左室内过度的、独特的肌小梁形成为特征的遗传疾病，是在心脏发育的最后阶段由于发育受阻及故障，心脏不完全地形成致密的心肌而形成的。至少 30% ~ 50% 的患者出现基因遗传性并且认为每 7000 例活产中大约有 1 例。左室心肌致密化不全的特点是左室内心肌呈海绵形态的外观，伴异常肌小梁形成通常在左室心尖部、中侧壁及下部最明显。右室也可以受累，导致右室心肌致密化不全或双室心肌致密化不全。左室心肌由不同的 2 层（致密层和致密化不全层）构成，同时伴有显著的肌小梁形成和肌小梁间的隐窝。心尖致密层变薄也很有代表性。这些特征可能伴随有正常的心腔大小、室壁厚度及功能，左室扩张或肥厚，收缩和（或）舒张功能障碍，心房扩大，各种形式的先天性心脏病或心律失常。因此，心肌致密化不全表型各异并可以分成 9 种不同类型，包括最良性型（左室大小、厚度及收缩和舒张功能正常，无相关的早发心律失常）、右室型、双室型、扩张型心肌病型、肥厚型心肌病型、限制型心肌病型、混合型（肥厚型心肌病合并扩张型心肌病或扩张型心肌病合并限制型心肌病）、先天性心脏病型及致心律失常型。严重的表型最常见于儿童，特别是小于 1 岁的幼儿。高分辨率的心脏影像如心脏 MRI，提高了发现最良性型的能力。在美国以人群为基础的心脏 MRI 研究中，43% 的无心脏病或高血压的参与者中至少有一个左室心肌节段观察到局灶性左室心肌致密化不全，在这个人群中 6% 有 2 个节段受累。在来自英国的一个人群队列心脏 MRI 研究复制了这些发现，其 14.8% 的个体达到至少 1 项左室心肌致密化不全的标准，而 4.4% 达到最特异的标准。左室心肌致密化不全的心肌可以出乎意料地从一种形式变化为另一种形式

（"波动形表现型"）。尽管许多患者是无症状的，左心心力衰竭或右心心力衰竭经常发生并导致心力衰竭症状（可以是运动诱发的或静息时持续性的）。进行长期治疗的患者有时表现为急性失代偿性心力衰竭。其他致命性危险包括室性心律失常及房室阻滞（临床表现为晕厥或猝死）。通常在某些患者中节律异常出现在早期表现中，最常在初次诊断时就被观察到，符合 ACM。左室心肌致密化不全可发生于新生儿、幼童、青少年及成年，报道的最坏预后可在婴儿和处于生命中第 3 个和第 4 个十年内的人群中观察到。在一些家族中，受累的亲属可观察到一致的左室心肌致密化不全的表型；然而，相当常见的是有左室心肌致密化不全特征的个体被发现，其所在的家族中其他受累的亲属曾被诊断为典型的肥厚型心肌病、扩张型心肌病、限制型心肌病或 ACM。导致心肌致密化不全心肌病所涉及的大约有 15 个基因的变异，包括有编码桥粒（桥粒斑蛋白和斑菲蛋白 -2）、细胞骨架、肌节（最常见）以及离子通道蛋白的基因，线粒体功能被破坏及代谢异常也有致病作用。在那些收缩功能障碍的患者中，治疗集中在改善效能及降低压力。在认为必要和适当的时候，心律失常治疗和植入 ICD 预防猝死是治疗的主要手段。在儿童或成人中左室心肌致密化不全可能与恶性病程相关，而缺乏危险分层。左室心肌致密化不全患者与心律失常相关，无论伴或不伴收缩或舒张性功能障碍都应当避免耐力锻炼和竞技性运动。

4.4.1　诊断方法及标准

4.4.1.1　无创性影像

超声心动图是首选的诊断性影像技术，现今心脏 MRI 已成为诊断的金标准。超声心动图和心脏 MRI 的典型诊断标准主要依靠致密化不全与致密层的厚度比，通过彩色多普勒超声心动图证实填充自左室腔的肌小梁隐窝，以及诊断心肌致密化不全的过度肌小梁形成的节段定位。心脏 MRI 识别延迟钆增强的存在和程度的能力作为心肌纤维化的替代标识也被用于确定左室瘢痕（这明显与心电图异常和快速性心律失常相关）及左室心功能障碍。使用心脏 MRI 评估左室心肌致密化不全的患者左室肌小梁形成的程度没有达到或超过左室扩张、左室收缩功能异常程度以及是否存在延迟钆增强，可协助判断预后。

表 2 -21　左室致密化不全的诊断标准

方式	例数	左室致密化不全的诊断标准
超声	8	2 层，过度显著的心室肌小梁形成，从二尖瓣到心尖总心肌壁厚度逐渐增加，舒张末期 CM/（NCM + CM）≤0.5［胸骨旁短轴和（或）心尖切面］
超声	34	2 层，彩色多普勒可见肌小梁间隐窝没有其他共存的结构异常，NC/C≥2
超声	62	从左室壁心尖部伸向乳头肌的肌小梁 >3 个，舒张末期 NC/C≥2
MRⅠ	7	2 层，舒张末期 NC/C >2.3
MRⅠ	16	完全左室肌小梁团没有乳头肌，舒张末期 NC 层体积 >20%

CM：致密化心肌；NC/C：致密化不全与致密化心肌最大比值；NCM：致密化不全心肌。MRI：核磁共振成像

4.4.1.2　心电图

在左室心肌致密化不全中，正常的心电图结果很罕见，80%~90% 心电图是异常的。婴儿和幼童通常电压过高，前侧壁显著。这些个体特别是那些儿童早期表现为左室心肌致密化不全的患者，可能也合并有预激综合征。在左室心肌致密化不全中，心律失常（包括室上性心动过速、室速及房颤/房扑）是常见并且危险的并发症，也会出现传导系统异常。Bhatia 等进行了系统回顾在左室心肌致密化不全患者中最常见的心律失常是室速和房颤，室速的发生率接近 40%，而 55% 以上左室致密化不全相关的死亡是由心脏性猝死导致的。Brescia 等报道了对 242 例单纯左室心肌致密化不全的儿

童评估，特别提到 31 例（12.8%）死亡，150 例（62%）表现为或发展为心功能障碍，以及 13 例（5.4%）进行了心脏移植；存在心功能障碍与死亡率强相关；在 87% 的患者中观察到心电图异常，最常出现是心室肥大和复极异常。复极异常与死亡率增加相关。80 例（33.1%）儿童有心律失常，那些有心律失常的儿童死亡率增加，42 例（17.4%）有室速，5 例心源性猝死被复苏。在这个人群中总计 15 例（6.2%）心源性猝死，其中 14 例猝死患者有异常的心脏大小或心功能障碍以及早期发作的心律失常。在左室心肌致密化不全儿童中死亡率与心律失常的发生强相关，心功能障碍或室性心律失常与死亡率增加相关。

4.4.2 治疗

根据 ACC/AHA 关于对心律异常以装置为基础的治疗指南，有足够多的观察数据显示 ICD 植入作为降低猝死风险的策略可能是对左室心肌致密化不全患者进行一级预防的合理的临床策略。ICD 植入应当遵循一级预防和二级预防的总体指南。有左室收缩功能中度降低的左室心肌致密化不全患者更可能有一级预防性 ICD 植入指征（表 2-22）。

表 2-22　左室致密化不全遗传学咨询和基因检测的建议

建议	建议级别	证据水平
如果先证者有致病性基因变异，建议左室心肌致密化不全个体的一级亲属进行疾病的临床筛查，同时进行遗传学咨询和基因检测	I	B-NR
在临床诊断为病理性左室心肌致密化不全的个体中，为了诊断和特定基因靶向瀑式家族筛查，进行遗传学咨询和基因检测是合理的	IIa	B-NR
对于有与晕厥或被复苏的猝死相关的室性快速性心律失常证据的左室心肌致密化不全个体，如果预期的有意义的生存期大于 1 年，建议植入 ICD	I	B-NR
对于有与射血分数降低相关的非持续性室速证据的左室心肌致密化不全个体，植入 ICD 是合理的	IIa	B-NR
在伴房颤及先前有栓塞事件的左室心肌致密化不全个体中，建议抗凝治疗	I	B-NR
在有心室功能不全的左室心肌致密化不全个体中，抗凝治疗可能是合理的	IIb	B-NR
在怀疑左室心肌致密化不全的个体中，通过超声心动图和（或）MRI 的诊断标准测量致密化不全与致密化的心肌最大比值（NC/C）以明确诊断可能是合理的	IIb	B-NR
在伴室性心律失常的怀疑左室心肌致密化不全的个体中，用心脏 MRI 或其他先进的心脏影像来明确诊断和进行危险分层可能是合理的	IIb	B-NR

（译者：王立群　郭继鸿）

第二篇补充彩图

第三篇

2018 ACC/AHA/HRS 心动过缓和心脏
传导延迟患者评估和管理指南

目录

十大关键信息

（1）窦房结功能障碍最常见的原因是与年龄相关的窦房结组织和周围心肌进行性纤维化，导致窦房结和心房的激动形成和传导异常，进而引起各种心动过缓和停搏相关的症状。

（2）睡眠呼吸障碍和夜间心动过缓都比较常见，治疗睡眠呼吸暂停不仅能降低这些心律失常的发生频率，还可能使心血管疾病获益。如果有夜间心动过缓，则应当考虑从询问可疑症状开始筛查睡眠呼吸暂停，然而，夜间心动过缓本身并非永久起搏的适应证。

（3）心电图有左束支阻滞显著增加了潜在的结构性心脏病和左室收缩功能障碍的可能性。超声心动图通常是最合适的筛查结构性心脏病的方法，包括左室收缩功能障碍。

（4）对于窦房结功能障碍，并没有确定推荐永久起搏的最低心率或停搏间期。决定是否需要永久起搏时，非常重要的一点是确定症状和心动过缓同时出现。

（5）由不可逆原因或非生理原因导致的获得性二度Ⅱ型房室阻滞，高度房室阻滞和三度房室阻滞者，无论是否有症状，都需要永久起搏。对于其他所有类型的房室阻滞，如果没有导致房室传导异常进展的情况，则仅在症状与房室阻滞相关时才需要考虑永久起搏。

（6）左室射血分数36%～50%的房室阻滞患者，如果有永久起搏的适应证，且预期心室起搏比例＞40%，应当选择能提供更符合生理性的心室激动顺序（如心脏再同步化治疗或希氏束起搏）而非右室起搏，以预防心力衰竭。

（7）由于经导管主动脉瓣置换术后传导系统异常发生率很高，指南推荐围手术期密切监测，并植入起搏器。

（8）对于有植入起搏器适应证的心动过缓患者，本指南支持和强调共同决策和以患者为中心的治疗。治疗决策基于能获得的最佳证据及患者的治疗目标和偏好。

（9）根据共同决策和知情同意/拒绝原则，即使患者为起搏器依赖，有决定能力的患者或其法定代理人也有权利拒绝或要求停止起搏治疗，这可视为姑息治疗、临终治疗以及非医师协助的自杀。然而，任何决定都是复杂的，应当根据每个患者的不同情况，让所有利益相关者参与。

（10）新型起搏技术（如希氏束起搏，经导管无电极起搏系统）已经进入临床实践，因此需要进一步研究哪些患者人群能够从中获益。

序言

自 1980 年起，美国心脏病学会（ACC）和美国心脏协会（AHA）将科学证据转化为临床指南，以改进心血管系统疾病的诊断及治疗。这些指南基于系统方法，对证据进行评估和分类，为心血管疾病治疗的质量提供基础。ACC 和 AHA 在没有商业支持的情况下主持了临床指南的制定和发表，成员自愿付出时间进行编写和审阅工作。

临床指南为已有或有风险进展为心血管疾病的患者提供了推荐。指南重点关注于美国的医学实践，但对全世界的患者都有意义。指南可用于指导管理层或支付者决策，但内容主要在于改进治疗质量，维护患者利益。指南旨在绝大多数情况下指导实践，以满足患者需求，但并非所有情况下都能做到，不应当取代临床判断。

指南指导的管理和治疗推荐包括临床评估、诊断检查以及药物和器械治疗。这些仅在医师和患者都遵从的情况下才有效。通过医师和患者共同决策，能够提高依从性。共同决策应当是患者基于其个人价值、偏好以及相关情况和合并症，参与到选择干预措施的过程中来。

ACC/AHA 临床指南工作组致力于保证指南编写委员会具备必要的专业知识，并通过选择不同背景的专家，代表不同的地区、性别、种族、族群、知识角度、偏倚以及临床实践的领域，来作为更广大医学界的代表。还通过邀请相关利益或专业知识的组织和专业学会作为伙伴和合作者。ACC 和 AHA 具有严格的政策和方法保证文献不会有偏倚或者不正确的影响。完整的与工业界和其他实体的关系（RWI）可以在线查阅。

从 2017 年开始，我们对指南进行了诸多修正，使指南更简短，更具"用户友好性"。指南使用知识模块形式书写和编纂，每个模块包含推荐表格、简要大纲、推荐意见的支持性文字以及流程图或附加表格。每一项知识模块都提供参考文献的链接，以便快速查阅。其中两项改变如加结构化的指南——包括字数限制（"目标"）和网络指南附录，其包括有用但非关键的图表。本序言是简化版，详细版本可在线查阅。

我们鼓励读者查询指南全文，以获取关于心动过缓和心脏传导延迟进一步的指导和细节。

Glenn N. Levine, MD, FACC, FAHA

ACC/AHA 临床指南工作组主席

1　引言

1.1　方法学和证据回顾

本指南中列出的推荐意见尽可能以循证资料为依据。2017 年 1 至 9 月，我们对大量证据进行了审查。证据来自 MEDLINE（通过 PubMed 检索）、EMBASE、Cochrane Library 和医疗保健研究、质量管理署以及其他和本指南相关的数据库中，研究对象为以英文发表的文献。关键词包括但不限于：房室阻滞、心动过缓、束支阻滞、传导异常、左束支阻滞、循环记录仪、停搏、永久起搏器、病态窦房结综合征、窦房结功能障碍和临时起搏器。在指南编写过程中，截止到 2018 年 1 月的相关研究同样被编写委员会考虑在内，并适时添加在证据列表中。在线数据附录中列出了最终的证据列表，并总结了编写委员会用来制定推荐时所使用的证据。本指南中并未刊登所有文献，而是选择了其中有代表性的部分。

独立的证据审查委员会受委托，对每个心动过缓的重要临床问题进行正式的系统综述，研究结果由编写委员会决定纳入指南。与此同时，编写委员会成员评估了与指南其他部分相关的研究数据。就证据审查委员会和编写委员会成员的研究结果进行正式报告和讨论，随后制定推荐。系统综述"Impact of Physiologic Versus Right Ventricular Pacing Among Patients With Left Ventricular Ejection Fraction Greater Than 35%: A Systematic Review for the 2018 ACC/AHA/HRS Guideline on the Evaluation and Management of Patients With Bradycardia and Cardiac Conduction Delay"与本指南共同发表，其数据附录可在线查阅。

1.2　编写委员会组成

编写委员会成员包括心脏电生理专科医师、临床医师、心脏科医师、外科医师、麻醉科医师和患者代表。编写委员会中有来自 ACC，AHA，美国心律学会（HRS），美国胸外科协会（AATS），儿童和遗传性电生理学会（PACES）和胸外科医师学会（STS）的代表。为实现完全透明，编写委员会成员的全面公开信息可以在线查阅。

1.3　文件回顾和批准

本文件审查工作由以下人员进行：ACC、AHA 和 HRS 各提名 2 名官方审查员；AHA 提名 1 名非医学专业审查员；ATTS、PACES 和 STS 各提名 1 名机构审查员；31 名独立内容审查员。审查员的 RWI 信息由编写委员会公布，并以简表形式发表审查员的详细 RWI 信息可在线查阅。

本文件由 ACC、AHA 和 HRS 的管理部门批准发表；并由美国胸外科协会、儿童和遗传性电生理学会和胸外科医师学会认证。

1.4　指南范围

ACC/AHA/HRS 制定的本指南为临床医生管理心动过缓为症状、心动过缓相关患者或心脏传导系统障碍患者提供指导。指南替代"2008 ACC/AHA/HRS 植入装置治疗心脏节律异常指南"和"2012 ACCF/AHA/HRS 对 2008 ACC/AHA/HRS 植入装置治疗心脏节律异常指南的更新"。本指南内容适用于普通内科医师、家庭医师、急诊科医师、麻醉科医师、外科医师、心脏科医师和心律失常专家。本文件针对成年人群（＞18 岁），尽管一些证据回顾包含儿科患者，但未就儿科患者给出特定推荐。尽管指南对心动过缓和心脏传导障碍的病理生理和流行病学进行总结，但并不打算成为面面俱到的综述。而是集中于实用的临床评估与管理。具体目标包括以下几点。

- 描述心动过缓的临床意义，包括死亡率、症状（如晕厥、运动耐量减低）和相关疾病的恶化（如缺血、心力衰竭、心动过速）。
- 处理遗传性和获得性的窦房结、房室结、希浦系统和心肌间传导组织，包括药物、老化、代谢紊乱、创伤、辐射、浸润、缺血、炎症、感染、中毒和医源性因素。
- 描绘确诊或疑似心动过缓、传导障碍患者的临床表现和临床评估的一般方法。
- 全面评估支持诊断检查的选择和应用时机的推荐的证据，包括监测装置和电生理检查。

● 明确推荐治疗方法的证据基础，包括生活方式干预、药物治疗以及体内和植入装置治疗，尤其是临时或永久起搏的适应证。

● 专门考虑不同年龄（＞18 岁）、合并症和其他相关因素的人群可能的情况。

● 明确指出知识缺口、正在进行的相关研究以及未来研究的方向。

表 3 - 1 列出编写委员会制定该指南时参考的其他指南和相关文件。列出的文件包含管理心动过缓和心脏传导系统障碍的患者的相关信息。

表 3 - 1 相关的指南和参考文献

标题	组织	发表年份
指南		
室性心律失常和心脏猝死	ACC/AHA/HRS	2017
晕厥	ACC/AHA/HRS	2017
稳定的缺血性心脏病	ACC/AHA/AATS/PCNA/SCAI/STS	2014*；2012
心房颤动	AHA/ACC/HRS	2014
围手术期心血管评估和接受非心脏手术患者的管理	ACC/AHA	2014
非 ST 段抬高型急性冠脉综合征	AHA/ACC	2014
心力衰竭	ACC/AHA	2013
ST 抬高型心肌梗死	ACC/AHA	2013
心脏节律异常的装置治疗	ACC/AHA/HRS	2013
冠状动脉旁路移植术	ACC/AHA	2011
肥厚型心肌病	ACC/AHA	2011
经皮冠状动脉介入治疗	ACC/AHA/SCA I	2011
心肺复苏和急诊心血管治疗指南：第 9 部分：心搏骤停后治疗	AHA	2010
其他相关参考文献		
植入式心血管电子装置电极管理和拔除的专家共识声明	HRS	2017
心脏相关神经肌肉疾病的管理	AHA	2017
磁共振成像专家共识声明	HRS	2017
竞技运动员心血管异常的合格与不合格推荐：工作组 9：心律失常和传导障碍	ACC/AHA	2015
体位性心动过速综合征、不恰当的窦性心动过速和血管迷走性晕厥的诊断与治疗的专家共识声明	HRS	2015
成人先天性心脏病患者心律失常的识别与管理的专家共识声明	PACES/HRS	2014
临床试验中未纳入或代表性不足的患者使用植入式心脏复律除颤器的专家共识声明	HRS/ACC/AHA	2014
心脏结节病相关心律失常的诊断与管理的专家共识声明	HRS	2014
心脏起搏和心脏再同步化治疗	ESC	2013
心脏起搏器装置和模式选择的的专家共识声明	HRS/ACCF	2012
离子通道病和心肌病基因检测现状的专家共识声明	HRS/EHRA	2011
生命终末期或要求停止治疗的患者植入式心脏电子装置（CIED）管理的专家共识声明	HRS	2010

续表

标题	组织	发表年份
心电图标准和解读的推荐：第三部分：心室内传导阻滞：科学报告	AHA/ACCF/HRS	2009
心电图标准和和解读的推荐：第三部分：第五部分：与心腔肥厚相关的心电图改变：科学报告	AHA/ACCF/HRS	2009

AATS：美国胸外科协会；ACC：美国心脏病学会；ACCF：美国心脏病学会基金会；AHA：美国心脏协会；EHRA：欧洲心律协会；ESC：欧洲心脏病学会；HRS：美国心律学会；PACES：儿童和遗传性电生理学会和胸外科医师学会；PCNA：预防心血管护理学会；SCAI：心血管造影和介入学会；STS：胸外科医师学会；＊：专题更新

1.5　推荐分类和证据分级

推荐用建议类别（COR）和证据级别（LOE）。建议类别表示推荐建议的强度，包括评估的获益风险比的大小及确定性。证据级别表示支持治疗措施的科学证据治疗，基于来自临床试验和其他来源证据的类型、数量和一致性。

1.6　常用缩写

常用缩写见表 3 – 2。

表 3 – 2　常用缩写

简称	意义/语句
ACHD	成人先天性心脏病
AF	心房颤动
CRT	心脏再同步化治疗
ECG	心电图
EPS	电生理检查
LBBB	左束支阻滞
M I	心肌梗死
SND	窦房结功能障碍

2　流行病学和定义

2.1　定义

定义见表 3 – 3。

表 3 – 3　定义

术语	定义或描述
窦房结功能障碍（伴症状）	窦性心动过缓：窦性心率 <50bpm
	异位房性心动过缓：心房而非窦房结作为起搏点引起的心房除极，频率 <50bpm
	窦房传出阻滞：有证据表明窦房结和相邻的心房组织之间存在传导阻滞。存在多种心电图表现，包括"成组"的心房除极和窦性停搏
	窦性停搏：距离末次心房除极 >3 秒后才出现窦房结除极
	窦房结停搏：没有窦房结除极的证据
	快慢综合征：窦性心动过缓、异位房性心动过缓或窦性停搏与异常的房性心动过速、房扑或房颤交替。心动过速可能与窦房结自律性被抑制相关，心动过速终止时出现不同时长的窦性停搏
	变时功能不良：广义定义为心脏无法根据活动或需求增加而增快心率，许多研究中将其定义为运动时无法达到 80% 的预期心率储备
	等频脱节：心房除极（起源于窦房结或异位心房起搏点）比心室除极（起源于房室结、希氏束或心室）更慢。

续表

术语	定义或描述
房室阻滞	一度房室阻滞：P 波有 1：1 房室传导，且 PR 间期 >200ms（更精确的定义应当为房室传导延迟，因为并没有 P 波发生阻滞）
	二度房室阻滞：P 波率恒定（<100bpm），有房室传导，但并非 1：1
	莫氏Ⅰ型：P 波频率恒定（<100bpm），周期性的单个 P 波未下传，在这个未下传的 P 波之前和之后的 P 波的 PR 间期有变化
	莫氏Ⅱ型：P 波频率恒定（<100 bpm），周期性的单个 P 波未下传，在这个未下传的 P 波之前和之后的 P 波的 PR 间期没有变化
	2：1 房室阻滞：P 波频率恒定（或室相性窦性心律失常导致的基本恒定），每 2 个 P 波有 1 个能下传到心室
	高度房室阻滞：≥2 个连续的生理频率下固定频率的 P 波未下传心室，并且有房室传导的证据
	三度房室阻滞（完全性心脏阻滞）：没有房室传导的证据
	迷走神经介导的房室阻滞：副交感神经张力增高介导的任何类型的房室阻滞
	结下阻滞：房室阻滞，并且有临床证据或电生理证据提示传导阻滞发生在房室结远端
传导系统疾病	RBBB（成年人定义）
	完全性 RBBB
	1. QRS 时限≥120ms
	2. V₁ 或 V2 导联 QRS 波呈 rsr'、rsR'、rSR' 或偶见 qR 型。R' 或 r' 波的顿挫通常比起始的 R 波更大。在一小部分患者中，V₁ 和（或）V₂ 导联可能有宽大顿挫的 R 波
	3. 成年人 I 和 V₆ 导联 S 波时限大于 R 波或 >40ms
	4. V₅ 和 V₆ 导联 R 波达峰时间正常，但在 V₁ 导联 >50ms
	不完全性 RBBB：QRS 形态标准同完全性 RBBB，但 QRS 时限在 110~119ms 之间
	LBBB（成年人定义）
	完全性 LBBB
	1. 成年人 QRS 波时限≥120ms
	2. I、aVL、V₅ 和 V₆ 导联 R 波宽大、切迹或圆钝，V₅ 和 V₆ 导联有时会因移行变化而 QRS 波呈 RS 型
	3. I、V₅ 和 V₆ 导联没有 Q 波。但 aVL 导联可能在没有心肌病变的情况下有窄的 Q 波
	4. V₅ 和 V₆ 导联 R 波达峰时间 >60ms，但胸前导联能识别出起始小 R 波时，V₁、V₂ 和 V₃ 导联 R 波达峰时间正常
	5. ST 段和 T 波方向通常与 QRS 波相反
	不完全性 LBBB
	1. 成年人 QRS 波时限在 110~119ms 之间。

续表

术语	定义或描述
传导系统疾病	2. 左室肥厚心电图表现
	3. V$_4$、V$_5$ 和 V$_6$ 导联 R 波达峰时间 >60ms
	4. Ⅰ、V$_5$ 和 V$_6$ 导联没有 Q 波
	非特异性室内传导延迟（成人）：QRS 时限 >110ms，且不满足右束支阻滞或左束支阻滞的判定标准
	左前分支阻滞
	1. QRS 时限 <120ms
	2. 电轴左偏 −45° ~ −90°
	3. aVL 导联 QRS 波呈 qR 型
	4. aVL 导联 R 波达峰时间 ≥45ms
	5. Ⅱ、Ⅲ、aVF 导联 QRS 波呈 rS 型
	左后分支阻滞
	1. QRS 时限 <120ms
	2. 成人电轴右偏 +90° ~ +120°。16 岁以下儿童电轴多轻度右偏，因此只有可记录到明显 2 电轴右偏时才可适用此标准
	3. Ⅰ 导联和 aVL 导联呈 rS 型
	4. Ⅲ 导联和 aVF 导联呈 qR 型

最高预测心率：220 − 年龄（岁）
AF：房颤；bpm：每分钟心跳数；LBBB：左束支阻滞；RBBB：右束支阻滞

3　诊断或疑似的心动过缓或传导障碍患者的全面评估

3.1　诊断或疑似的心动过缓或传导障碍患者的病史采集和体格检查

心动过缓或传导障碍患者病史采集和体格检查相关的建议见表 3 − 4。

表 3 − 4　诊断或疑似心动过缓或传导障碍患者病史和体格检查的建议

建议	推荐级别	证据级别
疑似心动过缓或传导障碍的患者，建议行全面的病史采集和体格检查	I	C − EO

3.2　无创性评估

3.2.1　诊断或疑似心动过缓或传导疾病患者的静息心电图检查

诊断或疑似心动过缓或传导疾病患者心电图检查的建议见表 3 − 5。

表 3 − 5　诊断或疑似心动过缓或传导疾病患者的静息心电图检查的建议

建议	推荐级别	证据级别
建议对疑似心动过缓或传导障碍的患者行 12 导联心电图检查以明确节律、心率和传导，以及筛查结构性心脏病或系统性疾病	I	B − NR

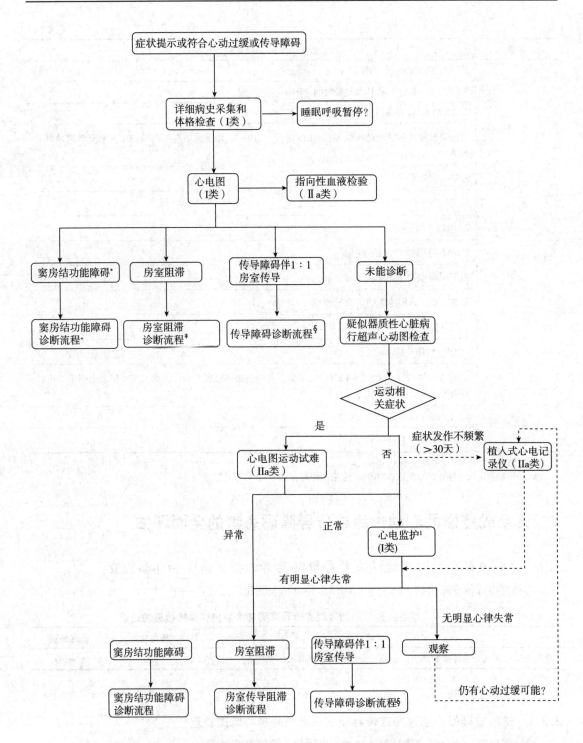

图 3-1　虚线：基于特殊临床情况时可能选择的方案

*窦性心动过速、异位房室节律、结性心律、窦性停搏。

+：见图 3-2；‡：见图 3-3；§：见图 3-6；1：基于症状发作频率选择监测

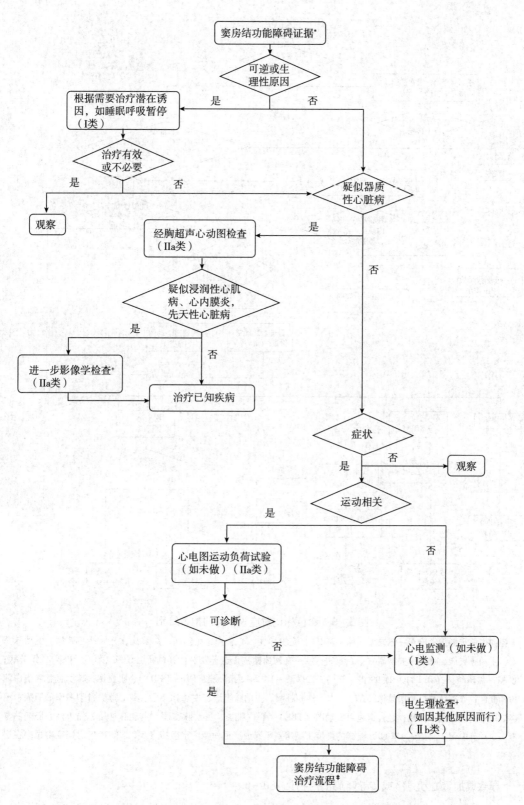

图 3－2　＊：清醒时发窦性停搏、窦性心动过缓、结性心律、异位房性节律均 <506pm；
‡见图 3－6

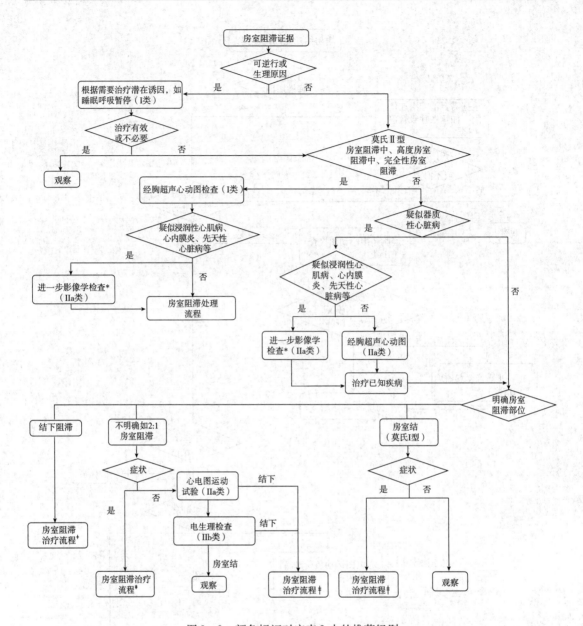

图 3 – 3　颜色标记对应表 2 中的推荐级别

* 靶向进一步影像学检查 – 磁共振成像（MRI）：淀粉样变、心肌炎、血色病、结节病、先天性心脏病、主动脉窦瘤、主动脉夹层、致心律失常型右室心肌病；氟脱氧葡萄糖 – 正电子发射计算机断层显像（FDG – PET）：结节病；99 锝 – 焦磷酸盐（Tc PYP）或 99 锝 – 3，3 – 二磷酸 – 1，2 – 丙醇羧酸（Tc – DPD）心肌显像：转甲状腺素蛋白淀粉样变性；心脏计算机断层显像（CT）：先天性心脏病、主动脉窦瘤、主动脉夹层、致心律失常型右室心肌病；超声纵向应变：淀粉样变性；经食道超声心动图（TEE）：心内膜炎、主动脉窦瘤、主动脉夹层、先天性心脏病。参考 5.3 章节中图 7。表现为窄 QRS 波群的二度 I 型房室阻滞或严重一度房室阻滞（ > 0. 30 秒）时病变部位多在房室结

导致或加重心动过缓或传导障碍的药物见表 3 – 6。

表 3-6　导致/加重心动过缓或传导障碍的药物

降压药	抗心律失常药物	精神类药物	其他
β 受体阻滞剂（包括用于青光眼治疗的滴眼液）	腺苷	多奈哌齐	麻醉药（丙泊酚）
可乐定	胺碘酮	锂	大麻
甲基多巴	决奈达隆	阿片类镇痛药	地高辛
非二氢吡啶类钙通道阻滞剂	氟卡尼	吩噻嗪类止吐药和抗精神病药物	伊伐布雷定
利血平	普鲁卡因胺	苯妥英钠	肌松剂（琥珀胆碱）
	普罗帕酮	选择性 5-羟色胺再摄取抑制剂	
	奎尼丁	三环类抗抑郁药	
	索他洛尔		

与心动过缓和传导障碍相关的情况见表 3-7。

表 3-7　与心动过缓和传导障碍相关的情况

心脏疾病
　　心肌病（缺血性或非缺血性）
　　先天性心脏病
　　退行性纤维化

- 感染/炎症
- Chagas 病
- 白喉
- 感染性心内膜炎
- 莱姆病
- 心肌炎
- 结节病
- 弓形虫病

- 浸润性疾病
- 淀粉样变性
- 血色素沉着病
- 淋巴瘤

缺血/梗死

风湿性疾病
- 类风湿关节炎
- 硬皮病
- 系统性红斑狼疮

手术或操作损伤
- 心脏操作如导管射频消融或心导管检查
- 先天性心脏病手术
- 室间隔心肌切除术治疗梗阻性肥厚型心肌病
- 瓣膜手术（包括经皮心脏瓣膜置换术）

心脏外疾病

自主神经功能紊乱
- 颈动脉窦过敏
- 神经介导的晕厥/先兆晕厥
- 躯体疾病
- 情境性晕厥：咳嗽、排便、声门刺激、医疗操作、排尿、呕吐
- 睡眠（伴或不伴睡眠呼吸暂停）

代谢性疾病
- 酸中毒
- 高钾血症
- 低钾血症
- 体温过低
- 甲状腺功能减退
- 缺氧

经 Mangrum 和 DiMarco 及 Vogler 等许可，允许转载

3.2.2　诊断或疑似心动过缓或传导障碍患者的心电图运动试验

诊断或疑似心动过缓或传导障碍患者心电图运动试验检查的建议。

表3-8　诊断或疑似心动过缓或传导障碍患者心电图运动试验检查的建议

建议	推荐级别	证据级别
怀疑心脏变时功能不全的患者行心电图运动试验是合理的，有助于明确诊断并评估预后	Ⅱa	B-NR
怀疑心动过缓或传导障碍造成运动相关的症状，或阻滞水平不明确的2：1房室阻滞患者，可考虑行心电图运动负荷试验	Ⅱa	C-LD

3.2.3　动态心电图在诊断或疑似心动过缓或传导障碍患者中的应用

诊断或疑似心动过缓或传导障碍患者行动态心电图检查的建议（表3-9）。

表3-9　诊断或疑似心动过缓或传导障碍患者行动态心电图检查的建议

建议	推荐级别	证据级别
诊断或疑似心动过缓或传导障碍患者的评估，心电监测有助于明确心率或传导异常与症状的相关性，可依据症状发作的频率和特点选择不同类型的心电监测设备	Ⅰ	B-NR

心律监测仪参考监测类型、特点和患者选择，见表3-10。

表3-10　心律监测仪

监测仪类型	仪器特点	患者选择
非医生处方的智能手机系统	• 商用智能手机系统 • 根据技术特点可于有症状时记录或持续记录心律条带	患者可获取该技术
Holter	• 持续记录24~72小时；新型仪器可记录长达2周； • 通过分析患者的事件日记或激活提醒可获取症状与心律的相关性	症状发作频繁，可在短期内监测到（24~72小时）
由患者激活的电话传输监测（事件监测仪）	可通过模拟电话线向中央远程监测站（如医生办公室）传输由患者激活的数据（实时或存储）	• 症状发作较频繁，且可能在2~6周内再发 • 无法感受症状的患者使用受限
体外循环记录仪（患者触发或自动触发）*	• 可持续记录和存储数周至数月的心电数据 • 可由患者触发或自动触发（如记录无症状性心律失常），提供事件发生前3~4分钟、发生过程中及发生后1~4分钟的心电数据 • 新仪器可通过无线网络将触发数据自动上传到远程监测系统	症状发作频繁，可能与心动过缓或传导障碍相关，且2~6周内可能再发

续表

监测仪类型	仪器特点	患者选择
体外贴片式记录仪	● 可持续记录和存储心电数据，并可由患者触发，以分析症状 – 心律相关性 ● 无导线，可贴附于胸壁/胸骨 ● 类型多样，记录时长 2 ~ 14 天 ● 准确评估房颤负荷的手段之一 ● 由患者触发或自动触发（如记录无症状心律失常），提供事件发生及其前后的心电数据	● 可考虑作为体外循环记录仪的替代 ● 无导线，患者可精确自用，防水度高，可能比体外循环记录仪更简便和舒适，有助于提高患者的依从性 ● 和 Holter 及其他体外监测仪不同，只能记录一个导联心电图
移动心脏门诊遥测	● 预设的心律失常或患者触发事件（长达 30 天）可被记录并通过家中的传输器传输 ● 可发现明显心律失常；仪器通过无线网自动向中央监测站传输心电数据，有技术人员 24 小时值守	● 自发症状可能与心动过缓或传导障碍有关，但往往过于短暂、轻微或偶发而很难被患者触发的记录仪记录到 ● 需要实时监测心律的高危患者
植入式心脏记录仪	● 皮下植入装置，电池寿命 2 ~ 3 年 ● 由患者（或目击者）触发记录和存储事件 ● 可通过电话传输，也可以通过远程监测自动检测明显的心律失常	再发、偶发、难以解释的症状，初始评估未能诊断但认为可能与心动过缓或传导障碍有关，伴或不伴有器质性心脏病

* 对于能够记录日记以校验心律失常的患者来说更为有效。获得 shen 等的同意转载

3.2.4　诊断或疑似心动过缓或传导障碍患者的影像学检查

诊断或疑似心动过缓或传导障碍患者行心脏影像学检查建议见表 3 – 11。

表 3 – 11　诊断或疑似心动过缓或传导障碍患者行心脏影像学检查建议

建议	推荐级别	证据级别
新发左束支阻滞、莫氏 Ⅱ 型房室阻滞、高度房室阻滞或三度房室阻滞的患者，不论伴或不伴显著的器质性心脏病或冠状动脉疾病，建议行经胸超声心动图检查	Ⅰ	B – NR
除上述传导阻滞类型之外的心动过缓或传导障碍的患者，如果怀疑器质性心脏病，行经胸超声心动图检查是合理的	Ⅱa	B – NR
有心动过缓或束支阻滞的患者，如怀疑器质性心脏病而一般检查难以确诊时，考虑进行有针对性的进一步检查（如经食道超声心动图、CT、心脏磁共振或核素显像）是合理的	Ⅱa	C – LD
无症状性窦性心动过缓或一度房室阻滞，且无器质性心脏病临床证据的患者，不推荐行常规心脏影像学检查	Ⅲ：无益	B – NR

3.2.5　诊断或疑似心动过缓或传导障碍患者的实验室检查

诊断或疑似心动过缓或传导障碍患者的实验室检查的建议见表 3 – 12。

表 3 – 12　诊断或疑似心动过缓或传导障碍患者的实验室检查的建议

建议	推荐级别	证据级别
有心动过缓的患者，基于临床怀疑，行相关的实验室检查（例如甲状腺功能、血钾、莱姆滴度和 pH 值），以明确是否存在潜在病因是合理的	Ⅱa	C – LD

3.2.6　诊断或疑似心动过缓或传导障碍患者的基因检测

诊断或疑似心动过缓或传导障碍患者行基因检测的建议见表 3 – 13。

表 3 – 13　诊断或疑似心动过缓或传导障碍患者行基因检测的建议

建议	推荐级别	证据级别
1. 已发现传导阻滞致病突变基因的患者，建议对其一级亲属行基因咨询或突变基因检测，以筛查同病患者	I	C – EO
2. 有遗传性传导疾病者，作为诊断评估的一部分，可考虑行遗传咨询和靶向检测以有助于亲属的级联式筛查	Ⅱb	C – EO

3.2.7　诊断或疑似心动过缓或传导障碍的患者的睡眠呼吸暂停评估和治疗

诊断或疑似心动过缓或传导障碍患者睡眠呼吸暂停评估和治疗的建议见表 3 – 14。

表 3 – 14　诊断或疑似心动过缓或传导障碍患者睡眠呼吸暂停评估和治疗的建议

建议	推荐级别	证据级别
1. 有记录或怀疑心动过缓或传导障碍的患者，建议在筛查睡眠呼吸暂停综合征后再进行临床怀疑的确诊测试	I	B – NR
2. 有睡眠相关性心动过缓或传导障碍且有记录的阻塞性睡眠呼吸暂停的患者，建议针对睡眠呼吸暂停的治疗（例如持续的气道正压和减轻体重）	I	B – NR
3. 曾接受或正在考虑因心动过缓植入永久性起搏器的患者，筛查睡眠呼吸暂停综合征是合理的	Ⅱa	B – NR

3.3　有创性试验

3.3.1　诊断或疑似心动过缓或传导障碍的患者的植入式心脏监护仪

诊断或疑似心动过缓或传导障碍的患者植入埋藏式心脏监护仪的建议见表 3 – 15。

表 3 – 15　诊断或疑似心动过缓或传导障碍的患者植入埋藏式心脏监护仪的建议

建议	推荐级别	证据级别
怀疑由心动过缓引起的不常见症状（症状间隔 > 30 天）的患者，如果最初的无创性评估不确定，考虑采用植入式心脏监护仪进行长期动态监测是合理的	Ⅱa	C – LD

3.3.2　诊断或疑似心动过缓或传导障碍患者的电生理检查

诊断或疑似心动过缓或传导障碍的患者进行电生理检查的建议见表 3 – 16。

建议	推荐级别	证据级别
怀疑有心动过缓症状的患者，如果最初的无创性评估未能明确诊断，可以考虑对部分患者行电生理检查（EPS），以诊断和阐明心动过缓的机制	Ⅱb	C – LD

4　窦房结功能障碍导致的心动过缓

4.1　窦房结功能障碍的急性期管理

急性心动过缓的处理策略见图 3 – 4。

4.1.1　可逆性病因导致窦房结功能障碍的急性期管理

可逆性病因致窦房结功能障碍引起心动过缓的急性期管理的建议见表 3 – 17。

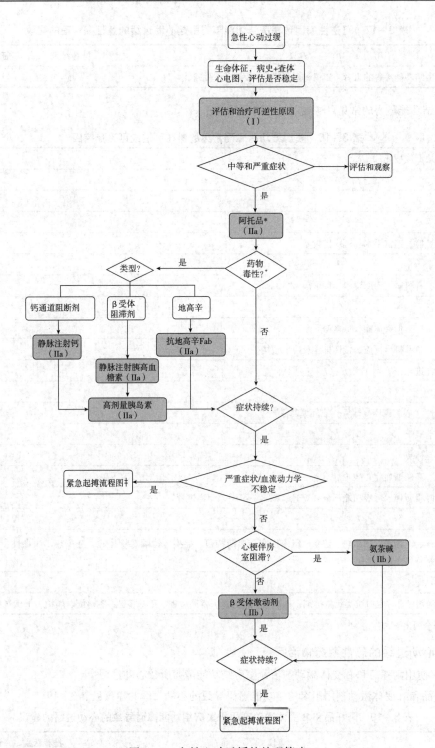

图 3 - 4 急性心动过缓的处理策略

* 阿托品不应用于心脏移植术后的患者；+：对于药物中毒且症状严重的患者，起搏准备应与药物中毒的药理学治疗同时进行。‡ 见 4.13，图 3 - 5；AADs：抗心律不齐药物；AV：房室；BB：β 受体阻滞剂；CCB：钙通道阻滞剂；COR：推荐等级；H + P，病史和体格检查；IMI：下壁心肌梗死；IV：静脉注射；PM：起搏器；vs.：生命体征

表3-17　可逆性病因致窦房结功能障碍引起心动过缓的急性期管理的建议

建议	推荐级别	证据级别
症状性窦房结功能障碍的患者，建议针对可逆性病因进行评估和治疗	I	C-EO

窦房结功能障碍的常见可逆或可治疗病因见表3-18。

表3-18　窦房结功能障碍常见的潜在可逆或可治疗病因

急性心肌缺血或梗死
运动训练
心房颤动
心脏外科手术
瓣膜置换、迷宫手术、冠脉搭桥术
药物或毒素*
甲苯、有机磷、河豚毒素、可卡因
电解质异常
高钾血症、低钾血症、低血糖
心脏移植：急性排斥反应、慢性排斥反应、重构
迷走神经亢进
体温过低
治疗性（心脏骤停冷却后）或环境暴露
甲状腺功能减退
低血容量性休克
低氧血症、高碳酸血症、酸中毒
睡眠呼吸暂停、呼吸功能不全（窒息、溺水、卒中、药物过量）
感染
莱姆病、军团菌、鹦鹉热、伤寒、斑疹伤寒、李斯特菌、疟疾、钩端螺旋体病、登革热、病毒性出血热、格林-巴利综合征
药物*
β受体阻滞剂、非二氢吡啶类钙拮抗剂、地高辛、抗心律失常药、锂、甲基多巴、利培酮、顺铂、干扰素

*：未全列出

4.1.2　心动过缓的急性期药物治疗

4.1.2.1　使用阿托品和β受体激动剂治疗窦房结功能障碍所致心动过缓

阿托品和β受体激动剂用于窦房结功能障碍导致的心动过缓的建议见表3-19。

表3-19　阿托品和β受体激动剂用于窦房结功能障碍导致的心动过缓的建议

建议	推荐级别	证据级别
1. 症状性或血流动力学障碍的窦房结功能障碍患者，应用阿托品提高窦性心率是合理的	IIa	C-LD
2. 症状性或血流动力学障碍的窦房结功能障碍患者，如果冠状动脉缺血的可能性较低，可考虑应用异丙肾上腺素、多巴胺、多巴酚丁胺或肾上腺素以增加心率和改善症状	IIb	C-LD
3. 没有自主神经再支配证据的心脏移植患者中，阿托品不应用于治疗窦性心动过缓	III：有害	C-LD

窦房结功能障碍或房室阻滞导致的心动过缓的急性期药物管理见表 3 – 20。

表 3 –20　窦房结功能障碍或房室阻滞所致心动过缓的紧急药物管理

药物	剂量	注释
症状性窦性心动过缓或房室阻滞		
阿托品	0.5 ~ 1mg 静脉注射（每 3 ~ 5 分钟可重复 1 次，最大剂量 3mg）	
多巴胺	5 ~ 20μg/（kg·min）静脉注射，从 5μg/（kg·min）开始，每 2 分钟增加 5μg（kg·min）	剂量 > 20μg/（kg·min）可导致血管收缩或心律失常
异丙肾上腺素	20 ~ 60μg 静脉迅速注射随后剂量为 10 - 20μg，或根据心率反应输注 1 ~ 20μg/min	监测可能的缺血性胸痛的进展
肾上腺素	2 ~ 10mcg/min 静脉注射或 0.1 ~ 0.5μg/（kg·min）静脉滴定至预期效果	
急性下壁心肌梗死合并二度或三度房室阻滞		
氨茶碱	250mg 静脉迅速注射	
钙通道阻滞剂过量		
10% 氯化钙	每 10 ~ 20 分钟静脉注射 1 ~ 2g 或 0.2 ~ 0.4ml/（kg·h）	
10% 葡萄糖酸钙	每 10 ~ 20 分钟静脉注射 3 ~ 6g 或 0.6 ~ 1.2ml/（kg·h）输液	
β 受体阻滞剂或钙通道阻滞剂过量		
胰高血糖素	3 ~ 10mg 静脉注射，3 ~ 5mg/h	
大剂量胰岛素治疗	静脉迅速注射 1U/kg，然后输注 0.5U/（kg·h）	追踪葡萄糖和钾的水平
地高辛过量		
地高辛抗体片段	剂量取决于摄取量或已知地高辛浓度	一瓶结合约 0.5mg 地高辛；给药时间至少 30 分钟；可重复
心脏移植术后		
氨茶碱	6mg/kg 配制 100 ~ 200ml 静脉输液，20 ~ 30 分钟输注	
茶碱	静脉注射 300mg，然后口服 5 ~ 10mg/（kg·d）滴定至起效	治疗血清浓度范围为 10 ~ 20μg/ml；通常移植后剂量平均 450 ±100mg/d
脊髓损伤		
氨茶碱	6mg/kg 配制 100 ~ 200ml 静脉输液，20 ~ 30 分钟输注	
茶碱	口服 5 ~ 10mg/（kg·d）滴定至起效	有效剂量血清水平往往低于常用的 10 ~ 20μg/ml 有效剂量

4.1.2.2　β 受体阻滞剂和钙通道阻滞剂导致窦房结功能障碍或房室阻滞性心动过缓的治疗

β 受体阻滞剂和钙通道阻滞剂致窦房结功能障碍或房室阻滞心动过缓的治疗建议见表 3 –21。

表 3 - 21　β 受体阻滞剂和钙通道阻滞剂致窦房结功能障碍或房室阻滞心动过缓的治疗建议

建议	推荐级别	证据级别
因钙通道阻滞剂过量而出现症状性心动过缓或血流动力学障碍的患者,静脉注射钙剂是合理的,目的是增加心率和改善症状	Ⅱa	C - LD
因 β 受体阻滞剂或钙通道阻滞剂过量而出现症状性心动过缓或血流动力学障碍的患者,胰高血糖素治疗是合理的,目的是增加心率和改善症状	Ⅱa	C - LD
因 β 受体阻滞剂或钙通道阻滞剂过量而出现症状性心动过缓或血流动力学障碍的患者,应用大剂量胰岛素治疗是合理的,目的是增加心率和改善症状	Ⅱa	C - LD

4.1.2.3　地高辛致窦房结功能障碍或房室阻滞引起心动过缓的治疗

地高辛致窦房结功能障碍或房室阻滞引起心动过缓的治疗建议见表 3 - 22。

表 3 - 22　地高辛致窦房结功能障碍或房室阻滞引起心动过缓的治疗建议

建议	推荐级别	证据级别
在地高辛中毒的情况下,出现症状性心动过缓或血流动力学损害的患者,为提高心率和改善症状,应用地高辛 Fab 抗体片段是合理的	Ⅱa	C - LD
在地高辛中毒的情况下,出现症状性心动过缓或血流动力学损害的患者,不建议透析清除地高辛	Ⅲ:无益	C - LD

4.1.2.4　氨茶碱或茶碱用于窦房结功能障碍引起的心动过缓

氨茶碱或茶碱用于窦房结功能障碍引起心动过缓的治疗建议见表 3 - 23。

表 3 - 23　氨茶碱或茶碱用于窦房结功能障碍引起心动过缓的治疗建议

建议	推荐级别	证据级别
心脏移植术后患者中,如有临床指征,应用氨茶碱或茶碱是合理的,目的是提高心率	Ⅱa	C - LD
急性脊髓损伤时,症状性或血流动力学障碍的窦房结功能障碍患者,给予氨茶碱或茶碱是合理的,目的是提高心率和改善症状	Ⅱa	C - LD

4.1.3　临时性起搏以治疗窦房结功能障碍引起的心动过缓

临时性起搏对窦房结功能障碍引起心动过缓的治疗建议见表 3 - 24。

表 3 - 24　临时性起搏对窦房结功能障碍引起心动过缓的治疗建议

建议	推荐级别	证据级别
药物治疗无效的血流动力学持续不稳定的窦房结功能障碍患者,经静脉临时起搏是合理的,目的是提高心率并改善症状,直到安置永久性起搏器或心动过缓消失	Ⅱa	C - LD
有严重症状或血流动力学损害的窦房结功能障碍患者,可考虑临时起搏治疗,目的是增加心率和改善症状,直到放置经静脉临时或永久起搏器或心动过缓消失	Ⅱb	C - LD
有轻微和(或)症状发作不频繁,且无血流动力学损害的窦房结功能障碍患者,不应进行临时经皮或经静脉起搏	Ⅲ:有害	C - LD

紧急起搏策略见图 3 - 5。

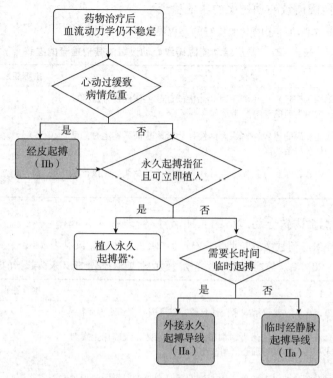

图 3 - 5　紧急起搏策略

颜色与表 2 中的推荐等级相符。见指南全文 5.4 和 6.3 节的以供讨论。* 见图 3 - 6 及图 3 - 7；

⁺需要谨慎的麻醉管理，要求避免或尽量减少使用与心动过缓相关的药物。

4.2　窦房结功能障碍致心动过缓的长期治疗与管理

4.2.1　窦房结功能障碍致心动过缓的长期治疗与管理的一般原则

窦房结功能障碍致心动过缓的长期治疗与管理的一般原则的建议见表 3 - 25。

表 3 - 25　窦房结功能障碍致心动过缓的长期治疗与管理的一般原则的建议

建议	推荐级别	证据级别
继发于生理性副交感神经张力增高的无症状窦性心动过缓或窦性停搏的患者，不应进行永久性起搏	Ⅲ：有害	C - LD
睡眠相关的窦性心动过缓或睡眠期间出现短暂窦性停搏的患者，除非有其他起搏指征，否则不应进行永久性起搏	Ⅲ：有害	C - LD
无症状的窦房结功能障碍患者，或在没有心动过缓或变时功能不全的情况下记录到症状的患者，不应进行永久性起搏	Ⅲ：有害	C - LD

4.2.2　窦房结功能障碍致心动过缓的一过性或可逆病因（包括药物）

窦房结功能障碍致心动过缓的一过性或可逆病因（包括药物）建议见表 3 - 26。

表 3 - 26　窦房结功能障碍致心动过缓的一过性或可逆病因（包括药物）建议

建议	推荐级别	证据级别
可逆原因引起的症状性窦房结功能障碍患者，应首先通过治疗指导以消除或减轻病情	I	C - EO

4.2.3　窦房结功能障碍致心动过缓的其他检查

窦房结功能障碍致心动过缓的其他检查的建议见表 3-27。

表 3-27　窦房结功能障碍致心动过缓的其他检查的建议

建议	推荐级别	证据级别
有心动过缓症状（如晕厥、头晕）的患者，因其他指征行电生理检查时，可以考虑评估窦房结功能作为电生理检查的一部分	Ⅱb	C-EO
有症状的疑似窦房结功能障碍的患者，初始无创性评估后诊断仍不确定时，可以考虑行电生理检查评估窦房结功能	Ⅱb	C-EO
无症状的窦性心动过缓患者，除非有其他电生理检查的指征，否则不应执行电生理检查	Ⅲ：无益	C-LD

4.2.4　窦房结功能障碍致心动过缓的长期治疗/管理：永久起搏

窦房结功能障碍致心动过缓的长期治疗/管理：永久起搏的建议见表 3-28。

表 3-28　窦房结功能障碍致心动过缓的长期治疗/管理：永久起搏的建议

建议	推荐级别	证据级别
有症状的窦房结功能障碍患者，建议植入永久性起搏，以提高心率和改善症状	Ⅰ	C-LD
规范治疗造成症状性窦性心动过缓的患者，如果并无替代治疗，且临床上需要继续治疗，建议植入永久性起搏以增加心率和改善症状	Ⅰ	C-EO
快慢综合征和有心动过缓症状的患者，植入永久性起搏是合理的，目的是增加心率，减少灌注不足引起的症状	Ⅱa	C-EO
有症状的变时功能不良患者，植入带频率反应的永久性起搏器是合理的，目的是增加运动心率和改善症状	Ⅱa	C-EO
推测因窦房结功能障碍引起症状的患者，可考虑口服茶碱试验以增加心率、改善症状，并有助于确定永久性起搏的潜在效果	Ⅱb	C-LD

窦房结功能障碍的长期管理策略见图 3-6。

窦房结功能障碍致心动过缓的长期治疗/管理：永久起搏的建议见表 3-29。

表 3-29　窦房结功能障碍致心动过缓的长期治疗/管理：永久起搏的建议

建议	推荐级别	证据级别
症状性窦房结功能障碍患者，建议心房心室起搏，其优于单心室起搏	Ⅰ	B-R
房室传导正常且无传导异常证据的症状性窦房结功能障碍患者，建议双腔起搏或单腔心房起搏	Ⅰ	B-R
植入双腔起搏器且房室传导正常的症状性窦房结功能障碍患者，程控双腔起搏器以减少心室起搏是合理的	Ⅱa	B-R
症状性窦房结功能障碍患者，如果预期没有频繁心室起搏或存在可能决定生存和临床后果的明显的合并症，单腔心室起搏是合理的	Ⅱa	C-EO

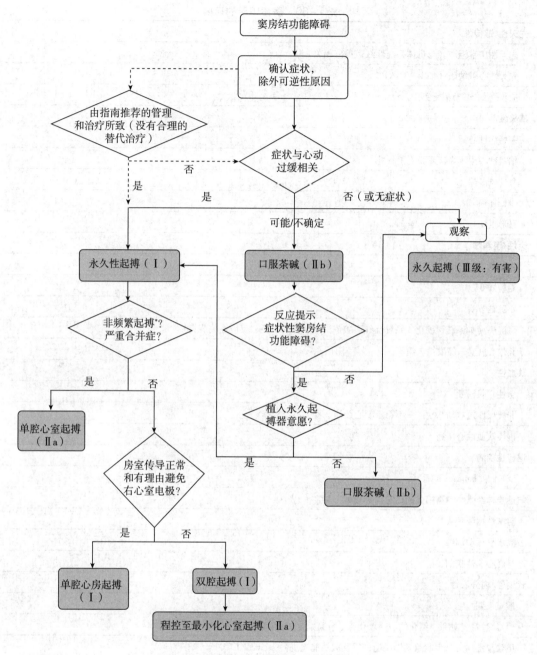

图 3-6　窦房结功能障碍的长期管理策略

虚线表示根据具体临床情况可能的选择策略。*：很少需要起搏支持的症状性患者或有明显合并症的患者。

5　由房室阻滞导致的心动过缓

5.1　房室阻滞致心动过缓的病理生理、病因及分类

房室阻滞的病因见表 3-30。

表 3 – 30　房室阻滞的病因

先天性/遗传性

先天性房室阻滞（与母体系统性红斑狼疮相关）

先天性心脏缺陷（如 L – TGA）

遗传（如 SCN5A 突变）

感染性

莱姆病性心肌炎

细菌性心内膜炎伴瓣膜周围脓肿

急性风湿热

Chagas 病

弓形虫病

炎性/浸润性

心肌炎

淀粉样变

心脏结节病

风湿病（如系统性硬化、系统性红斑狼疮、类风湿关节炎、反应性关节炎）

其他心脏病—特发性，瓣膜性

缺血性

急性心肌梗死

非梗死性冠状动脉缺血—不稳定型心绞痛、变异型心绞痛

慢性缺血性心肌病

退行性疾病

Lev's 和 Lenegre's 病

与迷走神经张力增高相关的迷走神经高敏

阻塞性睡眠呼吸暂停

高水平运动训练

神经心源性疾病

代谢性/内分泌性

酸碱失调

中毒/过量（如汞、氰化物、一氧化碳、狂蜜病）

甲状腺疾病（如甲状腺功能减退、甲状腺功能亢进）

肾上腺疾病（如嗜铬细胞瘤、低醛固酮血症）

其他疾病

神经肌肉疾病（如强直性肌营养不良、Kearns – Sayre 综合征、Erb's 营养不良）

淋巴瘤

医源性

药物相关

β 受体阻滞剂、维拉帕米、地尔硫草、地高辛
抗心律失常药

续表

保健品	
射频导管消融	
心脏手术，特别是瓣膜手术	
经导管主动脉瓣置换术（TAVR），酒精室间隔消融术	

5.2　急性期管理

5.2.1　可逆性病因导致房室阻滞致心动过缓的急性期管理

可逆性原因导致房室阻滞致心动过缓的急性期管理的建议见表 3 – 31。

表 3 – 31　可逆性原因导致房室阻滞致心动过缓的急性期管理的建议

建议	推荐级别	证据级别
暂时性或可逆性因素至房室阻滞（如莱姆病或药物毒性），应进行药物治疗和支持性治疗，包括必要时经静脉临时起搏，并确定永久性起搏的必要性	I	B – NR
特定的症状性二度或三度房室阻滞患者，长期服用稳定剂量的抗心律失常药物或 β 受体阻滞剂，无须进一步观察药物洗脱或可逆性，考虑行永久性起搏是合理的	Ⅱa	B – NR
二度或三度房室阻滞合并结节病的患者，无须进一步观察可逆性，考虑永久性起搏是合理的，如有意义的存活期超过 1 年，可根据需要增加除颤功能	Ⅱa	B – NR
症状性二度或三度房室阻滞伴甲状腺功能异常但无临床床黏液水肿的患者，可考虑永久性起搏，无须进一步观察可逆性	Ⅱb	C – LD

5.2.2　房室阻滞致心动过缓的急性期药物治疗

房室阻滞致心动过缓的急性期药物治疗的建议见表 3 – 32。

表 3 – 32　房室阻滞致心动过缓的急性期药物治疗的建议

建议	推荐级别	证据级别
有症状的或伴血流动力学障碍的二度或三度房室阻滞，阻滞区在房室结水平的患者，为改善房室传导、增加心室率和改善症状，应用阿托品是合理的	Ⅱa	C – LD
有症状的或伴血流动力学障碍的二度或三度房室阻滞，冠状动脉缺血可能性较低的患者，可以考虑应用 β 肾上腺素受体抑制剂（如异丙肾上腺素、多巴胺、多巴酚丁胺或肾上腺素），目的是改善房室传导、增加心室率以及改善症状	Ⅱb	B – NR
有症状的或伴血流动力学障碍的急性下壁心肌梗死致二度或三度房室阻滞患者，可以考虑静脉注射氨茶碱，目的是改善房室传导、增加心室率、改善症状	Ⅱb	C – LD

5.2.3　房室阻滞致心动过缓的临时起搏

房室阻滞的临时起搏治疗的建议见表 3 – 33。

表 3 – 33　房室阻滞的临时起搏治疗的建议

建议	推荐级别	证据级别
当药物治疗难以耐受的有症状或血液动力学损害的二度或三度房室阻滞患者时，合理的临时静脉起搏可提高心率可改善症状	Ⅱa	B – NR
需要长时间经静脉临时起搏的患者，选择外置永久性主动固定导线比标准的被动固定临时起搏导线更为合理	Ⅱa	B – NR
药物治疗无效的血流动力学不稳定的二度或三度房室阻滞患者，放置临时性经静脉或永久性起搏器或缓慢性心律失常缓解之前，可考虑临时经皮起搏	Ⅱb	B – R

5.3 房室阻滞致心动过缓的长期治疗/管理

房室阻滞致心动过缓或停搏的长期管理策略见图 3-7。

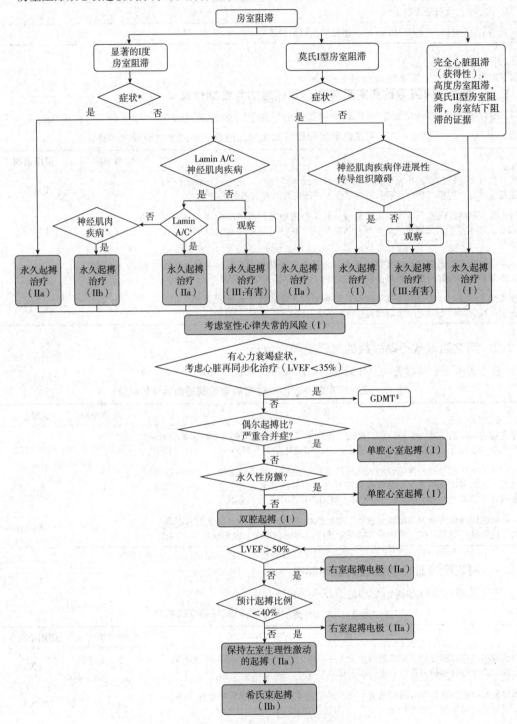

图 3-7 房室阻滞致心动过缓或停搏的管理策略

*症状与房室阻滞相关；+ PR 间期 >240ms，左束支阻滞；‡：PR 间期 >240ms，QRS >120ms 或分支传导阻滞；§：参见心力衰竭指南

5.3.1 房室阻滞导致心动过缓的长期治疗/管理的一般原则

房室阻滞导致心动过缓的长期治疗/管理的一般原则的建议见表 3 – 34。

表 3 – 34 房室阻滞导致心动过缓的长期治疗/管理的一般原则的建议

建议	推荐级别	证据级别
一度房室阻滞或二度 I 型房室阻滞（文氏型）或阻滞区位于房室结水平的 2：1 房室阻滞，且症状与房室阻滞不一致，不应行永久性起搏治疗	Ⅲ：有害	C – LD
无症状的一度房室阻滞或二度 I 型（文氏型）或阻滞区位于房室结水平的 2：1 房室阻滞患者，不应行永久性起搏治疗	Ⅲ：有害	C – LD

5.3.2 房室阻滞的一过性/潜在的可逆病因

房室阻滞的一过性/潜在可逆病因的建议见表 3 – 35。

表 3 – 35 房室阻滞的一过性/潜在可逆病因的建议

建议	推荐级别	证据级别
明确为可逆性原因所致的症状性房室阻滞患者，潜在病因处理后房室阻滞仍未解决，建议永久性起搏治疗	I	C – LD
明确为可逆的和非复发性原因所致急性房室阻滞的患者，且潜在原因处理后房室阻滞完全得到解决，不应进行永久性起搏治疗	Ⅲ：有害	C – LD
无症状的迷走神经介导的房室阻滞患者，不应进行永久性起搏治疗	Ⅲ：有害	C – LD

5.3.3 房室阻滞所致心动过缓的长期治疗/管理的其他检查

房室阻滞所致心动过缓的长期治疗/管理的其他检查建议见表 3 – 36。

表 3 – 36 房室阻滞所致心动过缓的长期治疗/管理的其他检查建议

建议	推荐级别	证据级别
有不明原因症状（如头晕、头昏）的患者，心电图提示一度房室阻滞或二度 I 型房室阻滞，行动态心电图监测是合理的，目的是确定症状与心律异常之间的相关性	Ⅱa	B – R
有劳力性症状（如胸痛、呼吸困难），静息心电图提示一度或二度 I 型房室阻滞的患者，运动平板试验是合理的，目的是确定他们是否可以从永久性起搏中获益	Ⅱa	C – LD
经选择性的二度房室阻滞患者，可考虑应用电生理检查来确定传导阻滞的水平，并确定他们是否可以从永久性起搏中获益	Ⅱb	B – NR
经选择性的二度房室阻滞患者，可考虑应用颈动脉窦按摩和（或）阿托品，异丙肾上腺素或普鲁卡因胺等药物实验以确定传导阻滞的水平和是否可能受益于永久性起搏	Ⅱb	C – LD

5.3.4 永久性起搏

永久性起搏治疗/管理房室阻滞所致心动过缓的建议见表 3 – 37。

表 3 – 37 永久性起搏治疗/管理房室阻滞所致心动过缓的建议

建议	推荐级别	证据级别
非可逆或生理原因所致的获得性二度 Ⅱ 型房室阻滞、高度房室阻滞或三度房室阻滞患者，无论症状如何，建议永久性起搏治疗	I	B – NR

续表

建议	推荐级别	证据级别
肌营养不良（如 1 型强直性肌营养不良）或 Kearns – Sayre 综合征等与传导障碍相关的神经肌肉疾病患者，如有二度房室阻滞、三度房室阻滞或 HV 间期 ≥70ms 的证据，无论症状如何，建议永久性起搏，如预期有意义的生存期大于 1 年，可根据需要升级为除颤器	I	B – NR
永久性房颤伴症状性心动过缓的患者，建议永久性起搏	I	C – LD
规范治疗造成症状性房室阻滞的患者，如果没有替代治疗，且临床上需要继续治疗，建议永久性起搏以增加心率和改善症状	I	C – LD
浸润性心肌病如心肌结节病或淀粉样变的患者，如合并二度 II 型房室阻滞、高度房室阻滞或三度房室阻滞，永久性起搏是合理的，如预期有意义的生存期大于 1 年，可根据需要增加除颤功能	II a	C – LD
核层蛋白 A/C 基因突变的患者，包括 limb – girdle 和 Emery – Dreifuss 肌营养不良，若 PR 间期大于 240ms 伴 LBBB，永久性起搏是合理的，如预期有意义的生存期大于 1 年，可根据需要增加除颤功能	II a	B – NR
显著一度或二度 I 型（文氏型）房室阻滞，伴房室阻滞引起症状的患者，永久性起搏是合理的	II a	C – LD
患神经肌肉疾病如 1 型强直性肌营养不良的患者，伴 PR 间期 >240ms，QRS 时限 >120ms 或分支阻滞，可考虑永久性起搏，如预期有意义的生存期大于 1 年，可根据需要增加除颤功能	II b	C – LD

永久性起搏的技术和方法建议见表 3 – 38。

表 3 – 38　永久性起搏的技术和方法建议

建议	推荐级别	证据级别
需永久性起搏的窦房结功能障碍和房室阻滞患者，建议双腔起搏优于单腔起搏	I	A
经选择的需要永久性起搏的房室阻滞患者，如不需要频繁的心室起搏，或存在可能决定临床预后的明显合并症时，双腔起搏获益有限，单腔心室起搏是有效的	I	A
窦性心律下，行心室单腔起搏后发生起搏器综合征的患者，建议更换为双腔起搏治疗	I	B – R
房室阻滞患者有植入永久性起搏器适应证时，若合并左室射血分数介于 36% ~ 50%，且预期心室起搏比例超过 40%，维持心室生理性激动顺序的起搏方式（如 CRT 或希氏束起搏）优于右室起搏	II a	B – R[SR]
房室阻滞患者有起搏器适应证时，若合并左室射血分数介于 36% ~ 50% 之间，且预期心室起搏比例低于 40%，选择右室起搏而非维持心室生理性激动顺序的起搏方式（如 CRT 或希氏束起搏）是合理的	II a	B – R
房室阻滞患者有起搏器适应证时，若阻滞部位位于房室结，可考虑希氏束起搏以维持心室生理性激动顺序	II b	B – R[SR]
无计划行节律控制策略的持续性或永久性房颤患者，不建议植入心房电极	III：有害	C – LD

6　传导障碍（伴房室 1∶1 传导）

6.1　传导障碍的评估

传导障碍的评估流程见图 3 – 8。

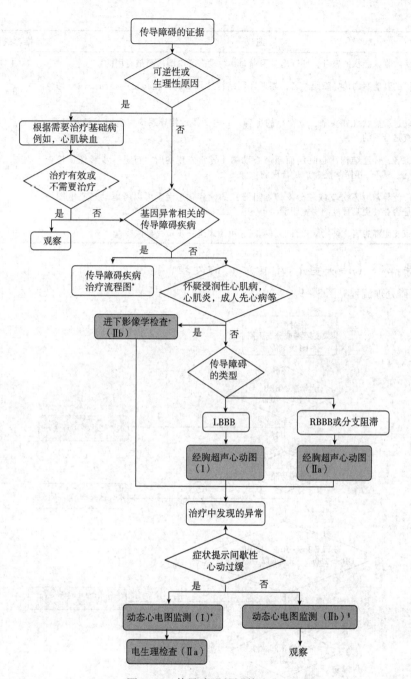

图 3 - 8　传导障碍的评估流程

*：参考章节 6.2 图 9；+：需进一步影像学检查包括心脏 MRI、CT 或经食道超声心动图；╪：监测的选择基于症状的频繁程度；§：广泛传导障碍（如一度房室阻滞伴 LBBB）

传导障碍（伴 1：1 房室传导且 PR 间期正常）的评估建议见表 3 - 39。

表 3 - 39　传导障碍（伴 1：1 房室传导且 PR 间期正常）的评估建议

建议	推荐级别	证据级别
新发左束支阻滞患者，建议经行胸超声心动图检查，以排除结构性心脏病	I	B - NR

续表

建议	推荐级别	证据级别
传导系统疾病致临床症状的患者，怀疑房室阻滞时，行动态心电图检测是有用的	I	C – LD
非左束支阻滞的其他室内传导障碍患者，如果怀疑结构性心脏病，经胸超声心动图检查是合理的	Ⅱa	B – NR
有间歇性心动过缓症状（如头晕、晕厥）的患者，心电图提示传导系统疾病但无房室阻滞，行电生理检查是合理的	Ⅱa	B – NR
左束支阻滞患者，怀疑结构性心脏病而超声心动图无异常发现的时，行进一步影像学检查（如心脏磁共振、CT、核医学检查）是合理的	Ⅱa	C – LD
有传导系统广泛异常（双分支或三分支传导阻滞）的无症状患者，可以考虑动态心电图检查，以明确是否存在更高程度的房室阻滞	Ⅱb	C – LD
无症状的左束支阻滞患者，怀疑缺血性心脏病时，可考虑进一步负荷显像检查	Ⅱb	C – LD

6.2　传导障碍（伴房室1∶1传导）的处理

传导障碍处理流程见图3–9。

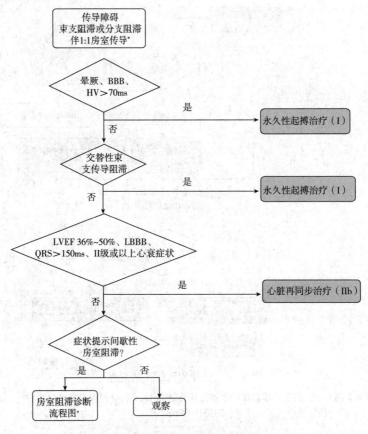

图3–9　传导障碍的处理流程

* 严重一度房室阻滞或一度房室阻滞伴神经肌肉疾病，见图3–7，房室阻滞流程；⁺ 见图3–3

传导障碍（伴1∶1房室传导且PR间期正常）的处理建议见表3–40。

表 3 – 40　传导障碍（伴 1∶1 房室传导且 **PR** 间期正常）的处理建议

建议	推荐级别	证据级别
晕厥伴束支阻滞的患者，电生理检查发现 HV 间期≥70ms 或阻滞部位在房室结以下的证据，建议永久起搏治疗	I	C – LD
交替性束支阻滞患者，建议行永久起搏治疗	I	C – LD
Kearns – Sayre 综合征合并传导系统疾病的患者，永久起搏是合理的。如病情需要且预期有意义生存寿命超过一年者，可增加除颤功能	II a	C – LD
Anderson – Fabry 病合并 QRS 时限超过 110ms，可考虑永久起搏治疗，病情需要且预期有意义生存寿命超过一年者，可增加除颤功能	II b	C – LD
左室射血分数轻度降低（36% ~ 50%）伴左束支阻滞（QRS≥ 150ms）的心力衰竭患者，可以考虑 CRT 治疗	II b	C – LD
无症状的伴 1∶1 房室传导的孤立性传导系统疾病患者，不建议永久起搏治疗（无其他起搏适应证）	III：有害	B – NR

7　特殊人群

7.1　围手术期管理

7.1.1　非心脏手术或操作期间存在心动过缓风险的患者

非心脏手术或操作期间存在心动过缓风险患者的建议见表 3 – 41。

表 3 – 41　非心脏手术或操作期间存在心动过缓风险患者的建议

建议	推荐级别	证据级别
因病情或手术类型导致术中或围手术期心动过缓高危的患者，放置经皮起搏电极是合理的	II a	B – NR
LBBB 患者术中需要肺动脉导管监测时，无须常规预防性准备经静脉临时起搏	III：有害	B – NR

7.1.2　心脏手术后心动过缓和传导障碍

7.1.2.1　冠状动脉旁路移植术

单纯冠状动脉旁路移植术后起搏的建议见表 3 – 42。

表 3 – 42　单纯冠状动脉旁路移植术后起搏的建议

建议	推荐级别	证据级别
单纯冠状动脉旁路移植术出现新发窦房结功能障碍或房室阻滞伴持续症状或血液动力学不稳定，且术后未能恢复的患者，建议出院前行永久起搏治疗	I	B – NR
单纯冠状动脉旁路移植术患者常规放置临时心外膜起搏导线是合理的	II a	B – NR
将来可能需要 CRT 或心室起搏行冠状动脉旁路移植术的患者，可以考虑术中放置永久左室心外膜电极	II b	C – EO

7.1.2.2　心房颤动外科手术

心房颤动外科手术后起搏的建议见表 3 – 43。

表 3 - 43　心房颤动外科手术后起搏的建议

建议	推荐级别	证据级别
因房颤行外科手术的患者，建议常规放置临时心外膜起搏电极	I	B - NR
因房颤行外科手术出现新发窦房结功能障碍或房室阻滞伴持续症状或血液动力学不稳定，且术后未能恢复者，建议出院前行永久起搏治疗	I	B - NR
将来可能需要 CRT 或心室起搏的行房颤外科手术的患者，可以考虑术中放置永久左室心外膜电极	IIb	C - EO

7.1.2.3　瓣膜手术

（1）主动脉瓣外科置换术或修补术　主动脉瓣外科手术后的起搏建议见表 3 - 44。

表 3 - 44　主动脉瓣外科手术后的起搏建议

建议	推荐级别	证据级别
行主动脉瓣置换或修补术的患者，推荐常规放置临时心外膜起搏电极	I	C - LD
行主动脉瓣置换或修补术的患者，如果出现新发窦房结功能障碍或房室阻滞伴持续症状或血液动力学不稳定，术后未能恢复，建议出院前行永久起搏	I	B - NR
行主动脉瓣置换或修补术的患者，如果将来可能需要 CRT 或心室起搏，可以考虑术中放置永久左室心外膜电极	IIb	C - EO

（2）二尖瓣外科手术　二尖瓣外科手术后的起搏的建议见表 3 - 45。

表 3 - 45　二尖瓣外科手术后的起搏的建议

建议	推荐级别	证据级别
行二尖瓣修补或置换术的患者，如果出现新发窦房结功能障碍或房室阻滞伴持续症状或血液动力学不稳定，且术后未能恢复的患者，建议出院前行永久起搏治疗。	I	B - NR
行二尖瓣外科手术的患者，常规放置临时心外膜起搏电极是合理的。	IIa	C - LD
行二尖瓣修补或置换术的患者，如果将来可能需要 CRT 或心室起搏，可以考虑术中放置永久左室心外膜电极。	IIb	C - EO

（3）三尖瓣外科手术　三尖瓣外科手术后的起搏的建议见表 3 - 46。

表 3 - 46　三尖瓣外科手术后的起搏的建议

建议	推荐级别	证据级别
行三尖瓣外科手术的患者，建议常规放置临时心外膜起搏电极	I	C - LD
行三尖瓣外科手术的患者，如果出现新发窦房结功能障碍或房室阻滞伴持续症状或血液动力学不稳定，且术后未能恢复，建议出院前行永久起搏	I	B - NR
行三尖瓣更换或修补术患者，如果术后房室阻滞风险高，术中放置永久心外膜电极是合理的	IIa	C - LD

7.1.2.4　经导管主动脉瓣置换术

经导管主动脉瓣置换术后传导障碍的建议见表 3 - 47。

表3-47　经导管主动脉瓣置换术后传导障碍的建议

建议	推荐级别	证据级别
经导管行主动脉瓣置换术的患者，如果出现新发房室阻滞伴持续症状或血流动力学不稳定，且术后未能恢复，建议出院前行永久起搏治疗	I	B-NR
经导管行主动脉瓣置换术的患者，如果出现新发的持续束支阻滞，密切监测心动过缓是合理的	IIa	B-NR
经导管行主动脉瓣置换术的患者，如果出现新发的持续左束支阻滞，可以考虑植入永久性起搏器	IIb	B-NR

7.1.2.5　心脏移植、心肌切除术和室间隔酒精消融

肥厚型心肌病患者的心肌切除术和室间隔酒精消融的建议见表3-48。

表3-48　肥厚型心肌病患者的心肌切除术和室间隔酒精消融的建议

建议	推荐级别	证据级别
行室间隔酒精消融或心肌切除术的患者，如果出现二度II型房室阻滞，高度房室阻滞或持续性完全房室阻滞，建议出院前行永久起搏治疗	I	B-NR
经选择的肥厚型心肌病患者，如果室间隔酒精消融术或心肌切除术后需要永久起搏，心脏猝死风险高，且预期有意义生存时间大于1年，植入有除颤功能的起搏器是合理的	IIa	B-NR
肥厚型心肌病患者，行室间隔酒精消融或心肌切除术后有迟发房室阻滞风险，可以考虑长程动态心电图监测	IIb	C-LD
肥厚型心肌病患者，行室间隔酒精消融术中，可以考虑行电生理检查评估室房传导功能，以预测未来发生房室阻滞的风险	IIb	C-LD

7.2　成人先天性心脏病心动过缓的管理

成人先天性心脏病心动过缓患者管理的建议见表3-49。

表3-49　成人先天性心脏病心动过缓患者管理的建议

建议	推荐级别	证据级别
成人先天性心脏病（ACHD）患者伴症状性窦房结功能障碍或变时功能不良，建议行心房起搏基础上的永久起搏治疗	I	B-NR
ACHD患者，有房室阻滞相关的症状性心动过缓，建议行永久起搏治疗	I	B-NR
成人先天性房室阻滞伴症状性心动过缓，宽QRS波逸搏心律，日间平均心率低于50次/分，室性异位心律或心室功能不全的患者，建议行永久起搏治疗	I	B-NR
ACHD患者术后出现二度II型房室阻滞，高度房室阻滞或三度房室阻滞且预期无法恢复的患者，建议行永久起搏治疗	I	B-NR
无症状的先天性完全房室阻滞成人患者，行永久起搏治疗是合理的	IIa	B-NR
成人ACHD修复术后，有心动过缓适应证需行永久起搏治疗的患者，植入有抗房性心动过速起搏功能的起搏器是合理的	IIa	B-NR
成人ACHD患者行心脏外科手术，既往有窦房结和（或）房室结传导疾病，术中放置心外膜永久起搏电极是合理的	IIa	C-EO
植入起搏器的成人ACHD患者，可以考虑植入有心房起搏预防房性心律失常功能的永久性起搏器	IIb	B-NR
有静脉向体循环心内分流的ACHD患者，放置心内膜起搏电极有潜在的危害	III：有害	B-NR

7.3　急性心肌梗死伴心动过缓患者管理

急性心肌梗死伴心动过缓患者管理的建议见表3-50。

表3-50　急性心肌梗死伴心动过缓患者管理的建议

建议	推荐级别	证据级别
急性心肌梗死患者，如果有窦房结功能障碍或房室阻滞相关的药物治疗无效的症状性或影响血液动力学的心动过缓，应当行临时起搏治疗	I	B-NR
急性心肌梗死期间发生窦房结功能障碍或房室阻滞，决定行永久起搏治疗前应当有一段观察期	I	B-NR
急性心肌梗死患者伴二度Ⅱ型房室阻滞，高度房室阻滞，交替性束支阻滞或三度房室阻滞（持续性或房室结下），于观察期后适宜行永久起搏	I	B-NR
急性心肌梗死患者伴症状性或影响血液动力学的窦性心动过缓或房室结水平阻滞，经静脉给予阿托品是合理的	Ⅱa	B-NR
急性心肌梗死伴一过性房室阻滞随后恢复传导的患者，不应行永久起搏治疗	Ⅲ：有害	B-NR
急性心肌梗死伴新发束支阻滞或单分支传导阻滞而无二度或三度房室阻滞的患者，不应行永久起搏	Ⅲ：有害	B-NR

7.4　神经系统疾病

癫痫伴症状性心动过缓患者的建议见表3-51。

表3-51　癫痫伴症状性心动过缓患者的建议

建议	推荐级别	证据级别
癫痫伴严重症状性心动过缓（发作性心动过缓），抗癫痫药物无效时，行永久性起搏以减轻症状是合理的	Ⅱa	C-LD

8　需永久起搏患者的室性心律失常风险的评估

心动过缓和传导组织病变需起搏治疗且同时可能存在室性心律失常风险患者处理的建议见表3-52。

表3-52　心动过缓和传导组织病变需起搏治疗且同时可能存在室性心律失常风险患者处理的建议

建议	推荐级别	证据级别
需永久起搏治疗的患者于植入起搏器之前，应当评估未来发生室性心律失常的风险及对ICD的需求	I	B-NR

9　共同决策

基于指南的心动过缓起搏适应证，共同决策起搏器植入的建议见表3-53。

表 3 - 53　基于指南的心动过缓起搏适应证，共同决策起搏器植入的建议

建议	推荐级别	证据级别
症状性心动过缓或传导障碍的患者，医生和患者应当参与共同决策的过程，确定治疗决策需要考虑最佳获益的证据支持，还要考虑患者的治疗目标，偏好和价值观	I	C - LD
考虑植入起搏器，或已有起搏器而需要行电极重置或脉冲发生器更换的患者，应当根据治疗目标，偏好和价值观，告知患者的获益和风险，包括可能的近期和远期并发症和可能的替代疗法	I	C - LD
有永久起搏适应证，但有严重合并症以至于起搏治疗可能不会提供临床获益，或其治疗目标严重相悖于起搏器治疗的患者，不应当行起搏器植入或更换	Ⅲ：有害	C - LD

10　终止起搏治疗

终止起搏治疗的建议见表 3 - 54。

表 3 - 54　终止起搏治疗的建议

建议	推荐级别	证据级别
因更换起搏器脉冲发生器或处理起搏器相关并发症而就诊的患者，如原有起搏适应证已不存在或有疑问，在关闭起搏治疗后经过一段时期的监测，评估症状后，终止起搏治疗是合理的	Ⅱa	C - LD

（译者：周益锋　郭　飞）

第四篇

2019 HRS 优化植入式心律转复除颤器程控和测试专家共识更新

目录

1　摘要

《2015 HRS ／ EHRA ／ APHRS ／ SOLAECE 关于优化植入式心律转复除颤器程控和测试的专家共识声明》为植入式心律转复除颤器（ICD）患者进行心动过缓程控、心动过速识别、心动过速治疗和除颤测试提供了指导。这 32 条建议代表了专家组的共识意见，并按建议等级和证据等级进行了分级。此外，本文重点阐述不同生产厂家如何将这些建议用于临床实践，并与正文中的建议保持一致。在某些情况下，某些厂家的装置研究所得质量证据为指导的程控建议，也被用于另一厂家的 ICD 程控设置中。作者发现，这些数据尽管没有经过正式测试，但却是可靠的，具有一致性并可推广到 ICD 指定的厂家和型号以外。不出所料，由于这些建议代表了平衡风险后的策略选择，所以有报告指出，关于 ICD 程控的不良作用已记录在本文的建议中。该建议已进行了审查和更新，以便最大程度地减少此类不良作用。值得注意的是，那些没有接受不必要的 ICD 治疗的患者，并没有意识到可以避免潜在的伤害，然而那些 ICD 治疗恶性心律失常失败患者的事件则被详细记录。修订后的建议采用以下原则：随机试验和大样本注册数据用于程控指导，而非经验证据。但这些建议不应取代主管医生的意见，因为其是综合考虑了患者的临床状况和预期结果而进行的临床决策。

【关键词】抗心动过速起搏；心动过缓的模式和频率；除颤测试；植入式心律转复除颤器；程控；心源性猝死；心动过速识别；心动过速治疗；室性心动过速；心室颤动

Heart Rhythm Society（HRS）美国心律协会；European Heart Rhythm Society（EHRS）欧洲心律协会；Asia Pacific Heart Rhythm Society（APHRS）亚太心律协会；Latin American Heart Rhythm Society（LAHRS）拉丁美洲的心律协会。

2　指定厂家 ICD 程控建议

下面列出的指定厂家的程控设置/选择是基于临床专业知识和临床试验数据，如《2015 HRS ／ EHRA ／ APHRS ／ SOLAECE 关于优化植入式心脏复律除颤器程控和测试的专家共识声明》中所述，本文作为附录 B，是其中的一部分。这些推荐的设置/选择代表着写作委员会不懈且真诚的努力，他们将共识声明关于装置设置/选择的建议翻译为针对植入式心律转复除颤器（ICD）的四种特定临床问题/治疗方法，取得了充分共识，并通过支持数据来作出推荐，以便改善具有这些 ICD 临床问题/治疗方法的患者的安全性、发病率和死亡率。但这些仅是写作委员会的建议。并不代表 HRS、

EHRA、LAHRS（以前为 SOLAECE）或 APHRS 的立场或建议，也不代表厂家的默认设置或在这些装置的临床试验期间的精确程控测试数据，同时也不一定是这些装置厂家推荐的设置/选择。这些推荐的设置/选择并非在所有情况下都适用。如共识声明引言所述："必须根据患者的具体临床情况和该患者的可用数据，提供对患者的个体化管理"。每位主管医师必须仔细考虑患者的具体情况，并确定这些推荐的设置/选择是否适合该患者。

2.1 Abbott（原圣犹达，St. Jude Medical）

＊非默认设置用星号标记。

心动过缓	单腔
	VVI 40bpm
	双腔
	DDD，自身心室优先（VIP）±频率应答
	CRT
	DDD ± 频率应答
	考虑 SyncAV＊（如果房室传导正常）

识别	无室速病史的患者
	VF：30 个间期[*1]，240 或 250 次/分＊
	VT2：30 个间期[*1]，187 次/分＊
	VT：监测，由使用者决定
	已知室速周长的患者
	VF：30 个间期[*1]，240 或 250 次/分
	VT2：30 个间期[*1]，187 或 10～20 次/分 < VT 频率＊
	VT：在小于 VT 频率 10～20 次/分作为治疗区间或监测区

[1]：考虑更少的识别间期是合理的，因为 VT 可能跨越两个区，这可能导致 VT 属于两个区，从而有效的识别时间加倍，减少监测间隔可能是合理的。而落在区域外的心搏有时会重置计数器，所以感知不好的患者也应该考虑更少的监测间隔

治疗	VF：充电时 ATP，8 次脉冲，85% 室速周长。
	所有冲击：最大输出（除非 DFT 引导）。
	注：第一次电击比全部输出低 4～6J
	VT2：ATP，≥1 次 8 个次脉冲，88% VTCL＊。扫描步长 10ms，重新自适应开启，最小周长 200ms。电击均设置为打开。
	VT1：监测区＊和治疗＊与 VT2 相同（用更多 ATP）[3]

[2]：很少情况下，血流动力学稳定的慢频率室速可以不备用电击治疗

SVT 鉴别[3]	单腔	
	远场形态	打开，90%，10 个中有 3 个符合
	所有其他	被动
	双腔/CRT	
	远场形态	打开，90%，10 个中有 3 个符合
	心律失常突发性	打开（默认设置）

| 间期稳定性 | 打开（默认设置） |

上述参数可同时应用

CRT：模板 30 天自动更新，起搏滞后模板设置为"打开"，或远场形态自动更新设置为"关闭"

| SVT 上限频率设置 | 230 次/分 |
| SVT 识别时间超时　关闭 |
| VT 治疗时间超时 | 关闭 |

[3]：完全心脏传导阻滞时，不需要设置 SVT 鉴别

| 排除过感知 | 低频衰减 | 打开 |
| | SecureSense 右室电极噪音鉴别 | 打开 |

2.2　百多力（BIOTRONIK）

*非默认设置用星号标记。

| 心动过缓 | 单腔 |

VVI 40bpm

双腔

DDD，考虑 IRS Plus*/I OPT* ±闭环刺激（CLS）*或带有 Vp 抑制的 DDD *±频率应答

CRT

DDD，由使用者谨慎决定是否选择 DDD – CLS*或频率应答*

| 识别 | 无室速病史的患者[1] |

VF：30/40 个间期*（如可程控，否则为 24/30），231 次/分*

VT2：30 个间期*，188 次/分*

VT1：监测区，由使用者决定

已知室速周长的患者

VF：24/30 个间期*，231 次/分

VT2：30 个间期*，188 次/分*（或 10 ~ 20 次/分 < VT 频率）

VT1：在小于 VT 频率 10 ~ 20 次/分作为治疗区间或监测区，由使用者决定。

[1]：SVT 鉴别与监测区密切相关。如果 >1 次 ATP 达到 250 次/分的频率，另一种替代设置是将治疗分区分为：VF 区 250 次/分，VT2 区 231 次/分和 VT1 区 188 次/分（即无监测区）

| 治疗 | VF：ATP1 次，1 阵 8 个脉冲（Burst）刺激，设置为 88%[2] CL*，全能量输出电击（除非 DFT） |

VT2：ATP，≥1 阵 8 个次脉冲，88%[2]CL*。扫描步长 10ms，重新自适应开启，最小扫描限 200ms。全能量输出电击设置为打开。

VT：监测区*或治疗*与 VT2 相同（倾向于更多 ATP）[3]

[2]：如可程控，否则采用 85%

[3]：很少情况下，血流动力学稳定的慢频率室速可以不设置电击治疗作为备用

SVT 鉴别[4]	单腔	
	形态匹配（MorphMatch）[5]	打开[（*）]
	突发性[6]	关闭
	稳定性	关闭[*]
	持续 VT 计数器	关闭
	双腔/CRT – D	
	SMART	打开（默认设置或已知类型室速）

[4]：完全性心脏阻滞时，不需要设置 SVT 鉴别

[5]：对于 QRS 波较窄且有足够远场振幅的患者推荐使用 MorphMatch。否则，建议使用 20% 心律失常起始突发性和 48ms 的稳定性

[6]：如果将"突发性（Onset）"设置为"打开"，则通过启用"监测区"来提高识别的性能

其他	电极导线完整性检查	打开
	家庭监测	打开 *（如果可用）

2.3 波士顿科学（Boston Scientific）

*非默认设置用星号标记。

心动过缓	单腔
	VVI 40bpm
	双腔
	DDD，考虑 RYTHMIQ[*] 或 AV Search +[*] ±频率应答
	CRT
	DDD ±频率应答
	考虑应用 Smart Delay 优化 AV 间期设置

识别	无室速病史的患者
	选择 1 – 延迟治疗
	VF：8/10 个间期 +5 秒持续时间[*]，250 次/分[*]
	VT：8/10 个间期 +12 秒持续时间[*]，185 次/分[*]
	VT1：监测，由使用者决定
	选择 2 – 高频率治疗
	VF：8/10 个间期 +2.5 秒持续时间[*]，200 次/分[*]
	VT – 1：监测，由使用者决定
	已知室速周长的患者
	VF：5 秒持续时间[*]，250 次/分[*]
	VT：12 秒持续时间[*]，185 次/分[*] 或 10~20 次/分小于室速频率
	VT – 1：≥12 秒持续时间[*]，小于 VT 频率 10~20 次/分作为治疗区间或监测区

治疗	VF：Quick Convert 设置为"打开"，300 次/分[*]（如果可用）
	所有电击除颤：最大输出电量（除非 DFT 引导）
	VT：ATP – 1 扫描，≥1 阵 8 个次脉冲[*]，84%[*] 联律间期和周长（最小 200ms

＊）。扫描步长 10ms 递减＊，重新自适应开启，最小扫描限 200ms。全能量输出电击设置为打开。

ATP－2：关闭

所有除颤：打开

VT－1：与室速相同，倾向于更多 ATP[1]

[1]：很少情况下，血流动力学稳定的慢频率速室速可以不设置备用电击

SVT 鉴别[2]	ICD	
	RhythmID	打开
	CRT－D	
	突发性/稳定性：打开	或 RhythmID：打开＊
	频率持续时间（SRD）	关闭＊
	频率达到 230 次/分时，才开始 SVT 鉴别	

[2]：完全性心脏阻滞时，不需要设置 SVT 鉴别

排除过度感知	检测到非生理信号	打开
其他	打开"超出范围时发出蜂鸣声"，每天进行电极导线测量＊	
	右室起搏阻抗突变警报（范围）设置为打开	
	单腔：右室起搏百分比警报设置为打开	
	双腔：非房室阻滞患者，考虑将右室起搏百分比警报设置为打开	
	CRT－D：考虑将 CRT 起搏百分比警报设置为打开	
皮下 ICD 设置	除颤区：≥230 次/分	
	条件区：≥200 次/分或 < VT 周长（如果已知）	
	考虑将电击后起搏功能设置为打开	

2.4　美敦力（Medtronic）

＊非默认设置用星号标记。

心动过缓	单腔
	VVI 40bpm
	双腔
	DDD，考虑心室起搏管理（MVP；AAI↔DDD）±频率应答
	CRT
	DDD ±频率应答
	患者房室传导正常和 LBBB－考虑应用 Adaptive BiV 和 LV＊
识别	无室速病史的患者
	VF：30/40 个间期，188 次/分
	FVT：关闭[1]
	VT：关闭
	VT 监测：由决策者慎重决定
	已知室速周长的患者
	VF：30/40 个间期，188 次/分

FVT：关闭[1]

VT：24[*] 个周期[2]，10 ~ 20 次/分 < 室速频率

VT 监测：由决策者慎重决定

[1]：在 VF 区充电前/充电期间使用 ATP 功能，具有与在 FVT 区使用的相似的作用。采用 FVT 进行多区间程控，可以实现分层 ATP 治疗

[2]：在 VT 区连续计数；因此，根据 PainFree SST 数据，NID 较低

治疗   VF：充电前[*] ATP；Charge Saver 设置为打开

         所有电击除颤：最大输出电量（除非 DFT 引导）

     VT（如果打开）：R × 1：ATP，≥1 阵 8 个次脉冲[*]，88%[*] 室速周长，扫描步长 10ms 递减。

         R × 2 - 6：全能量输出电击设置为打开[3]。

[3]：很少情况下，血流动力学稳定的慢频率室速可以不设备用电击

SVT 鉴别[4]

单腔	
Wavelet	打开
Limit	260ms（230 次/分）
稳定性	关闭
突发性	关闭
双腔/CRT - D	
PR Logic	打开（其他 1 : 1 关闭，直到术后 3 个月电极稳定）
Wavelet	打开
SVT Limit	260ms（230 次/分）
稳定性	关闭
突发性	关闭

[4]：完全性心脏阻滞时，不需要设置 SVT 鉴别

排除过度感知

电极导线完整性警报	打开
T 波过感知	打开（如果可用）
右室电极导线噪音	打开[*] 无超时（如果可用）

2.5 微创（MicroPort）CRM（原 LivaNova 和 Sorin Group）

[*] 非默认设置用星号标记。

心动过缓   单腔

         VVI 40bpm

     双腔

     SafeR（AAI↔DDD）± 频率应答，完全性心脏阻滞患者考虑 DDD[*] 起搏

     CRT

         DDD ± 频率应答，考虑打开每周 AV + VVSonR 优化功能[1]

[1]：需要 SonRtip 心房电极导线带有完整的血流动力学传感器

识别	无室速病史的患者	
	VF：20 个周期[*] +6/8 多数	>225 次/分[*]
	FVT：20 个周期[*] +6/8 多数	230 次/分
	VT：20 或 30 个周期[*]，6/8 多数	185 次/分
	慢频率 VT：监测区由执行者决定	
	已知室速周长的患者	
	VF：20 个周期[*] +6/8 多数	>225 次/分[*]
	FVT：20 个周期[*] +6/8 多数	230 次/分
	VT：≥20 个周期[*] +6/8 多数	185 次/分（或 10 ~ 20 次/分 < VT 频率）
	慢频率 VT：监测区由决策者慎重决定	

治疗　VF：6×42J *

FVT：如果稳定[2]：1 × ATP（Burst，8 个脉冲，85% 周长，然后 6 × 42J *）（除非 DFT 指导）

如果不稳定：6×42J *（除非 DFT 指导）

VT：≥1 × ATP（Burst + Scan，8 个脉冲，85% 周长，8ms 扫描），然后所有的电击均设置为打开[3]

[3]：很少情况下，血流动力学稳定的慢频率室速可以不设备用电击

SVT 鉴别[4]　单腔

一键设置：稳定性 +/Acc

频率，稳定性，突发性程度，VT 长周期搜索

默认设置：突发性 19%，稳定性 65ms（慢室速，室速）；长周期延长 10 个周期；长周期间隙 170ms

双腔/CRT – D

一键设置；PARAD +

频率，稳定性 AV 相关分析，突发性程度，起源的心腔，VT 长周期搜索

默认设置：突发性 25%，稳定性 65ms（慢室速，室速）；长周期延长 10 个周期；长周期间隙 170ms

[4]：完全性心脏阻滞时，不需要设置 SVT 鉴别

排除过度感知	每日监测电极阻抗	打开 *
	每日监测导线线圈连续性	打开 *
	每日检测 V 过感知警报	打开 *
	在固件中硬编码 T 波过滤和噪声识别	

（译者：田　芸）

第五篇

2019 AHA/ACC/HRS 房颤患者
管理指南更新要点

目　录

1　房颤指南重点更新：2014—2019 年指南的比较

房颤指南重点更新：2014～2019 年指南的比较见表 5 – 1。

表 5 – 1　房颤指南重点更新：2014—2019 年指南的比较

指南推荐变化（只包括主要部分）	
2014	2019
不再使用"非瓣膜性房颤"一词	
抗血栓方案的选择	
依度沙班（edoxaban）纳入高危患者抗凝方案的选择	
中重度二尖瓣狭窄和置入机械瓣的患者，不建议应用 CHA_2DS_2 – VaSc 积分，不建议应用 NOAC	
房颤伴终末期肾功能不全患者，不建议应用直接抗凝血酶抑制剂达比加群和 Xa 因子抑制剂利伐沙班及依度沙班（edoxaban）	
血栓栓塞的预防	
持续 48 小时以上的房颤和房扑，或房颤持续时间未知时，建议在复律前 3 周和复律后 4 周应用华法林（INR 2.0 – 3.0）、Xa 因子抑制剂或直接凝血酶抑制剂	升级为 I 类推荐
持续 <48 小时的房颤和房扑，CHA_2DS_2 – VASc 积分男性≥2 分，女性≥3 分，复律前应尽早给予肝素、Xa 因子抑制剂或直接凝血酶抑制剂，随后进行长期抗凝治疗	降级为 Ⅱa 类推荐

$\boxed{}$ I　　$\boxed{}$ Ⅱa　　$\boxed{}$ Ⅱb　　$\boxed{}$ Ⅲ

2014 - 2019 指南的比较（第 2 部分）

新的建议
抗血栓药物的选择
除外中重度二尖瓣狭窄或置入机械瓣的房颤患者，建议优先选择 NOAC，再考虑应用华法林
停药和桥接抗凝治疗
致命性大出血和急诊手术时，建议应用达比加群拮抗剂依达珠单抗（Idarucizumab）
Andexanet Alfa 是阿哌沙班（Apixaban）和利伐沙班（Rivaroxaban）的拮抗剂
经皮二尖瓣封堵术
既往有长期应用抗凝药物的禁忌证，同时又是高危血栓栓塞事件的房颤患者，建议经皮左心耳封堵术用于有卒中高危因素的患者
心力衰竭时房颤的导管消融治疗
有心力衰竭和 LVEF 降低的有症状的房颤患者，行导管消融是合理的
急性冠脉综合征伴房颤
冠脉支架植入术后，如果选择三联抗凝治疗，氯吡格雷优于普拉格雷
冠脉支架植入术后，应用 P2Y$_{12}$ 抑制剂和维生素 K 拮抗剂的双联抗凝治疗是合理的
冠脉支架植入术后，应用氯吡格雷和低剂量利伐沙班（15mg 次/天）的双联治疗是合理的
冠脉支架植入术后，应用 P2Y$_{12}$ 抑制剂和达比加群（150mg 2 次/天）的双联治疗是合理的。
急性冠脉综合征支架植入术且卒中风险增高的房颤患者，如果行三联抗凝治疗，4～6 周后可考虑转换为双联抗凝治疗
器械检测到的房颤和房扑
心脏植入式电子设备患者，心房高频事件（AHRE）应立即进一步评估
不能长期进行动态心电图监测的隐源性卒中患者，合理的方法是植入埋藏式心脏监护仪以检测无症状房颤
减体重
超重/肥胖的患者，应减体重，控制其他危险因素

2 抗凝药物的选择——权衡风险和获益

抗凝药物的选择——权衡风险和获益见表 5 - 2。

表 5 - 2 抗凝药物的选择——权衡风险和获益

建议	推荐级别	证据级别
对于 CHA$_2$DS$_2$ - VASc 积分男性≥2，女性≥3 者，建议口服抗凝治疗选择包括： ● 华法林（LOE：A） ● 达比加群（LOE：B） ● 利伐沙班（LOE：B） ● 阿哌沙班或（LOE：B） ● 依度沙班（LOE：B - R） 修改：随着依度沙班（新型 Xa 抑制剂）临床应用的批准，此项建议随之进行了更新，后续建议中详细介绍 CHA$_2$DS$_2$ - VASc 的应用。采用新的证据系统，华法林、达比加群、利伐沙班和阿哌沙班的证据级别并未更新	I	A B B B B - R

建议	推荐级别	证据级别
适合应用 NOAC 的房颤患者，推荐 NOACs（达比加群、利伐沙班、阿哌沙班和依度沙班）替代华法林（除外中重度二尖瓣狭窄或置入机械瓣的患者） 新增：当前排除标准为"中重度二尖瓣狭窄或置入机械瓣"。将所有 NOAC 临床试验视为整体，可以发现，直接抗凝血酶抑制剂和 Xa 抑制剂在预防卒中和系统性栓塞方面，至少不劣于甚至在一些试验中优于华法林，与较低的严重出血风险相关	I	A
应用华法林治疗的患者，开始抗凝治疗时，至少每周监测 1 次 INR，当抗凝治疗稳定（INR 达标）后，至少每月一次测定 INR 修改：抗栓治疗改为抗凝治疗	I	A
房颤患者（除中重度二尖瓣狭窄或置入机械瓣），建议使用 CHA_2DS_2-VASc 积分进行卒中风险评估 修改：当前排除标准为"中重度二尖瓣狭窄或置入机械瓣"。补充文本中介绍置入生物瓣的房颤患者的相关情况	I	B
置入机械瓣的房颤患者，推荐华法林 修改：新的内容在补充文本中	I	B
抗凝药物的选择，应该基于血栓栓塞的风险而不是房颤的类型（阵发、持续还是永久） 修改：抗栓更改为抗凝	I	B
NOAC 抗凝治疗前，应评估肝肾功能，之后至少每年评估一次 修改：增加了对肝功能的评价。证据级别从 B 升级为 B-NR。增加了新的证据	I	B-NR
房颤患者的抗凝治疗方案的选择，应与患者讨论中风与出血的绝对和相对风险，患者的价值观和意愿，共同做出个体化选择 修改：抗栓改为抗凝	I	C
对于房扑患者的抗凝治疗方案，建议依据房颤相同的风险评估工具 修改：抗栓改为抗凝	I	C
建议定期重新评估抗凝治疗的必要性和方案的选择，以重新评估中风和出血的风险 修改：抗栓改为抗凝	I	C
房颤患者，如果用华法林无法维持治疗水平的 INR 值（除外中重度二尖瓣狭窄或置入机械瓣），建议使用 NOAC 修改：除外标准定义为中重度二尖瓣狭窄或机械瓣患者，并且随着依度沙班的批准，再次修订了建议	I	C-EO
房颤患者，CHA_2DS_2-VASc 积分为 0 的男性或为 1 的女性（除外中重度二尖瓣狭窄或机械瓣患者），不进行抗凝治疗是合理的 修改：除外标准为中重度二尖瓣狭窄或置入机械瓣的患者	IIa	B
房颤患者，CHA_2DS_2-VASc 积分≥2 的男性或≥3 的女性，并伴有终末期肾病（肌酐清除率<15ml/min）或接受透析治疗，口服华法林（INR2-3）或阿哌沙班抗凝治疗可能是合理的 修改：增加了新证据，证据级别从 D 升级为 D-NR	IIb	B-NR
房颤患者（除外中重度二尖瓣狭窄或置入机械瓣），中重度肾功能不全而且 CHA_2DS_2-VASc 积分高的房颤患者［肌酐≥1.5mg/dl（阿哌沙班），肌酐清除率 15~30ml/min（达比加群），肌酐清除率≤50ml/min（利伐沙班），肌酐清除率 15~50ml/min（依度沙班）］，可考虑减量应用直接抗凝血酶抑制剂和 Xa 抑制剂（例如达比加群、利伐沙班、阿哌沙班或依度沙班等）。 修改：排除标准为中重度二尖瓣狭窄或置入机械瓣的患者，并且随着依度沙班的批准，再次修订了建议，证据级别从 C 升级为 B-R	IIb	B-R

续表

建议	推荐级别	证据级别
房颤患者（除外中重度二尖瓣狭窄或置入机械瓣），CHA_2DS_2-VASc 积分为 1 的男性或为 2 的女性，可以考虑口服抗凝药降低血栓栓塞性中风的风险 修改：排除标准为中重度二尖瓣狭窄或置入机械瓣的患者，增加了按照性别分开进行风险评分的证据。证据级别从 C 升级为 C-LD	Ⅱb	C-LD
房颤患者伴终末期肾病或接受透析治疗，由于临床试验中并无证据显示获益大于风险，不建议应用直接抗凝血酶抑制剂达比加群或 Xa 抑制剂利伐沙班或依度沙班 修改：包含了新数据，依度沙班获得 FDA 批准，已增加至推荐中，证据级别从 C 升级为 C-EO	Ⅲ 无益	C-EO
置入机械瓣的房颤患者，不建议应用直接抗凝血抑制剂达比加群 修改：增加了新证据，证据级别从 B 升级为 B-R，其他 NOACs 的资料详见补充文本	Ⅲ 有害	B-R

3　停药和桥接治疗的建议

停药和桥接治疗的建议见表 5-3。

表 5-3　停药和桥接治疗的建议

建议	推荐级别	证据级别
置入机械瓣的房颤患者，如果需要中断正在进行的华法林治疗，建议使用普通肝素或低分子肝素进行桥接治疗。决定是否行桥接治疗应权衡卒中或出血风险	Ⅰ	C
未置入机械瓣的房颤患者，如果需要中断正在进行的华法林治疗，决定是否进行桥接治疗（普通肝素或低分子肝素），应权衡卒中和出血风险，以及不抗凝的持续时间 修改：增加了新证据，证据级别从 C 升级为 B-R	Ⅰ	B-R
致命性大出血和急诊手术时，依达珠单抗可用于逆转达比加群的作用 新增：已经发表关于依达珠单抗的新证据，支持证据级别为 B-NR	Ⅰ	B-NR
致命性或不可控制的大出血时，Andexanet alfa 可用于逆转利伐沙班或阿哌沙班的作用 新增：已经发表关于 Andexanet alfa 的新证据，支持证据级别为 B-NR	Ⅱa	B-NR

4　经皮左心耳封堵的建议

经皮左心耳封堵的建议见表 5-4。

表 5-4　经皮左心耳封堵的建议

推荐	推荐级别	证据级别
房颤卒中风险增加但有长期抗凝禁忌证的患者，可考虑经皮左心耳封堵 新增：Watchman 设备的临床试验数据和 FDA 批准使得此项建议成为必需的	Ⅱb	B-NR

5　外科手术 - 左心耳封堵/切除的建议

外科手术 - 左心耳封堵/切除的建议见表 5-5。

表 5 – 5　外科手术 – 左心耳封堵/切除的建议

推荐	推荐级别	证据级别
房颤患者行外科手术时，可考虑同时行外科左心耳封堵/切除，作为系统管理房颤的一部分 修改：由于有新的证据支持，证据级别从 C 升级为 B – NR	Ⅱb	B – NR

6　预防血栓栓塞的建议

预防血栓栓塞的建议见表 5 – 6。

表 5 – 6　预防血栓栓塞的建议

建议	推荐级别	证据级别
房颤或房扑持续时间 ≥48 小时或持续时间未知的患者，建议转复前至少 3 周应用华法令（INR 2.0 – 3.0）、Xa 拮抗剂或直接凝血酶抑制剂，转复后应用上述药物抗凝 4 周。无论 $CHA_2DS_2 - VASc$ 评分多少或用哪种方法转复房颤（电复律或药物复律） 修改：2014 年房颤指南关于复律前后应用华法林的建议与 2014 年房颤指南应用 NOACs 的建议合并为一项。应用 NOACs 的证据级别从 2014 年房颤指南的 COR Ⅱ/LOE C 升级为 COR I/LOE B – R，这是根据其他评估心脏复律过程中使用 NOAC 的试验做出的调整	I	B – R
房颤或房扑持续时间 ≥48 小时或持续时间未知的患者，如果因血流动力学不稳定而需要紧急复律，建议尽可能早开始抗凝治疗，除非有禁忌证，复律后至少抗凝 4 周	I	C
无论持续多久的房颤，转复后，长期抗凝治疗的决定应基于患者血栓栓塞和出血的风险 修改：在做出长期抗凝治疗决策时，较 2014 年房颤指南更加强调应注意出血的风险	I	C – EO
房颤或房扑持续时间 <48 小时，$CHA_2DS_2 - VASc$ 评分≥2 的男性患者或≥3 的女性患者，复律之前应考虑尽早应用肝素、Xa 抑制剂或直接凝血酶原抑制剂，复律后应接受长期抗凝治疗 修改：建议级别从 2014 年指南的 I 级调整为 Ⅱa，证据等级从 C 升高至 B – NR。另外，指定应用 $CHA_2DS_2 - VASc$ 评分来制定抗凝策略	Ⅱa	B – NR
房颤或房扑持续时间 ≥48 小时或持续时间未知，且之前 3 周未应用抗凝药物的患者，在复律之前行经食道超声检查确定无左房，包括左心耳，血栓再行复律是合理的，前提是经食道超声心动图检查之前已开始抗凝治疗，并在复律后至少持续抗凝 4 周	Ⅱa	B
房颤或房扑持续时间 <48 小时，$CHA_2DS_2 - VASc$ 评分 0 分的男性患者或 1 分的女性患者，转复之前可以考虑应用肝素、Xa 抑制剂、直接凝血酶原抑制剂或不应用抗凝治疗，复律后不需要口服抗凝药物 修改：证据级别从 2014 年房颤指南的 C 升高为 B – NR，基于两项注册研究的证据，以及从研究结果中得出的特定的 $CHA_2DS_2 - VASc$ 分数	Ⅱb	B – NR

7　心力衰竭患者房颤的导管消融建议

心力衰竭患者房颤的导管消融建议见表 5 – 7。

表 5 – 7　心力衰竭患者房颤的导管消融建议

建议	建议级别	证据级别
选择有症状的心力衰竭伴房颤，且 LVEF 值减低的患者，行房颤导管消融是合理的，有可能降低死亡率和减少心力衰竭的住院率 新增：与房颤患者的药物治疗相比，新发表的证据，包括一些数据，支持房颤导管消融降低死亡率	Ⅱb	B – R

8 房颤并发急性冠脉综合征患者的建议

房颤并发急性冠脉综合征患者的建议见表 5 – 8。

表 5 – 8 房颤并发急性冠脉综合征患者的建议

建议	建议级别	证据级别
急性冠脉综合征伴房颤且系统性血栓栓塞风险增加的患者（$CHA_2DS_2 – VASc$ 风险评分≥2），除外出血风险超过预期获益的情况，均应该进行抗凝治疗 修改：有新发布的数据支持。证据级别已从 2014 年房颤指南的 C 更新为 B – R。抗凝治疗选择详见补充文本	I	B – R
急性冠脉综合征伴新发房颤的患者，如果有血流动力学不稳定，急性心肌缺血发作，或心室率控制不佳的情况，建议紧急电复律转复房颤	I	C
急性冠脉综合征伴房颤的患者，如果无心力衰竭，无血流动力学不稳定，或无支气管痉挛，建议静脉应用 β 受体阻滞剂降低快速心室率	I	C
房颤患者如果卒中风险增加（$CHA_2DS_2 – VASc$ 风险评分≥2），并且因急性冠脉综合征接受经皮冠状动脉介入治疗并置入冠脉内支架，正在接受三联抗凝治疗（口服抗凝药、阿司匹林和 $P2Y_{12}$ 抑制剂），优先选择氯吡格雷而不是普拉格雷是合理的 新增：有新发布的数据支持	II a	B – NR
房颤患者如果卒中风险增加（$CHA_2DS_2 – VASc$ 风险评分≥2），曾接受经皮冠状动脉介入治疗并置入冠脉内支架，与三联疗法比较，应用 $P2Y_{12}$ 抑制剂（氯吡格雷或替卡格雷）和剂量调整后的维生素 K 拮抗剂的双联抗凝治疗，可以降低出血的风险 新增：有新的随机对照研究数据，两项注册研究数据和一个回顾性队列研究数据	II a	B – R
房颤患者如果卒中风险增加（$CHA_2DS_2 – VASc$ 风险评分≥2），曾接受经皮冠状动脉介入治疗并置入支架，与三联疗法比较，应用 $P2Y_{12}$ 抑制剂（氯吡格雷）和小剂量利伐沙班（每日 15mg）的双联抗凝治疗，可以降低出血风险 新增：有新发布的数据支持	II a	B – R
房颤患者如果卒中风险增加（$CHA_2DS_2 – VASc$ 风险评分≥2），曾接受经皮冠状动脉介入治疗并置入冠脉内支架，与三联疗法比较，应用 $P2Y_{12}$ 抑制剂（氯吡格雷）和达比加群 150mg 每日两次的双联抗凝治疗，可以降低出血风险 新增：有新发布的数据支持	II a	B – R
房颤患者如果卒中风险增加（$CHA_2DS_2 – VASc$ 风险评分≥2），因急性冠脉综合征已置入冠脉内支架（药物洗脱或裸支架），正在接受三联抗凝治疗（口服抗凝药、阿司匹林和 $P2Y_{12}$ 抑制剂），可以考虑在 4~6 周内过渡到双联抗凝治疗（口服抗凝药和 $P2Y_{12}$ 抑制剂） 新增：有新发布的数据支持	II b	B – R
急性冠脉综合征伴房颤，有严重左室功能不全和心力衰竭或血流动力学不稳定的患者，可以考虑应用胺碘酮或地高辛减慢快速心室率	II b	C
急性冠脉综合征伴房颤，没有明显的心力衰竭或血液动力学不稳定的患者，可以考虑应用非二氢吡啶类钙拮抗剂减慢快速心室率	II b	C

9 心脏植入电子设备检测对房颤和房扑的建议

心脏植入电子设备检测对房颤和房扑的建议见表 5 – 9。

表 5-9 心脏植入电子设备检测对房颤和房扑的建议

建议	建议级别	证据级别
心脏植入电子设备（起搏器或心脏复律除颤器）的患者，如果记录到高频率心房事件（AHREs），应进一步评估，以发现临床相关的房颤，并指导治疗决策	I	B-NR
隐源性卒中（例如原因不明的卒中），外体动态监测无法确定诊断的患者，置入心脏监护仪（环形记录器）有助于发现静默房颤	IIa	B-R

10 房颤患者减体重的建议

房颤患者减体重的建议见表 5-10。

表 5-10 房颤患者减体重的建议

建议	建议级别	证据级别
超重或肥胖的房颤患者，建议减体重，并同时矫正危险因素 新增：有新数据表明减肥和矫正风险因素有助于控制房颤	I	B-R

（译者：何金山 李学斌）

第六篇

2019 EHRA 无症状性心律失常的管理共识

无症状性心律失常在临床工作中比较常见。虽然特别针对这些无症状性心律失常的临床研究相对较少，但大部分心律失常仍然需要恰当的诊断、预后评估和治疗，以避免发生不良后果，比如卒中、系统性栓塞、心力衰竭和心源性猝死。本篇共识通过回顾相关证据，明确哪些可用、哪些不可用或有争议。

目录

1　简介

心律失常患者的症状可能有很大不同。一些患者甚至可以感觉到非常细微的心律不齐，而另一些患者却对快速心律失常完全没感觉。

对于各种类型和间期的心律失常患者来说，心悸是最常见的症状。"心悸"这一术语是指患者对异常心脏活动的主观感受，被患者描述为一种位于胸部及其附近区域的不舒服感受；也可以有其他症状，包括乏力、气促、呼吸困难、胸部不适、头晕或晕厥，这与心律失常类型相关。这些症状有时被称为症状性心律失常的不典型表现。

另外，心律失常患者可以表现为无症状。在某些情况下心律失常也可以是无症状的，比如房颤（AF）、持续性室上性心动过速（SVT）以及非持续性室性心动过速（NSVT）。但这些患者最后会出现很严重的并发症。无症状性房颤可以导致卒中，无症状性室速可以导致心脏性猝死（SCD），各种起源的持续的或反复发作的快速性心律失常都可以导致左室功能恶化。在同一患者，同类型的心律失常在一些情况下可以表现为有症状，而在另一些情况下却表现为无症状。

无症状性心律失常的评估和治疗与症状性心律失常是否不同目前尚不清楚。因为大部分发表的研究都是针对有症状心律失常的探讨和治疗。无症状性心律失常在日常生活中相当常见，一般认为它比有症状且不需要治疗的心律失常还要轻微。然而，对临床医生来说更重要的是，还应认识到一些严重的例外情况，这些无症状性心律失常可能需要更详细的评估，且在一些特定病例中需要进行合适的治疗。

最近，随着大量医用设备和配件的快速发展，可以将其直接用于评估心率，甚至记录节律。这些设备能对心律失常部分进行诊断，增加无症状心律失常的检出率，甚至可能大幅提高无症状性心律失常的患病率。

考虑到对无症状性心律失常的诊治尚不清晰，欧洲心脏节律协会（EHRA）联合心力衰竭协会（HFA）、心律学会（HRS）、亚太心律学会（APHRS）、南非心律失常协会（CASSA）和拉丁美洲心律学会（LAHRS）共同召集了一个工作组回顾特定类型的无症状性心律失常的临床处理。任务是强调基于证据的无症状性心律失常的风险分层方法，以及合适的药物和非药物治疗。但最终的治疗要在医师与患者沟通之后才能决定，要充分考虑到个体因素和偏好，以及潜在风险和获益。

2 前言

工作组被建议进行一次详细的文献回顾，评估证据是否强力支持或者反对具体的方法、治疗方案或者步骤，以及预期的健康结果的评估。患者的特定因素、合并症和患者偏好问题可能会影响专门的试验或治疗结果，这些因素都应该被考虑进去，因为要考虑是否进行后期的随访，特别是成本效益问题。对于没有证据只有临床经验的，专家组经过全体讨论后达成一致共识。这篇文章由EHRA、HFA、HRS、APHRS、CASSA 和 LAHRS 的工作组成员共同编写。这篇文章由工作组之外的EHRA、HFA、HRS、APHRS、CASSA 和 LAHRS 的代表们进行同行评审。

共识声明尽最大可能以证据为基础，以已发表的数据为根据，或者如果尚没有足够的数据支持就通过专家讨论决定。由于证据等级系统越复杂，它的实际效用就越低。因此，我们选择了一个更简单、方便的用户系统，使用"彩色心脏"进行等级划分，这可以让医生更容易评估证据现状和随后的指导。这份EHRA 共识声明的分级并没有单独规定证据水平的定义。这一共识声明的分类，不能直接用于等同于官方的指南推荐（适用分类 I - Ⅲ类，证据水平 A、B、C 级）使用。

由此，绿色心脏表示"应该做"的共识声明或所指示的治疗方案，是基于至少一个随机对照研究或者由非常强的观察性证据支持是有益、有效的。黄色的心脏表示一般同意和（或）科学证据支持声明"可以做"，或者治疗方案是有用（有效）的。黄色心脏是基于小样本的随机对照研究，它可能还并没有被广泛应用。对于科学证据认为是有潜在危害或者不应该应用的治疗方案（"不要做"）用红色心脏表示（表 6 - 1）。

表 6 - 1　彩色心脏建议所代表的科学依据

与治疗或处理相关的定义	共识声明建议	标志
有科学证据证明治疗或处理是有益的和有效的。需要至少一个随机对照试验或者强有力支持的观察性研究或专家共识	'应该做'	绿色 ♥
一般协议或科学证据支持治疗和手术是有用的/有效的。基于小样本的随机对照研究，还并没有被广泛应用	'可以做'	黄色 ♥
科学证据或一般协议不使用或不建议应用于治疗或手术	'不要做'	红色 ♥

最后，这份共识汇聚了来自多个国家的证据和专家共识。因此，药物性和非药物性抗心律失常方案可能会被讨论，包括一些并未被所有国家的政府监管机构所批准的药物。

3　心律失常和症状

正如前面简介所述，心律失常可以表现出很多症状。有意思的是，有一些心律失常患者可能完全没有心律失常相关的症状。更要知道的是，不是所有心悸患者都由心律失常所致。这种相互矛盾的现象的确很难理解。一方面，可能是因为很多研究缺乏对于症状的系统评估和调查工具。另一方面，缺乏关于心律失常负荷和症状相关的有效数据。在大多数症状研究中，治疗干预的潜在安慰剂和诺西博作用均不受控制。

心律失常患者是否出现症状受很多因素影响。心律失常的类型和来源可能是决定是否出现症状的一个方面。各种心血管疾病致心脏收缩或舒张功能障碍可能引起症状。例如，与持续性心律失常相比，来自心房和心室的孤立性期前收缩或短阵性心律失常，并不会引起症状。并没有数据支持房性心律失常引起的心悸症状少于室性心律失常，虽然后者可能对血压影响更大，导致头晕甚至晕厥。在快速性心律失常中，舒张期充盈时间缩短可能会造成血压降低，出现症状。心脏节律异常对血流动力学的影响也会受到心率、循环血量、左室功能和并发症的影响。在心律失常发生时，心室反应越快，出现症状的可能性就越大，左室射血分数（LVEF）越低，患者一般难以耐受快速性持续性心律失常。也有更多迹象表明年轻人比老年人更容易出现心律失常症状。一般来说，针对心动过缓性心律失常，通常认为窦房结或房室结停搏至少 6 秒会引起症状，例如晕厥。

很多心律失常患者有结构性心血管疾病并接受药物治疗。这些药物能影响心脏对节律紊乱的耐受力，例如 β 受体阻滞剂、钙通道拮抗剂和血管扩张剂。快速性心律失常发作时，这些药物会进一步加重血流动力学负荷，进而增加出现症状的可能性，也对心脏功能产生影响，进而影响症状发生的程度和严重性。

交感神经系统的传入神经与机械刺激感受器相连接，被室性早搏引起的机械拉伸所激活，在一些患者中会感受到不适症状。自主神经系统通过多种途径调控着心脏的活动，在一些情况下可能会产生致心律失常作用，促进心律失常的发生。的确，可以用心脏去交感神经术预防致命性心律失常的发生。自主神经系统张力也会影响心律失常的心率、持续性和血流动力学结果，并且通过这一机制可能影响患者的个体感受症状。

不同患者对疼痛的耐受性可能有很大差异，心律失常与症状的相关性在不同患者之间也有很大差异。比如，一些患者室性早搏很频繁（＞20%）但可以完全表现为无症状；而另一些患者只是单发室性早搏就会感觉很不舒服。对于心律失常症状阈值较低的患者有时候被称为拥有"心脏意识性"。

这种症状阈值显著变化的病理生理学基础尚不清楚。而遗传学对心律失常是否引起症状的作用也不清楚。但是，人口、种族或教育水平之间的文化差异在症状的感受和表达中起着重要作用。越来越多证据表明心理社会因素与心律失常风险之间存在关联。人格类型也可能影响心律失常的个体感受症状，虽然这种关系目前还没有很好地被明确。

4　房性早搏和非持续性快速房性心律失常

房性早搏（PAC）通常无症状，很多此类患者在心律失常发生时完全没有感觉。房性早搏患者出现症状的比例尚不清楚；常应用人口统计学和临床变量来预测房性早搏发生时是否出现症状。尚不清楚房性早搏的数量与相关症状之间是否存在联系。

心律失常症状的发生问题在前面已经论述，这部分主要介绍房性早搏发生的临床重要性，而不论它们是否有症状。在这一点上，熟悉房性早搏对临床影响的大量临床研究是非常重要的，它们并没有根据房性早搏是否有症状，而是根据在一定时段内的负荷进行分类。值得注意的是，一些个体对房性早搏的症状非常敏感，包括一些房颤和室上速消融术后早期的患者。

在过去二十年里，通常认为房性早搏是良性的，很少考虑其临床重要性。今天认识到频发的房性早搏和短阵房速可能是房性心动过速和房颤发展的独立预测因子。但完全无症状性房性早搏的影响目前仍不清楚。

一些研究尝试进行房性早搏对预后的风险评估。从 Binici 等的哥本哈根研究中选取 48 小时动态心电图数据，健康中年男性和女性，评价房性早搏与房颤事件，卒中和死亡预后的相关性。在这一研究中，15% 患者无心血管疾病史，但有频发室上性早搏（定义为房性早搏 ≥30 个/h）。平均中位数随访 6.3 年，频发房性早搏与一级终点（死亡或卒中）的风险增加相关（HR 1.64，95% CI 1.03 ~ 2.60；$P < 0.036$），会增加房颤的发生风险（HR 2.78，95% CI 1.08 ~ 6.99；P < 0.033）。

在哥本哈根研究的同一队列中，更长的中位数随访时间为 14.4 年，Larsen 等发现频发房性早搏可以使卒中风险增加 2 倍。值得注意的是，合并有较多的房性和卒中的患者（<15%）在诊断卒中前就有房颤病史。而且，频发房性早搏合并 $CHA_2DS_2 - VASc$ 评分 ≥2 的患者每年卒中风险为 2.4%，这与房颤合并 $CHA_2DS_2 - VASc$ 评分 ≥2 的患者发生卒中的比例相似，这一结果支持房性早搏负荷可能是房颤发生的替代标志物。Dewland 研究也有着类似的发现，他对 1260 名来自心血管健康研究的未诊断房颤的患者行动态心电图检查，发现每小时房性早搏数量成倍增加可以增加 17% 的房颤发生风险（HR 1.17，95% CI 1.13 ~ 1.22），并且增加 6% 全因死亡率（HR 1.06，95% CI 1.03 ~ 1.09）。

我们对这些发现的理解是频发房性早搏患者可能更容易发生房颤，而房颤能导致卒中和死亡的风险增加。另一个可能的机制是，频发房性早搏可能是亚临床心房心肌病的一个独立标志物，它可以促进房颤的发生和卒中风险增加。心房心肌病假说认为房颤发生与房性早搏是心肌病和卒中之间因果关系的一种现象。最近的遗传学研究显示了肌小节基因突变和房颤发生之间的关联，这个联系可能是通过亚临床心房心肌病介导的。

目前房性早搏、房颤、卒中和死亡率增加之间的相关性问题仍然没有得到很好地阐明。一个问题是对房性早搏负荷较重的患者进行治疗是通过抗心律失常药物还是导管消融来降低房颤发生的风险，进而降低卒中的风险和死亡率；另一个问题是房性早搏负荷异常的重要临床节点是多少，缺乏对室上性期前收缩频发的具体定义。如果这个问题一直没有答案，那么需要做一些深入的研究来界定房性早搏每日频发变量以及最优化的筛查结果是多少。目前动态心电图是评估房性早搏频发的"金标准"。根据 Gladstone 研究，动态心电图提示每日房性早搏 >500 次表示频发早搏。如果每日房性早搏 <100 次/24h，患者房颤的发生率可能低于 9%，而房性早搏 >1500 次/24h 时患者房颤的发生率可达 40% 以上。在这份共识中，我们定义房性早搏 >500 次/24h 为房性早搏高负荷。

另一个重要但仍没有解决的问题是抗凝药的应用。确诊有频发房性早搏的患者卒中风险增加可以通过服用抗凝药获益。但其获益/风险需要通过临床试验进行验证。在这一方面，无论症状性还是无症状性房性早搏，都缺乏数据和资料支持。

房性早搏和非持续性快速房性心律失常的建议见表 6-2。

表 6-2　房性早搏和非持续性快速房性心律失常的建议

共识声明	标志		参考文献
动态心电图监测房早高负荷（>500/24h）的患者，要考虑进展为房颤的风险增加，应向患者普及房颤的相关症状的知识。此类患者需要接受进一步评估进展为房颤的可能性，包括更细致更长程的心律监测	绿色	♥	专家共识

续表

共识声明	标志	参考文献
高负荷房性早搏患者应进行全面心血管风险因素评估，包括血压的精细调控、减体重和睡眠呼吸暂停的筛查。同时，在特定病例中进行结构性心脏病评估	绿色 ♥	专家共识
阵发性房颤不是应用口服抗凝药（OAC）的指征，房早负荷（房早 > 500/24h 或有短阵房速发作持续 > 20 个房早）将作为决定是否启动口服抗凝药治疗的指标，此决定应基于患者的个体化评估	黄色 ♥	专家共识
低中度房早负荷，且没有记录到房颤发作的患者，不需要口服抗凝药	红色 ♥	专家共识

5　无症状的心室预激

心室预激也称 delta 波或 WPW 综合征，其发病率为 0.1% ~ 0.3%。症状性 WPW 综合征发生心脏性猝死的风险为 3% ~ 4%。因此，一致认为症状性心室预激是电生理检查和旁道导管消融术的 I 类适应证。

无症状性心室预激发生心脏性猝死的风险较低，多数研究提示风险是 0% ~ 0.6%。因此，无症状性心室预激的处理方法不像有症状性心室预激那样明确，这在过去几十年里一直是个重要的讨论话题。其中一个重要的讨论问题就是，是否尝试对认为心源性猝死高风险的无症状患者进行电生理检查（EPS）以进行风险分层和旁道消融。回顾 2003 年，AHA/ACC 和 ESC 共同修订的指南指出，电生理检查的阳性预测值太低，不能常规用于无症状患者的评估。然而，这个问题仍然存在争议，远未得到解决。

无症状预激患者的初步评估包括运动负荷试验和（或）24 小时动态心电图监测，以发现 24 小时内因心率增加出现旁道传导阻滞和间歇性旁道传导的情况。上述两种情况都表明该旁道的有效不应期（ERP）较长。通常，窦性心律下出现间歇性预激的患者发生心脏性猝死的风险非常低。

另一方面，心室预激患者心脏性猝死风险增加的高危特征包括年龄较小，电生理检查可诱发房室折返性心动过速（AVRT），旁道前传不应期较短（≤250ms）以及多旁道（表 6 - 3）。这些都暗示高肾上腺素能状态，运动或情绪可能会加快旁道传导。

已经进行的一些随机研究，评估了具有高危电生理检查特征患者的猝死风险。一项包括 73 例患者的小样本研究中，接受消融的患者在随访期间都没有发生房颤或室颤。然而，43% 对照组患者有 AVRT，14% 患者有房颤，还有 1 例 22 岁男性患者有多旁道，发生了可终止的室颤。一项类似的随机研究包括 60 例具有高危电生理特征的儿童患者，在随访期间 27 例对照患者中有 7 例发生了房颤，其中 1 例首次出现房颤但其父母拒绝消融的患者发生了猝死。这些患者的首发症状均无室颤。在一项荟萃分析中，Obeesekere 等综合评估了 20 项研究，总计 1869 例患者，平均年龄 7 ~ 43 岁。随访 11722 人年，共发生 10 例 SCD。在这项分析中，7 项研究来自意大利，报告了 9 例心脏性猝死。心脏性猝死总风险为 1.25/1000 人年，其中儿童的风险更高 [（1.93 vs. . 0.86）/1000 人年，P = 0.07]。在 18 项研究 9884 人年的随访中，共有 156 例 AVRT，风险为 16/1000 人年。作者因此得出结论，在大多数无症状的 WPW 患者中，心脏性猝死和 AVRT 的发生率较低，不能将电生理检查作为此类患者的常规检查。

Pappone 等最近报道一项为期 8 年的单中心注册研究，包括 2169 例因心室预激接受消融的患者，这些患者包括有症状和无症状的患者。还有 1001 例未行消融的患者，其中 1.5% 患者发生室颤，几乎全部（13/15）发生在儿童（中位年龄为 11 岁），并且与旁道顺向 ERP 较短和 AVRT 引发房颤有关，但与症状无关。消融组消融成功率为 98.5%，随访 8 年无恶性心律失常或室颤发生。作者得出结论，WPW 综合征的预后取决于旁道内在的电生理特性，而不是患者的症状。

表 6-3　顺向旁道的高危特征

- 年轻
- 旁道有效不应期 <240ms（>250bpm）
- 电生理检查诱发 AVRT
- 多条旁道

关于这个问题的讨论到目前为止还没有达成明确的共识。重要的是，从讨论中可以明确消融是目前风险极低的策略，比如在上述 2169 例患者中，仅有 1 例发生主要并发症。2015 年 ACC/AHA/HRS 发表的室上速相关指南，对无症状预激患者心律失常事件的危险分层进行了系统回顾，得出的结论是，对无症状预激患者电生理检查进行风险分层是有益的，并考虑对将来可能发生心律失常的高危患者进行旁道消融。然而，考虑到现有数据的局限性，有必要对此进行很好的设计和研究。

最近的 EHRA 关于室上速的指南指出，对于有无症状预激的个体，可以考虑采用电生理检查进行风险分层。本共识要补充的是，对于职业运动员或有职业风险的人，如飞行员或重型机械操作员，更需要考虑这一点。还需要考虑到的是，delta 波的存在可能会将个人（包括学童）排除在锻炼和体育运动等重要活动之外。导管消融可考虑用于无症状的高危个体（顺向旁道不应期 <240ms，可诱发的 AVRT 触发预激房颤和多旁道）。对于那些由于间歇性 delta 波或电生理检查没有表现出高危特征而风险较低的无症状预激患者，给予观察，不进行治疗可能是合理的。

无症状的心室预激的建议见表 6-4。

表 6-4　无症状的心室预激的建议

共识声明	标志
因间歇性 delta 波或电生理学检查未显示高危特征而风险较低的无症状预激患者，无须消融，临床随访即可	绿色 ♥
无症状预激患者，可以考虑电生理检查进行风险分层。无症状的高危患者可以考虑导管消融（顺向旁道 ERP <240ms，可诱发 AVRT 触发预激房颤和多旁道）	绿色 ♥
参加高强度或专业运动的个体和有职业风险的个体，应考虑导管消融术	黄色 ♥
无症状预激综合征的患者是否行导管消融，应该就患者的个人偏好和接受风险的意愿，与患者及家属进行详细讨论再决定	绿色 ♥

6　房颤和房扑

无症状性房颤通常是指在常规临床检查中偶然发现，或经筛查发现并通过体表心电图记录 ≥30s 的房颤（表 6-5）。体表心电图记录到的无症状房颤患者通常被认为有较高的心律失常风险，非常容易通过 ECG/Holter/Loop 记录器单次或间歇记录就能记录到。与之不同的是，通过植入装置持续监测到的是亚临床房颤。

无症状房颤的确切患病率尚不清楚，据报道为 10% ~40%，取决于评估队列的风险概况、监测强度和随访时限，但老年、男性和非阵发性房颤患者中观察到无症状房颤的可能性更大。有症状的患者（特别是行节律控制的患者）也可能有静止性房颤发作，尤其是在房颤导管消融术之后。事实上，在消融前植入心脏监测装置的患者中，消融后的设置是无症状房颤事件的最强独立预测因子。由于没有症状可能会产生误导，仅根据症状评估房颤负荷或消融成功通常是不准确的。另一方面，房颤消融通常是过度治疗或针对反复出现症状的患者，在这种情况下，没有症状可能会容易被患者接受。

虽然房颤症状的出现可能不仅是由伴发的心脏和非心脏疾病引起的，而且也是由患者相关的心理和躯体因素引起的，但现有的数据表明，无症状性房颤可能提示预后较差，其发病率和死亡率比有症状性房颤更高（表6-6），这可能与延迟血栓栓塞风险分层和治疗干预有关。

无症状房颤患者管理的原则一般与有症状患者相同。全面的流程归纳了房颤管理的关键因素，如 ABC 路径 - 避免中风与抗凝（优化中风预防），更好的症状管理（以患者为中心的症状指导使用频率或节律控制策略）以及心血管及其合并症的风险因素管理（图6-1），这有助于保证房颤管理的医疗专业性。虽然症状性房颤管理与无症状性房颤患者可能并非直接相关，但对于预防长期存在的房颤或降低心动过速诱发心肌病（TICMP）发生的风险是重要的。对无症状持续性房颤患者进行节律控制的临床试验可能有助于区分真正的无症状性和症状性房颤。虽然没有针对无症状性房颤患者的特异性治疗效果的随机数据，但至少在抗凝和速率控制策略方面的获益与在有症状性房颤患者中看到的相似。

表6-5　无症状性房颤的检测：临床情况、筛查方法和筛查工具

无症状性心房颤动的检测			
临床检测		筛查检测	
临床情况	筛选方法	筛选工具	
●因其他原因就诊（如急性疾病，心血管风险因素管理和常规随访） ●准备手术或有创性干预 ●家庭自测血压或脉搏检测	●脉搏检查 ●机会性筛查 ●筛查预定义的房颤高危人群（如老年人、卒中后患者） ●对居住在特定地区的所有受试者筛查 ●对人群进行系统筛查	●临床（病史、风险评分、脉搏检查和血压测量） ●单导联心电图（导联、监视器、监测贴片和腕式记录器） ●多导联心电图（动态心电图和多电极背带） ●环形记录器	
亚临床房颤和心房高频事件的检测			
临床情况	筛选方法	筛选工具	
●因其他原因植入 CIED（如抗心动过缓起搏器和 ICD）的患者 ●因心律失常、晕厥等症状植入心脏监测设备的患者	●对因其他原因植入 CIED 的患者进行机会性筛查 ●对房颤风险增加的患者进行有针对性的房颤筛查（例如，栓塞卒中后 - ESUS）	●起搏器 ●ICD ●植入式环行监护仪 ●ICM 遥测	

无症状性房颤是指通过常规方法诊断的房颤，而亚临床房颤是指仅通过植入性设备诊断的房颤。CIED，心脏植入式电子设备；ESUS，病因不明的栓塞性中风；ICD，植入式心律转复除颤器；ICM，植入式心脏监护仪

表 6-6　无症状性房颤患者的基线特征和结果：随机对照试验和观察性研究的 post hoc 分析

研究 post hoc 分析（发表日期）研究类型	AFFIRM (2005) RCT post hoc	RACE (2014) RCT post hoc	Olmsted County (2001) 回顾性研究	Belgrade AF (2013) 单中心，房颤首次发作 回顾	UK-CPRD (2014) 管理数据库[a]	EORP-AFpilot (2015) 国际注册研究	ORBIT-AF (2016) 国际注册研究	Olmsted County (2001) 回顾性研究	Fushimi AF 注册研究 (2017) 社区的调查
队列数量 (N)	4060	522	4618	1100	30260	3119	10087	476	3749
无症状房颤 (%)	12	30	25	13.3	18.4[a]	39，7	38.2	33.8	52.6
随访（平均值）（年）	3.5	2.3±0.6		9.9±6.1	≤3	1	中位数18	中位数6.0	3.0
无症状房颤患者的基线特征									
男性优势									
老年人									
非阵发性房颤									
慢性心率									
并发症									
更高的中风风险									
治疗差异									
心率控制									
节律控制									
口服抗凝药									

结果（无症状房颤与对照组 b）								
房颤进展								
中风	1.07 (0.75~1.46)	6%与7%	1.6 (1.1~2.2)	19.4与8.4a		1.13 (0.87~1.46)		1.28 (0.82~2.01)
死亡率		5%与8%	2.1 (1.2~3.9)	40.1与20.9a	23.8%与29.7%	1.00 (0.86~1.16)	2.6 (1.1~6.1)	1.71 (1.31~2.29)
心肌梗死		0% vs. 6%	0.8 (0.4~1.9)	9.0与6.5a	9.4%与4.2%	1.05 (0.72~1.53)	4.0 (2.3~6.9)	0.96 (0.65~1.44)
心力衰竭		0%与6%	0.7 (0.4~1.1)	7.7与4.0a				1.18 (0.74~1.90)
痴呆		44%与4%						1.21 (1.02~1.45)
大出血								

注：

■ 在无症状房颤中更常见；
■ 无差异；
■ 在无症状房颤中较少见；
■ 预后差且风险更大。
□ 没有报道。

a 将偶发 AF 患者与匹配的非 AF 对照组进行比较；否则，比较者是有症状的房颤

b 结果以每 1000 患者年的粗略发病率表示；否则，报告的是危险比（95%置信区间）或事件发生率

AF，房颤；AFIRM，房颤心律管理随访研究；RACE，心率控制与心脏复律心率之间的关系；RCT，随机临床试验

图 6-1 房颤更好的处理流程（ABC）描述了 AF 管理的一些关键组成部分。a. 为帮助在 VKAs 和 NOACs 之间做出选择，使用 $SAMeTT_2R_2$ 评分，将女性，年龄＜60 岁，有两种或两种以上合并症（即高血压，糖尿病，冠心病/心肌梗死，外周动脉疾病，充血性心力衰竭，既往卒中，肺部疾病和肝脏或肾脏疾病），与 VKAs 相互作用的药物（如胺碘酮）治疗各为 1 分，对于目前或最近吸烟和非高加索种族各为 2 分。评分＞2 预示 TTR、全因死亡率以及血栓栓塞、大出血和死亡率的复合终点均较差。b. 几项正在进行的随机研究正在调查使用房颤消融控制心律对房颤相关结果的影响：CABA-NA（心房颤动的导管消融与抗心律失常药物治疗）试验正在研究房颤消融在降低全原因死亡、致残性卒中、严重出血或心脏骤停复合终点的发生率方面优于速率或节律控制药物治疗的假设（NCT009911508）；EAST（预防卒中的房颤早期治疗）试验正在进行比较以抗心律失常药物和导管消融为基础的早期系统性节律控制策略与常规照料策略在房颤相关并发症的优劣（NCT12188352）；在 OAT（口服抗凝治疗）研究中，$CHADS_2$ 评分≥2 或 CHA_2DS_2-VASc≥3 的房颤患者在房颤消融成功后 3 个月被随机分为 OAC 组和非 OAC 组（NCT01959425）。AF，心房纤颤；DC，直流电；NOAC，非维生素 K 拮抗剂口服抗凝剂；OAC，口服抗凝治疗；TTR，治疗范围内时间；VKA，维生素 K 拮抗剂。

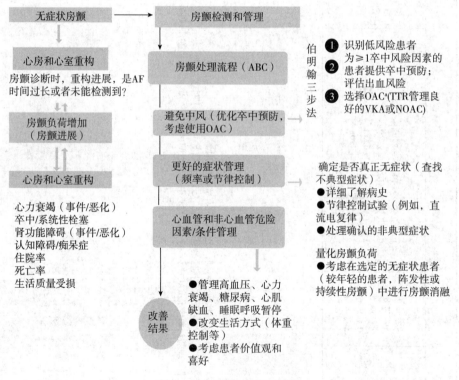

图 6-1　房颤优化处理流程

使用维生素 K 拮抗剂（VKA）或非维生素 K 拮抗剂口服抗凝剂（NOAC），达比加群，利伐沙班，阿哌沙班或依度沙班的口服抗凝治疗（OAC）可有效降低卒中高风险房颤患者的卒中和全身性栓塞的死亡率。与 VKA 相比，NOAC 的疗效大致相似，但更安全，颅内出血更少，更便于长期使用。房颤患者是否使用 OAC 预防血栓取决于 CHA_2DS_2-VASc 卒中危险因素，而不是心律失常相关症状。在无症状房颤的观察性研究中，使用 OAC 与不使用 OAC 治疗与显著降低卒中和死亡率有关；在抗凝性房颤患者和匹配的非房颤对照组中，残余卒中风险相似。对无症状的房颤患者中，可能不能保证有良好的长期依从性，但在一项筛查检测到的房颤的研究中，对 OAC 的 5 年依从性为 88%，卒中发生率显著下降。

房颤消融术后是否停用 OAC 尚不确定，尤其是房颤复发很常见，并且往往无症状。因此，当前的指南推荐存在卒中危险因素的情况下继续使用 OAC，而不论节律控制的干预措施是否成功。O-CEAN 试验是一项正在进行的多中心随机对照试验，对房颤消融成功后患者存在卒中危险因素，使用两种抗血栓治疗策略（利伐沙班与阿司匹林）进行评估。

随着筛查工具的广泛应用，无症状个体将越来越多地被诊断出常规心电图/动态心电图记录所遗漏的阵发性房颤。房颤的临床类型（从阵发性房颤到持续性房颤再到永久性房颤）反映出房颤负荷的增加，在随机临床试验、房颤注册研究和荟萃分析的 12 项研究中，房颤负荷的增加与卒中风险的增加有关。虽然阵发性房颤通常低于非阵发性房颤（图 6-2A 和 B），但在有阵发性房颤且 CHA_2DS_2-VASc 卒中风险评分≥1 的非抗凝患者中，其相较于使用 OAC 者，每年的卒中发生率（图 6-2A）还是相当高。值得注意的是，抗凝性房颤患者的大出血率在不同类型的房颤患者中大致相似（图 6-2C）。房颤负荷的增加也与 TICMP、心力衰竭（HF）、认知损害/痴呆和死亡率的增加相关。

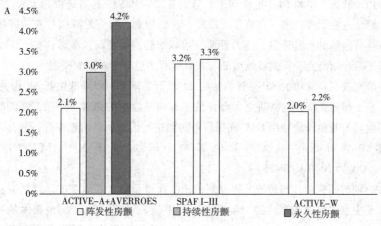

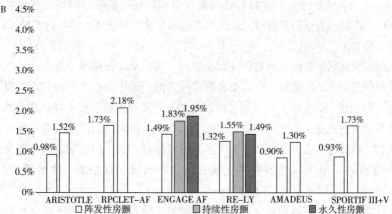

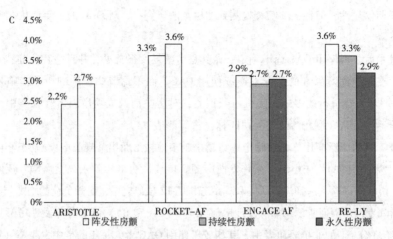

图 6 - 2　不同类型房颤患者每年卒中的发生率

与有症状的心律失常相比，无症状房颤的进展风险更大（HR 1.6，95% CI 1.1~2.2）。阵发性/持续性无症状房颤诊断后 5 年和 10 年的随访中，分别有 25% 和 50% 患者进展为永久性房颤。越来越多的证据表明，综合危险因素管理（如降压、减肥、血糖控制、阻塞性睡眠呼吸暂停的治疗）和生活方式改善（如体育锻炼和心肺康复，压力管理）可以减轻房颤负荷。虽然这些对无症状房颤患者的干预措施尚未进行专门研究，但其益处可能与在有症状的患者中看到的相似。

许多观察性研究表明，成功的 AF 导管消融后 AF 负荷的降低可以降低主要 AF 相关结果的风险，包括心力衰竭、卒中和死亡率，这些研究大多评估了有明显症状的患者。然而，观测数据有很多局限性，目前并不建议为避免长期使用 OAC 而采取对房颤进行消融。目前正在进行的几项随机研究中正在探索房颤消融对心律控制效果的影响［例如，CABANA（NCT00911508），EAST（NCT01288352），OAT（NCT01959425）］。

在 Castle - AF 随机研究中，与传统节律控制相比，在接受植入式除颤器治疗的有症状的抗凝性房颤患者（主要是中度左室功能障碍的中年男性）的中位 3 年随访中，AF 消融术的死亡率降低了 47%。在 CABANA 试验中，导管消融组与药物治疗组相比在一级终点结果没有显著差异，包括死亡、致残性卒中、严重出血或心脏骤停，虽然消融组的症状有所改善。尽管已 CABANA 试验已经得出结果，但尚未公布。

目前仍未确定无症状的房颤患者是否（以及如何）可以从房颤消融中获益。易感患者偶然诊断房颤可能会使他们意识到心脏症状，在这类患者即使房颤消融失败也可能对其产生安慰剂效应。节律控制的挑战（例如使用电复律）确定通过限制生活方式表现无症状或本身症状不典型的患者，这部分患者往往潜意识地适应了房颤。在许多情况下，在考虑消融之前进行房颤转复后，要考虑使用抗心律失常药物。虽然这些患者在成功消融房颤后症状会有改善，但消融失败可能会由于术后房性快速性心律失常而使原来无症状的患者变成有症状的患者（据报道，这种情况发生率为 24%~34%）。

决定对无症状房颤患者实施消融应该有一个共同的知情过程，不仅要考虑潜在的益处（等待随机研究进一步证据），而且还要考虑与手术相关的严重并发症的风险（≤4%）以及患者对治疗和结果的价值观和偏好（图 6 - 1）。尽管在无症状患者中诊断前很难精确确定 AF 的持续时间，但对这类患者房颤消融应该考虑选择阵发性或持续性（但不是长期持续的）房颤的年轻患者（Ⅱb 类，证据 C 级）。

房颤的主要处理原则也适用于心房扑动。虽然血栓栓塞的风险报道相对较少，但也是抗凝的适应证。然而，心房扑动的相关研究少于房颤。关于无症状心房扑动的具体情况知之甚少，但治疗方案将包括初始心率控制、转复和（或）消融。

无症状性房颤房扑的建议见表 6 - 7。

表 6 - 7　无症状性房颤房扑的建议

共识声明	标志
无症状性房颤患者，应根据计算的卒中风险进行抗凝治疗，与显性房颤患者的策略一致	绿色 ♥
应对高危个体进行筛查，例如房颤 $CHA_2DS_2 - VASc$ 评分 ≥ 2 分的患者	黄色 ♥
无症状房颤患者，建议改变生活方式，与对有症状房颤患者的要求一致	绿色 ♥
无症状持续性房颤患者复律时，建议应区分真正的无症状患者和已适应房颤相关症状的患者	黄色 ♥
房室传导快的无症状性房颤患者，应用药物控制心率，以便降低心动过速心肌病的风险	绿色 ♥
根据患者的意愿，在详细的知情同意后，建议对选定的无症状房颤患者进行消融	黄色 ♥

7　心房高频率事件

心房高频率事件（AHRE），有时也被称为亚临床房颤，从记录的方式上讲，与有症状或无症状性房颤有本质的不同。不同的研究对 AHRE 的定义确实略有不同。

图 6 - 2 不同临床类型房颤，在非抗凝（A）、抗凝（B）条件下的每年卒中发生率，以及口服抗凝药物患者的主要出血率（C）。A. 非抗凝房颤患者不同临床类型的每年卒中发生率；B. 抗凝房颤患者不同临床类型的每年卒中发生率；C. 抗凝患者不同临床类型的出血率。事件率是联合报告的持久性和永久性房颤（也显示为渐变条）。虚线表示（N）OAC 使用的阈值。Active - A/W：在厄贝沙坦联合氯吡格雷试验预防房颤患者，服用阿司匹林/华法林出现心血管事件；AVERROES：阿哌沙班与乙酰水杨酸预防失败或不适合维生素 K 拮抗剂治疗的房颤患者卒中；SPAF：预防房颤卒中；ARISTOTLE：阿哌沙班用于减少卒中和其他房颤血栓栓塞事件；ROCKET - AF：口服利伐沙班（Xa 因子抑制）日一次与维生素 K 拮抗剂预防卒中及房颤栓塞试验；ENGAGE AF：房颤患者使用下一代 Xa 抗凝药试验；RE - LY：长期抗凝治疗的随机评估；AMADEUS：评估 SR34006 与华法林或阿西诺香豆素在房颤患者中的应用；SPORTIF：口服凝血酶抑制剂预防房颤卒中。

在 ASSERT 研究中，AHREs 被定义为：心脏植入电子设备（CIEDs）连续监测到心房频率 > 180 次/分且持续至少 5 分钟的事件，而 AF 被定义为：心电图记录大于 30 秒的 RR 间期绝对不整，看不到明显的 P 波。这可能存在（明显的房颤）或不存在（无症状的房颤）典型的房颤相关症状（如心悸、气短、头晕、胸痛、晕厥前兆或者晕厥）。

房性高频事件和房颤均可无症状。房颤可以通过任何诊断工具［心电图、Holter 监测、事件记录器和植入性环路记录器（ILR）］中得到诊断。而 AHREs 仅能在 CIEDs 患者中得到诊断。不同的制造商有不同的算法来检测 AHREs，因此准确性各不相同。然而并不是所有植入装置都能通过提供心内心电图来记录 AHREs。在 ASSERT 研究中计算各种心房率和事件的时长的阳性预测值。通过回顾基于装置的心律失常计数和储存的心电图比较，AHREs 的不适当比例为：> 6 分钟的事件中占 10% ~ 17%；> 24 小时的事件中占 1% ~ 2%。AHREs 到何种程度可以被认为是 AF 的早期阶段尚不清楚。

已有报道显示具有 CIEDs 患者 AHREs 的发病率为 30% ~ 60%。在 TRENDS 研究中，30 天内 AHREs 持续发作 >5.5 小时的患者发生血栓栓塞事件风险加倍。在 ASSERT 研究中，患者起搏器植入后最初 3 个月发生 AHREs 比例为 10.1%。在这些 AHREs 患者中，随访 2.8 年，发生房颤的风险增加了 5.6 倍（95% CI，3.78 ~ 8.17，P < 0.001），而栓塞风险增加了 2.5 倍（95% CI，1.28 ~ 4.85，P = 0.007）。然而，根据 $CHADS_2$ 评分分层时，AHREs 与 $CHADS_2$ 评分相当的房颤患者比较，其增加的卒中风险要小得多：$CHADS_2 = 1$，AHREs 年卒中风险为 0.6%，而房颤年卒中风险为 2.8%；$CHADS_2 = 2$，AHREs 年卒中风险为 1.29%，而房颤年卒中风险为 4.0%；$CHADS_2 ≥ 3$，AHREs 年卒中风险为 3.8%，而房颤年卒中风险为 >5.9%。如前所述，卒中和 AHERs 之间没有直接关系，这就引出一个问题：AHREs 是心房心肌病的一种原因或者可能仅是一个风险标记物，这已在 PACs 章节中讨论。AHREs 发作时间越长（>24H），发生缺血性卒中或全身性栓塞的风险越大。

IMPACT 试验是目前唯一发表的评估 AHREs 患者（ICD 或 CRT，既往无卒中、房颤史）的抗凝研究。研究根据 $CHADS_2$ 评分和两次随访期间 AHRE 是否复发决定是否口服抗凝药物，结果显示干预组和对照组之间的一级终点（卒中、全身栓塞、大出血和死亡率）无差异。因此，应该强调的是，目前还没有数据表明短期 AHREs 抗凝是否有益。在 ARTESIA 和 NOAH - AFNET6 研究目前正在进行研究具有 CIED 记录 AHRE 持续 6 分钟至 24 小时而无房颤患者口服抗凝药物的疗效和并发症。研究结果将于 2021 年发表。到目前为止，还没有数据表明任何节律控制策略，包括任何抗心律失常药物或消融对这些无症状患者有任何益处。

8　室性早搏

无症状性房性早搏的建议见表 6 - 8。

表 6 - 8　无症状性房性早搏的建议

共识声明	标志
AHRE 患者应被考虑比无 AHRE 患者有更高的卒中风险	绿色 ♥
具有 AHREs 和附加卒中危险因素，但没有临床房颤的患者抗凝是否获益仍不清楚。除非房颤已被记录的心电图完全证实，否则 AHRE 患者应作进一步的详细评估	绿色 ♥
对于 AHREs 和 CHA_2DS_2 - VASc 评分为 ≥2 的患者，抗凝应该个体化考虑	黄色 ♥
AHREs 本身不需要抗心律失常治疗	红色 ♥

AHRE：心房高频事件

孤立的和偶发的室性早搏（PVC）可正常发生于大多数个体。大多数个体 24 小时动态心电图监测中可以看到少数至多个室性早搏，包括健康的年轻人。这些室性早搏通常起源于左右室的不同位置。它们多数是由于局灶性激动引起或者少数是由（微）折返引起的。然而，在某些个体中，室性早搏数目较多。频发室性早搏可能是潜在器质性心脏疾病的一种标志。这可能是潜在的电活动、缺血或结构改变的结果，导致自律性增加（例如在慢性缺血组织中），触发活动［例如在长 QT 综合征（LQTS）或使用地高辛药物引起］或者折返机制（例如在心梗患者）。

在无症状性室性早搏患者中，潜在的心脏疾病是一种预后不良的标志，需要特殊方法来处理其潜在的预后影响。室性早搏的特性，如高负荷、复杂性（如二联律、三联律或非持续性）、多部位起源和（或）运动时室性早搏频繁增多，这些都应该警惕潜在的电活动、心肌缺血、心脏结构改变，其可能与严重室性心律失常和心脏性猝死有关（表 6 - 9）。目前没有室性早搏数目的绝对阈值来用作指示潜在心脏疾病的临界点，因此有必要进一步研究。一项针对健康的运动员的研究表明，那些每天早搏数目 >2000 的运动员，有 30% 风险发现潜在的心脏疾病。即使在没有潜在心脏疾病的情况下，中度至重度的室性早搏也是全因死亡率和心血管疾病死亡率的标志物，警示继续随访很有必要。

表 6 - 9 室性早搏患者预后较差的因素

潜在的结构性心脏病、缺血性或电活动异常
室性早搏 >2000/24h
复杂室性早搏（二联律、三联律和非持续性 VT）
多形态的室性早搏数目增多
活动时室性早搏数目增多
非流出道室性早搏（通常是单形性或者轻微变异）
室性早搏短联律间期（R on T）
室性早搏具有宽大 QRS 波（多与心肌病相关）

这些因素提示有室性早搏患者预后较差，需要全面检查以排除潜在的结构性、缺血性或心电异常性疾病。应该进一步根据图 6 - 3 中的流程进行专门个体化评估。

单形室性早搏对于诊断不清时可以提供重要的额外信息。一些良性的室性早搏起源点已经被很好地识别，其中最常见的是起源于心室流出道区域的室性早搏，心电图显示下肢体导联显著高电压（通常 II、III 和 aVF 导联中 QRS 波振幅和 >4.5mV）。其中，最常见的室性早搏起源于右室流出道（RVOT），心电图显示 V_1 导联（即主要的负向 QRS 波）呈左束支阻滞形态，在 V_3 和 V_4 之间移行。如果移行更早且 V_1 呈右束支阻滞形态，表明室性早搏起源于左侧，可能在主动脉的冠状窦之间，也可能在左室流出道（LVOT）的心内膜或心外膜。这些室性早搏被认为是触发激动的结果，即局部细胞原因，在大多数情况下没有严重的预后影响。因此，室性早搏通常是单形性的，但常常可表现为轻微的形态改变，这是由于室性早搏的出口点不同造成的。虽然这些 RVOT/LVOT 心律失常通常发生在结构正常的心脏，但它们也可能是致心律失常性（右）室肌病的不典型表现。

此类患者如果超声心动图和心脏磁共振成像（MRI）影像学没有异常有助于排除结构性心脏病。在左室功能正常的患者中，右室起源的室性早搏表现出不同的形态，应进一步检查排除致心律失常性右室心肌病或结节病。同样，起源于左室的多灶性室性早搏应排除非缺血性心肌病。

其他不太常见的室性早搏起源部位在三尖瓣或者二尖瓣环。这些室性早搏也是单形性的，形态也是左束支阻滞或者右束支阻滞图形。远离瓣环的室性早搏多起源于希浦系统。最后，也可能发生心肌内病灶，往往与乳头状肌或隔缘肉柱有关。一些病灶可能表现为并行心律的模式，说明与周围组织的电机械耦联不良或产生非持续性室速。在无结构性心脏病的情况下，室性早搏单一形态多意味着良性。

在少数情况下，"良性"室性早搏由于较短的联律间期会蜕变为多形性室速或者室颤。在缺血、电解质紊乱、潜在的 LQTS 或早复极化综合征的情况下，短联律间期室性早搏会落在 T 波上诱发多形性室速或者室颤。这种情况也可以发生于"正常"的心脏，有时被称为"短联律间期的 Tdp"。通常，这类室性早搏起源于浦氏纤维，也可以起源于其他部位。在这些患者中，此类恶性心律失常需要进行有创性治疗，例如导管消融。在某些情况下是植入式除颤器的适应证。

频发性室性早搏［通常定义为占总搏动数 >（10% ~ 15%）/24h］可损害左室功能（室性早搏

诱发的心肌病），可通过药物治疗或导管消融或者标准心力衰竭治疗逆转。然而，众所周知，并非所有频发室性早搏的患者都会出现左室功能障碍。与影响左室功能障碍相关的因素包括：室性早搏的QRS 波过宽，心外膜室性早搏，室性早搏逆传激动心房，插入性室性早搏。虽然室性早搏负荷相关的心肌病在不同的研究中有所不同，但室性早搏负荷仍然是预测室性早搏诱发心肌病进展的最强有力的指标之一。大多数研究局限于纳入有症状的患者并采取导管消融治疗。在这些研究中，左室功能障碍的发生率是 7% ~52% （表 6 – 10）。

表6 –10　室性早搏负荷与左室功能障碍的相关性研究总结

左室功能障碍的最低PVC负荷	10%	–	2/17 有 PVC负荷 <10%		10/96 有 PVC负荷 <10%	–	–
PVC 负荷预测左室功能障碍	24%（敏感性79%，特异性78%）	16%（敏感性 100%，特异性87%）	15/17 有 PVC负荷 >10%	26%（敏感性 70%，特异性78%）	–	>8%	26%（敏感性63%，特异性87%）
室性早搏负荷（左室功能障碍）	33 ±13%	29 ±9.2%	29.3 ±14.6%	31 ± 11%	26 ± 12%	22%	30.7 ± 10%
室性早搏负荷（无左室功能障碍）	13 ± 12%	8.1 ± 7.4	16.7 ± 13.7	22 ± 10%	17 ±12%	5%	28 ± 11.6%
左室功能障碍的患者数（定义）	57（LVEF < 50%）	17（LVEF < 50%）	17（LVEF < 50%）	17（LVEF < 50%）	96（LVEF < 50%）	15（GLS 低于 −18%）	52（LVEF <50%）
患者数（无症状）	17	26	–	7	–	–	30
室性早搏患者数	174	249	70	127	186	52	180
	Baman 等	Hasdemir 等	Munoz 等	Munoz 等	Blaye Felice 等	Lie 等	Park 等

无症状的频发室性早搏患者在这些研究中的代表性不足。由于这些固有的局限性，当室性早搏负荷 >10% 的情况下，室性早搏诱发心肌病的发病风险似乎有所增加。然而，据报道，室性早搏负荷 <10% 的个体存在室性早搏诱发的心肌病。最近的一项使用斑点追踪超声心动图（测量左室整体纵向应变和机械弥散）测量左室微细程度的研究表明，在室性早搏负荷 >8% 的情况下，心肌功能轻度受损。研究报告的广泛范围可以部分地解释所使用的单日动态监测。室性早搏负荷的日常变化的是公认的。长时程监测已经证明，能够重复确定室性早搏负荷 >10% 的患者，但很难确定室性早搏负荷是左室功能障碍的原因或结果。

两项研究报告了室性早搏的自然史。Niwano 等在平均 5.6 年的随访中，随访了 239 例患者（大部分无症状），左室功能基线正常，室性早搏负荷 >1%。患者被分为高、中、低室性早搏负荷组。46 例患者的室性早搏负荷高（>20%），105 例患者的中等负荷（5%~20%），88 例患者低 PVC 负荷（1%~5%）。13 例（5%）患者在随访过程中出现左室功能障碍（定义为 LVEF 下降至少 6%）。高 PVC 负荷（>20%）患者更有可能发展为左室功能障碍，但这种变化在没有报告主要不良心脏事件的几年中进展非常缓慢。Dukes 等对来自心血管健康研究项目的 1139 例老年（>65 岁）患者进行动态心电图监测，并在之后随访的 5 年进行超声心动图检查和确定是否有心力衰竭。他们报告说，与最低的四分位相比，上四分位的室性早搏负荷（大致相当于 >100 室性早搏/24h）发生心力衰竭的风险增加三倍。因室性早搏发生心力衰竭的人群特异风险为 8.1%。

随着室性早搏负荷的增加，室性早搏诱发心肌病的进展风险随之增高。轻度的左室功能障碍可在室性早搏负荷低于 8% 的患者中观察到。在一些研究中，患者接受室性早搏治疗，通常是因为症状，预测能诱发心肌病的室性早搏负荷 >10%，通常 >20%。然而，绝大多数频发室性早搏者 >10% 不会发展成为心肌病。来自 Niwano 等和 Hasdemir 等的研究表明，室性早搏负荷 >10% 的患者诱发心肌病的患病率为 5%~7%。最近，Dukes 等研究表明，在老年人群中室性早搏导致心力衰竭的患病率可能比以前报道的要高。

图 6-3 对室性早搏 >500 个/24h 的患者评估，没有确定最低限度的检查，但概念上需要探索 3 个评估轴（影像学、心电学和遗传学）并进行个体化检查。

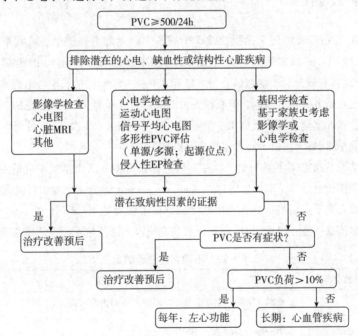

图 6-3 评估 7500 个/24h 室性早搏患者

图 6-3 显示了一种患者室性早搏超出预期值的评估流程图。虽然 Dukes 等已经描述了室性早搏的临界点是 ±100/24h，但是我们建议将阈值设置为 ≥500 室性早搏，以推进对潜在疾病的广泛检查，因为发现在运动员中的室性早搏阈值是 2000/24h。由于排除潜在疾病是一项繁琐而复杂的任务，因此没有确定最低限度的检查，但从概念上讲，需要根据临床表现探索 3 个评价轴（影像学、心电学和遗传学）。如果在无症状受试者的评估结果为阴性，则不需要治疗，但对室性早搏负荷 >10% 的患者进行左室功能的系列测量（每年一次）是合理的。对于出现症状的患者，或已经出现或正在进展为左室功能障碍的患者，需要进行药物治疗〔治疗的 β 受体阻滞剂、钙拮抗剂和（或）其他抗心律

失常药物〕和（或）导管消融是其适应证。

在决定无症状性室性早搏是否治疗时需要考虑许多因素。在 CAST 研究中，发现氟卡胺和恩卡胺对心梗后的室性早搏抑制是有害的。但在心肌病长期重构（椭圆变薄）或伴有大而致密的 STEMI 瘢痕的情况下，通过干预频发室性早搏来改善左室功能的可能性较低。

表 6 - 11　无症状性室性早搏的建议

共识声明	标志
无症状的频发 PVC 患者（＞500 个/24h）应转至心内科进行进一步评估，以排除任何潜在的结构性、缺血性或心电紊乱性心脏疾病	绿色 ♥
非常频发室性早搏（负荷＞20%）是全因死亡和心血管疾病死亡的一个标志物，可能需要严密随访	黄色 ♥
怀疑室性早搏诱发心肌病的患者应该针对室性早搏治疗	绿色 ♥
无症状室性早搏患者治疗应侧重于潜在的心脏疾病，以改善预后	绿色 ♥

9　室性心动过速

非持续性室速（NSVT）的定义是指连续 3 个或 3 个以上的室性搏动，且频率大于 100 次/分，持续时间小于 30 秒。无症状的 NSVT 在无心脏病的患者中发病率为 0.7%（健康军人）~10%（老年人口）。另一方面，它较常见于缺血性心脏病患者（30%~80%）的长期心电监测过程中，通常无相关症状。室速的发现方式各有不同，但心律失常时应尽可能检查 12 导联心电图。虽然 NSVT 可能是无症状的，但持续性室速总是伴有症状。慢频率室速（一般＜150 次/分）可能无症状。然而，当慢频率室速持续数小时/数天，由于心力衰竭会变得有症状。

表 6 - 12 总结了不同室速亚型的定义。在室性心律失常中，两个本质不同的室速要特别注意：双向性室速和尖端扭转型室速。双向性室速在 Andersen - Tawil 综合征患者中可能无症状。典型的病因是洋地黄中毒或者离子通道病，如儿茶酚胺敏感性多形性室速（CPVT）或 Andersen - Tawil 综合征。尖端扭转型室速是一种专门见于 QT 间期延长的室速，无论其是先天性的还是获得性的。

表 6 - 12　不同室速亚型的定义

室性心律失常的类型	定义
非持续性室速	连续 3 次或 3 次以上的心室搏动，30 秒内自发终止，且周长＜600ms（＞100 次/分）
●非持续性单形性室速	单一形态 QRS 波的 NSVT
●非持续性多形性室速	QRS 形态多变，室速周长在 600~180ms 之间的 NSVT
单形性持续性室速	室速持续时间＞30 秒或经外部干预终止，QRS 波形态稳定
双向性室速	室速的额面电轴逐波交替，常与洋地黄中毒或离子通道病有关（如儿茶酚胺敏感性多形性室速或 Andersen - Tawil 综合征）
尖端扭转型室速	多形性室速的特征是 QRS 波的波峰在等电位线附近扭转，常伴有 QT 间期延长
加速性室性自主心律	●典型：长 - 短 - 长间期后的发作 ●非典型：短联律间期变化，由 R - on - T 室性早搏启动 心室率＜100 次/分

NSVT：非持续性室速

评估的目的是确诊一种心电性疾病，并排除潜在的心脏病特别是冠状动脉狭窄。表 6 - 13 列出了一线和二线检查评估内容。一线检查包括与临床相关的评估，如 12 导联心电图、心律监测（如动态心电图监测）、超声心动图、实验室检查，以及根据状态决定是否进行运动负荷测试。二线检查可能包括冠状动脉造影或心脏 MRI/CT，以排除微小的心脏病，如局灶性心肌病。在没有结构性心脏病的情况下，可以考虑进行药物试验来评估遗传性心律失常疾病。这可能包括阿义吗啉或者氟卡尼试验来揭示 Brugada 综合征。其他类型的药理学试验，例如使用肾上腺素来诊断 LQT 综合征和使用异丙肾上腺素来诊断 ARVC。然而，由于这些药物有诱发致命性室性心律失常的风险，所以这些药理学试验只能在合适的环境下由专业人员执行。也可以建议进行基因学检测，但患者应有明确的临床适应证，且在有经验解释结果和有能力提供遗传咨询的专门中心进行。心电图平均信号的使用已减少，但在特殊情况下也可考虑使用，如寻找隐蔽的潜在结构性心脏病（如 ARVC）。

无症状室性心律失常的处理在很大程度上取决于是否存在结构性心脏病。无结构性心脏病的个体中，非持续性特发性室速（有时会复发）通常对腺苷敏感，机制是 cAMP 介导的触发活动，经常因运动或情绪应激而加重。这些心律失常主要来源于右室或左室流出道，但也有例外。少数情况下，维拉帕米敏感的室速表现为非持续性室速。

没有明确心脏疾病的患者，无症状性室速的预后通常是良好的，虽然有一些猝死病例报道，可能也暗示存在未被发现的心肌病或离子通道病。然而，当无症状时，一些非常频繁或连续发生的 NSVT 患者随着时间推移会进展为心动过速诱发的心肌病（TICMP）。在出现症状或心室功能改变之前，患者可以进行观察而不用接受治疗，但必须进行随访。

结构性心脏病患者中，无症状性心律失常的出现通常提示预后不良。所有抗心律失常药物，只有 β 受体阻滞剂被证明能降低结构性心脏病伴无症状性室性心律失常患者的死亡率。理想的药物治疗包括倍他乐克；血管紧张素转换酶（ACE）抑制剂联合盐皮质激素受体拮抗剂，是左室收缩功能受损患者治疗的第一步。在排除急性冠状动脉狭窄后，对于 LVEF＜35%，不可逆原因的持续性室速是植入 ICD 的适应证。然而，对于 LVEF＞40%，结构性心脏病较轻且对室速耐受良好者，特别是在某些缺血性心肌病和 ARVC 患者也可单独行室速消融。然而，这需要根据个体情况确定。

表 6-14 总结了不同潜在机制的无症状性 NSVT 患者的治疗。无症状性 NSVT 患者如果 LVEF≥40%，通常不需要特殊的抗心律失常治疗，而需要对潜在心脏病行优化治疗。然而对 LVEF＞40% 的缺血性心肌病患者，电生理检查的预后价值目前正在调查。尽管心肌梗死后射血分数较低的患者，猝死率很高，但直到心肌梗死后 40～90 天才是 ICD 植入的适应证。令人惊讶的是，最近的 VEST 试验的结果显示，与对照组比较，心肌梗死近期且射血分数≤35% 的患者，穿戴式心律转复除颤器并没有显著降低心律失常死亡的一级终点。

使用左室辅助装置的患者中，室速比较常见，由于该装置保留了心输出量，因此患者可能有良好的耐受性。但是，室速事件可能与较高的死亡率有关系，并且有可能引起右室功能改变。因此，在这种情况下，如果室速频繁发作，则可以考虑消融手术。

对无症状的离子通道病患者的详细管理超出了本文的范畴，可以在专门的共识文件中查询。表 6-15 中的简要总结有几点需要注意。当 QTc 间期延长时，有必要对其原因进行评估。药物是引起 QT 间期延长的比较常见的原因。如果药物引起的 QT 间期延长和电解质紊乱如低钾血症已被排除，则应考虑行基因检测以进一步诊断。

Brugada 综合征或早复极化患者出现无症状的非持续性多形性室速应被视为潜在的恶性事件并予以相应处理。然而，单形性非持续性室速（特别是起源于右室流出道）有时可能被记录到，但并不代表风险增加。如果可能的话，此类患者的治疗应该与研究 Brugada 综合征的电生理专家讨论。

目前，已有报道一小部分无症状的浦氏纤维相关的多源性室性早搏患者，猝死发生在 LVEF 改变时；而对左心功能保留的患者否可以受益于奎尼丁尚不清楚。Andersen – Tawil 综合征患者常无症状，尽管其常伴有双向性室速频繁发作，且可能是无休止的。虽然 β 受体阻滞剂不能直接有效地降低室速负荷，但其似乎可以减少恶性事件的发生率。氟卡胺似乎对室速有效，特别是当与 β 受体阻滞剂联用时。导管消融效果看起来不太理想。

运动员发生室速，即使无症状也应进行彻底的评估，以排除结构性心脏病或使用非法和（或）提高成绩的物质的可能性。应该考虑行超声心动图、心脏磁共振和运动测试。一旦这些可能性被排除，人们就会很好地认识到剧烈的体育活动不仅会诱发室速，还会发生运动诱发的致心律失常右室重构。运动诱发的室性早搏和室速与无结构性心脏病运动员的不良事件无关。体育活动的中断会导致运动诱发的室速长期存在，但有持续性室速的运动员可能考虑进行消融，以使他们能够重返竞技赛场。

表 6 – 13　无症状持续性或非持续性室速患者的评估

一线评估	
病史	既往有心血管疾病、高血压、晕厥或近晕厥、运动相关的室速
家族史	心源性猝死、遗传性心律失常综合征、冠心病、心肌病
药物治疗	QT 间期延长的药物、钠通道阻滞剂、药物相互作用
体格检查	结构性心脏病或心力衰竭的征象
十二导联心电图	Q 波，缺血改变，QRS 波增宽或碎裂，QT 间期延长或缩短，J 点抬高和 V_1 – V_3 导联 ST 段下斜型抬高，早复极，ε 波或 T 波倒置
长时程节律监控（动态心电图）	记录白天和晚上发作的频率和持续时间
超声心动图	结构性心脏病的征象
实验室检查	血清电解质、肾功能、甲状腺功能及 BNP
应激测试	怀疑冠心病、运动相关症状、临界 QT 间期，通过刺激诱发室速
二线评估	
冠状动脉的无创评估	冠状动脉疾病可能性低
冠状动脉造影术	冠状动脉疾病可能性高
心脏磁共振	怀疑结构性心脏病，如 ARVC、HCM、心脏结节病、先天性异常等
电生理检查	发生 NSVT、冠心病、中度左室功能障碍（EF < 40%）、晕厥
药理学试验 • 阿义吗啉试验 • 氟卡尼试验	确诊是否 Brugada 综合征
基因检测	遗传性心律失常或在家庭成员中确诊基因突变者时，行家族筛查

表 6 – 14　根据潜在的结构性心脏病治疗无症状的 NSVT 患者

临床症状	SCD 风险	预后评估	治疗
急性 STEMI < 48h	不增加	冠心病	• 优化药物治疗，包括 β 受体阻滞剂 • 血管重建
急性 STEMI > 48h	增加风险	心梗后等待 6 周	优化药物治疗（ACEI、β 受体阻滞剂，盐皮质激素受体拮抗剂）
心梗前且 LVEF：36% ~40%	增加风险	EPS	ACEI、β 受体阻滞剂 根据 EPS 是否植入 ICD

续表

临床症状	SCD 风险	预后评估	治疗
心梗前且 LVEF ≤35%	增加风险	仔细评估 LVEF	ACEI、β 受体阻滞剂、盐皮质激素受体拮抗剂、ICD
无缺血的扩张型心肌病	不确定	不确定 • 心脏磁共振识别潜在的基质 • EPS 有争议	• 优化药物治疗（ACEI、β 受体阻滞剂、盐皮质激素受体拮抗剂） • LVEF <30% 植入 ICD，见相关指南
心肌炎后遗症	不确定	• 不确定 • 心脏磁共振来识别潜在的底物 • EPS 可以考虑 • 运动测试	• β 受体阻滞剂 • LVEF <30%，且排除急性期心肌炎植入 ICD
二尖瓣脱垂性心肌病	可能增加风险	• 不确定 • 心脏磁共振鉴别心肌瘢痕	• β 受体阻滞剂的获益不清楚 • 在某些情况下可以考虑 ICD
肥厚型心肌病	• 增加风险 • NSVT 定义为 ≥3 连续室性搏动，心率 ≥120 次/分，持续 <30s	确定风险分层的其他标准：经食道彩超，心脏磁共振，应激测试或应激超声、基因监测测试	ICD 或无取决于风险分层（见相关指南）
ARVC	可能增加的风险	• 右室和左室功能评估 • 考虑 EPS	• β 受体阻滞剂 • 根据风险分层考虑 ICD 植入 • 仔细选择病例行导管消融
非限制性左室心肌病	不确定	无	与非缺血性扩张型心肌病标准相同
心肌淀粉样变性	不确定	无	• 淀粉样变的特异性治疗 • 目前无 ICD 一级预防指征

　EPS：电生理检查；ARVC：致心律失常性右室心肌病；NSVT：非持续性室速；ACEI：血管紧张素转换酶抑制剂。

表 6 - 15　离子通道病患者伴有无症状室性心律失常的治疗

无症状的室性心律失常	治疗方案
单形持续性或非持续性室速	如果超声，心脏 MRI 评估结构性心脏病是正常的，不需要治疗，但应随访和监测左室功能
多形性室速	• PVC 消融 • ICD 和（或）奎尼丁
多源性局灶性浦肯野相关室性早搏	奎尼丁
Anderson - Tawil 综合征	β 受体阻滞剂联合氟卡胺或钙通道阻滞剂
CPVT 时使用 β 受体阻滞剂	• 确定 β 受体阻滞剂的摄入量 • 增加氟卡胺和（或）左心脏交感神经切除术 • ICD 作为最后的选择
长 QT 间期综合征	• 纠正低钾血症 • 慎重考虑停用延长 QT 间期的药物。如果没有发现可逆的原因，可以考虑基因检测和受体阻滞剂
Brugada 综合征和早复极综合征	• 奎尼丁 • Brugada 综合征专家讨论后决定是否 ICD

然而，需要特别警惕的是，儿茶酚胺敏感性室速（CPVT）患者通常心脏结构正常，可能出现运动诱发的室速，这可能是猝死的第一个高风险信号。同样，无症状心肌炎患者并不总是符合结构性心脏病的诊断标准，他们可能在运动过程中突然死亡。因而，对这些患者进行仔细评估非常重要。室速伴孤立的心外膜下 RVOT 瘢痕，可见于无任何 ARVC 证据的高水平耐力运动员，可经导管消融成功治疗，预后良好。

虽然在怀孕期间室性早搏很常见，但是室速和心源性猝死却非常罕见。在心脏健康的孕妇中，无症状室速大多数情况下无需特殊治疗，只进行监测即可。在妊娠导致的心肌病和无症状室速病例，可以考虑临时使用救生衣。

在没有任何心脏异常的婴儿中，无症状室性心律失常很少见，通常在出生后的第一年就会消失。左室功能障碍可能是由于无症状性室速或频发室性早搏，当心脏负荷减轻时可逆转。在这种情况下，使用任何抗心律失常药物并不能获益。

先天性心脏病患者可能有各种心律失常，包括有症状性和无症状性。法洛四联症患者中，NSVT 相关的风险是有争议。如果发生 NSVT，建议进行电生理检查。法洛四联症患者合并其他危险因素是 ICD 植入的 Ⅱa 类适应证，根据 2015 年 ESC《室性心律失常与心源性猝死预防的指南》，合并有严重的单一或者系统性右室功能障碍患者中 ICD 植入是 Ⅱb 类适应证。

接受透析的慢性患者中，NSVT 很常见，但在这类患者中大多与心脏性猝死无关。因此，不推荐任何治疗。化疗药物（主要是蒽环类药物，但也有其他药物，如米尔法兰）可能通过不同的机制促进室速或尖端扭转型室速急性发作，即使在那些没有潜在心脏病的患者。由于心脏性猝死的风险，化疗应被推迟在无症状室速的情况下，根据病情需要做出决定，停止或继续化疗药物和与之相适应的保护性治疗。

在全身麻醉时室性心律失常有时可通过心律监控看到。在这种特殊情况下，对心律失常的追踪非常重要。在这种情况下的室速应根据上述和表 6 - 13 进行全面评估。如果正常，通常不需要治疗。

无症状的加速性室性自主心律可见于无结构性心脏病的成人和儿童，其不增加心源性猝死的风险，因此，不需要治疗或监测。

无症状性室性心律失常的建议见表 6 - 16。

表 6 - 16　无症状性室性心律失常的建议

共同声明	符号
无症状的 NSVT 患者应进行仔细评估，以发现任何潜在的结构性、缺血性或心电性心脏疾病	绿色 ♥
排除急性冠状动脉狭窄后，对于 LVEF < 35%，无可逆原因的持续性室速，植入 ICD 是适应证	绿色 ♥
无症状的 NSVT 患者伴 LVEF ≥ 40%，通常不需要特殊的抗心律失常治疗，但可对潜在心脏疾病优化治疗	绿色 ♥

10　心动过速性心肌病

室上性和室性心律失常均可导致心动过速性心肌病（TICMP）（表 6 - 17）。TICMP 可分为两种类型：①单纯型：心动过速是左室功能恶化的唯一机制；②混合型：由于不同的原因，心动过速使已存在的心肌病恶化。然而，单纯的 TICMP 在相似的快速心率和相似的持续时间，在不同的患者中，可能以不同的发病率和严重程度发展，这就提出了一个问题，即潜在的心肌病或潜在的心肌易感性可能在 TICMP 的发展中发挥作用。

在动物模型和人体中进行的几项研究都表明了 TICMP 发展的可能病理生理机制（图6-4），尽管对整个机制的理解在许多方面仍不清楚。导致 TICMP 的不同交叉机制可能会导致不同类型的心律失常及不同的临床表现。对于房颤患者，其窦性心律的恢复可显著改善心室功能，尤其是当心脏磁共振证实排除心室肌纤维化的情况下。

表6-17 引起心动过速性心肌病的心律失常类型

室上性心动过速
● 心房颤动
● 心房扑动
● 房性心动过速
● 永久交界折返性心动过速
● 房室结折返性心动过速
● 房室折返性心动过速
● 不良的窦性心动过速（罕见）
室性心动过速
● 任一类型的室性心动过速
早搏
● 高负荷室性早搏
起搏
● 高速心房起搏
● 持续性快速心室起搏
● 右室永久性起搏

心动过速性心肌病没有严格的诊断标准。对于出现新发的左室功能不全和慢性或复发性心动过速且心率超过100次/分的患者，建议按照表6-18中所列的要素对 TICMP 进行诊断。由于诊断具有回顾性，TICMP 通常很难确诊，所以在排除导致心室功能恶化的其他原因后，也可以默认进行 TIC-MP 诊断。临床实践中的难题是鉴别 TICMP 与伴有房性或室性心律失常相关的其他类型扩张型心肌病。

对疑似因心动过速而心力衰竭的患者进行评估应包括心电图，用以评估心律并寻找心肌缺血的迹象，同时应进行心脏超声以确定左室结构、功能特点，并排除瓣膜和心包异常。如果是阵发性的快速心律失常，应考虑进行 Holter 检查。同时有必要对冠状动脉进行评估（通过无创方法或有创冠状动脉造影），以排除心室功能障碍的潜在缺血性病因。心脏 MRI 影像能排除心室瘢痕，揭示心肌炎和心肌病的一些特殊病因，而在这种情况下心肌活检现在很少使用。

房颤是最常见的持续性心脏节律异常性疾病，被认为是成人 TICMP 最常见的病因，而永久性交界性反复心动过速是儿童 TICMP 最常见的心律失常。TICMP 的发生率根据心动过速的类型有所不同。在一项针对625例因各种快速性心律失常进行射频消融的患者的研究中，发现 TICMP 存在于17例患者中（2.7%；其中房颤或房扑1.3%，其他室上速0.5%，室性早搏1%）。据统计，特定型心律失常的发生率处于从局灶性房性心动过速患者的10%到永久性房扑患者的25%之间，同时有阵发性 AVRT 患者在20%~50%之间。阵发性快速心动过速的患者大多会表现症状，比那些持续性较慢心动过速的患者诊断更快。表 6-19 列出了频发室上性心律失常或 PVC 的患者中 TICMP 的可能预测因素。

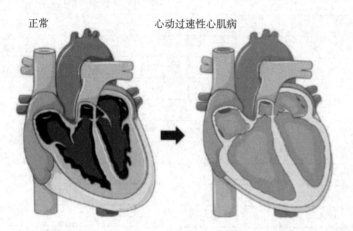

分子水平	血流动力学	神经激素
-β 肾上腺素能受体： 　数量↓和灵敏度↓ -氧化应激 -心肌磷酸酯能量储备耗竭 -TICMP恢复过程中的肥厚反应	-心肌血流量减少 -减少心室充盈时间 -心室间收缩失同步 房性收缩功能障碍/丧失	-肾素-血管紧张素-醛固酮↑ -ANP↑ -交感神经抑制↓： 　-RR间期不规则→ 　　压力反射降低； -心房收缩↓→容量敏感反射

正常　　　　心动过速性心肌病

结构变化
　-左室
　　-扩张
　　-无肥大
　-右室
　　-肥大

-功能变化
　-心输出量和射血分数↓
　-舒张功能障碍
　-继发性二尖瓣反流

图 6-4　TICMP 发展的可能病理生理机制

表 6-18　诊断心动过速性心肌病的要素

（1）无其他心肌病病因（心肌梗死、瓣膜病、高血压、酗酒或药物滥用、应激等）
（2）无左室肥厚
（3）左室内径无明显增加（左室舒张末期内径 <6.5cm）
（4）心动过速控制后 1~6 个月（通过心率控制、心脏复律或射频消融），左室功能恢复
（5）先前心动过速控制后左室功能恢复的患者，心动过速复发后左室射血分数迅速下降

　　心动过速性心肌病通常因心律失常治疗而缓解。由于可能存在超微结构的持续改变，LVEF 的改善进程各有不同，并且还受到心律失常持续时间的影响。一些 TICMP 患者在明显改善后可能会增加心脏性猝死的风险，这可能是持续的心肌纤维化所致。TICMP 患者的治疗目标是降低心率或减少早搏，缓解症状，减少住院次数并提高生存率。TICMP 的治疗还包括有射血分数降低的心力衰竭治疗，运用 ACEI 和 β 受体阻滞剂以及醛固酮受体拮抗剂，这对改善收缩性心力衰竭的进程是至关重要的。利尿剂可用来缓解充血症状。

　　房颤所致 TICMP 的治疗除抗凝外，还包括用控制心室率的药物来控制心室反应，抗心律失常药物的使用，直流电复律或导管消融（图 6-5）。房颤的治疗还旨在减轻症状并预防全身血栓栓塞。二十年前一项比较房颤患者心律与速率控制结果的随机试验发现，这两种方法之间的发病或死亡率没有差异。但是，将这些患者纳入这项试验中是因为考虑这两种方法是当时最可能的选择，它不能适当反映出 TICMP 患者的临床情况，以解决心律失常为主要治疗目标。此外，消融术在当时尚未广泛普及。

表6-19　与TICMP发展相关的可能预测因子或因素

室上性心动过速，包括房颤，诱发的 TICMP

- 年轻
- 男性
- 心率较慢的心动过速（发生心力衰竭前伴随症状较少）
- 持续性心律失常
- RR 间期不规则
- 心房扑动或房颤的症状缺乏

室性早搏诱发的 TICMP

- 室性早搏负荷（从 >10000/24h 到占总搏动的 >24%；与左室室性早搏的阈值相比，右室室性早搏可能更低）
- 宽的室性早搏
- 心外膜室性早搏
- 插入性室性早搏
- 存在逆行 P 波
- 无症状性室性早搏

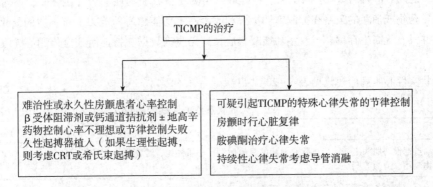

图6-5　TICMP 患者处理的策略

　　控制心率的治疗通常包括 β 受体阻滞剂和（或）洋地黄。TICMP 患者伴有相关的收缩性心力衰竭的情况下，应避免使用非二氢吡啶类钙离子通道拮抗剂。胺碘酮可用于其他药物无效的需控制心律的患者。在这种情况下，胺碘酮也是最常用的控制心律的药物。选择控制心率还是节律，应该根据具体情况而定。导管消融术已被用于房颤伴心力衰竭的治疗，可以改善 LVEF，减轻症状，提升患者生活质量。在这些观察性研究的基础上，最近两项随机对照研究（AATAC 和 CASTLE-AF）表明，与药物治疗相比，导管消融术对收缩性心力衰竭患者在减轻房颤负荷，降低住院率和死亡率方面具有优势。CAMERA-MRI 研究利用心脏磁共振为房颤合并心力衰竭的机制提供了进一步的发现，研究证明了心室纤维化负荷较低的患者左室功能改善最大。重要的是要认识到，这些研究招募的患者临床范围较窄，并且是以高度专业化的单位进行的，即不能完全推广到其他患者群。

　　虽然这些研究包括"有症状"的患者，但重要的是要认识到在心力衰竭的情况下，并非总是能区分症状是与房颤相关还是与心力衰竭相关。这些发现是否可以推断出真正的"无症状"患者尚不清楚。目前，对无症状患者消融策略需要进行个体化考虑，应当考虑到患者的偏好，每个中心的经验和疾病状态。心房扑动比房颤更难控制心率。鉴于导管消融术治疗典型的右房扑动的高成功率和低并发症风险，当怀疑存在 TICMP 时，建议使用消融术消除心房扑动。对于非典型心房扑动，应根据之前显示的个人情况来决定。

　　房室结消融并植入永久性起搏器以 VVIR 模式起搏是一种激进的心率控制策略。这个手术可能有更好的预后，而且似乎更适合有严重合并症的老年患者。由于持续的右室起搏可能因为与左室不同步而对左室收缩功能有害，因此对于已经患有左室功能不全的患者，应当考虑植入 CRT 作为一种生理起搏模式。希氏束起搏因其更具有生理性起搏，有望成为一种更有吸引力的起搏方式。以患房颤植入 CRT 的患者为研究对象的观察和随机对照研究发现，与药物治疗相比，房颤患者房室结消融与心力衰竭患者的全因死亡率、心血管死亡率和住院率显著降低相关，可使 NYHA 心功能分级有所改善，这可能适用于有房颤所致 TICMP 的患者。对于患有 TICMP 并已植入 PM 或 CRT 的患者，房室结消融可能是一种可行的早期策略。

室性早搏导致的 TICMP 可以用抗心律失常药物抑制或用射频消融术使之消失（图 6 - 4）。如果考虑是 PVC 诱发的 TICMP 患者，可以考虑至少 3 个月的药物治疗或导管消融治疗。β 受体阻滞剂、胺碘酮和多非利特（在某些国家）都能抑制室性早搏，并且能安全地用于左室功能不全的患者。此类患者不建议使用氟卡尼。导管消融术的安全性和有效性已得到改善，现在公认对于这部分患者是一种非常有效的选择。有几项研究证实了几乎所有此类患者在室性早搏消融后 LVEF 的改善，同时伴有左室舒张末期内径减小、二尖瓣反流减轻和 NYHA 分级的改善。据报道，短期消融成功率在 70% ~ 90% 之间。消融后 LVEF 的早期改善有助于预测左室收缩功能能否完全恢复。尽管这些使用抗心律失常药物或消融的策略在抑制室性早搏和改善左室功能障碍的能力上有不同的效果，但它们迄今为止并没有提高生存率。当左室功能改善后，尚无明确数据支持能否安全停用心力衰竭的标准治疗。

无症状室性心肌病的建议见表 6 - 20。

表 6 - 20　无症状室性心肌病的建议

共同声明	符号
诊断为心动过速性心肌病之前，应排除心肌病的其他病因（心肌梗死、瓣膜病、高血压、酗酒或药物滥用、应激等）	绿色 ♥
TICMP 的治疗应包括心力衰竭的药物治疗，房颤节律不可控制时的心率控制，以及引起 TICMP 的特异性心律失常（包括房颤）的节律控制	绿色 ♥
在可疑 TICMP 的病例，消融术可能是控制持续性或复发性房性或室性心律失常的优选方法，即使没有症状	黄色 ♥

11　无症状性心动过缓

在对其他心脏性疾病或者心脏之外的疾病引起症状的患者进行常规评估或诊断检查时能注意到无症状性缓慢性心律失常，包括窦房结功能障碍和房室传导障碍。此时，重要的是要区分那些真正无症状的人和那些通常由于疾病进展缓慢而尚未注意到细微症状的人。为了进行进一步的评估，可能需要 24 ~ 48 小时动态心电图提供其他信息。同样，功能测试（例如跑步机运动测试或固定自行车运动测试）对于评估心脏变时反应是否正常，以及是否有潜在的症状都很有用。起搏器植入的唯一适应证是症状性心动过缓，但也有少数例外。

很少有研究调查无症状性心动过缓在一般人群中的预后价值。从门诊数据库中，将 470 例 > 60 岁的无症状性窦性心动过缓（即心率 < 55 次/分）与 2090 例无心动过缓的患者的长期预后进行比较。258 例在平均 7.2 年的随访中，心动过缓患者起搏器植入率极低（每年 < 1%），无症状性心动过缓对全因死亡率没有不利影响，甚至可能有保护性。Molgard 等对 183 位 40 ~ 85 岁的健康个体进行了 24 小时动态心电图监测。在记录中有 16% ~ 31% 记录了心跳暂停。停顿的受试者平均心率明显降

低。在 6%～6.5% 的受试者中出现 >1.5 秒的暂停，而在非运动员中，>2 秒的暂停很少发生，发生率是 1%～1.6%。大部分停顿是由于窦房结功能障碍引起的，主要是老年患者的窦性停搏。在另一项通过动态心电图监测研究的 26 位老年人（>70 岁）的研究中，在睡眠期间观察到最长的窦性停顿，时长为 0.8～2.5 秒，并且与症状无关。

某些缓慢性心律失常（一度和二度 I 型房室阻滞）常见于处于休息状态的年轻个体以及竞技运动员。在没有潜在的结构性心脏病的情况下，通常认为它们无关紧要。最近，对竞技运动员的心脏停顿进行了系统评价。研究总计 194 例，其心脏停顿时间为 1.35～3.0 秒。暂停时长记录中发现有 106 名运动员的暂停时间 ≤3 秒，其中 92 例无症状，有 14 例暂停的时长 >3 秒，其中 9 例无症状。在诊断时，几乎没有受试者被认为需要医疗干预，并且在 7.5±5.1 年的随访中没有死亡。结论是，将 3 秒作为停搏阈值不能充分区分潜在的无症状和有症状的竞技运动员，并且不应孤立地用作排除潜在运动员的决定因素。此外，3 秒的停搏阈值似乎不能保证运动限制或早期治疗干预。

随着长程监测技术的日益普及，记录既往出现晕厥的患者，甚至很长时间无症状停搏也就很普遍了。在没有因果关系的情况下，诊断为无法解释的晕厥的患者无症状停搏的含义尚不确定。这个问题具有临床重要性，因为与首次晕厥的良好相关性将允许使用非晕厥记录的事件作为替代指标。很少有研究发现非晕厥发作和晕厥发作之间的良好的患者内相关性。在一项对 60 例原因不明的晕厥患者的研究中，7 例无症状的严重缓慢性心律失常患者，包括 >5 秒的停搏，>10 秒三度房室阻滞和在清醒时心率 <30bpm 持续 10 秒以上，植入起搏器。

ISSUE2 研究亚组中，Moya 等将在非晕厥发作前（非晕厥前或非特异症状）植入 ILR 记录心电图与晕厥期间记录的心电图相关联，以评估它们在预测晕厥机制中的可能作用。9 例患者自动激活了 ILR，即无症状，其中 9 例患者具有非特异性症状。在这 18 例患者中，心律失常的记录显示为诊断结果的可能性很高，因此不必等待晕厥被记录下来，并且在认为有病情指证的情况下，允许更早开始治疗。

关于起搏对有晕厥病史但无症状间歇性心动过缓且在监测期间没有长时间停搏的患者的数据有限。记录下来的停搏时长对于决定是否植入起搏器至关重要。虽然心室停搏 3 秒或更长时间不常见，但这些停搏通常不会引起症状，并且这些停搏的存在并不一定预示无症状患者的预后不良或需要起搏。停搏时患者的姿态可能会影响需要停搏多长时间才能影响意识。在临床诊断为神经心源性晕厥且无症状停顿 >6 秒的患者中，很少有证据表明，心脏起搏可能对减少晕厥复发有效且有用。根据 6 秒的临界值，表明在循环停止时意识丧失可能需要 7 秒。

对于无症状间歇性夜间心动过缓（窦性心动过缓或房室阻滞）的患者，应考虑睡眠呼吸暂停是其可能原因之一。据估计，大约 20% 严重睡眠呼吸暂停（即呼吸暂停－低通气指数 >60/h）患者和大约 7.5% 的阻塞性睡眠呼吸暂停患者发生心脏传导阻滞。由于缺氧和呼吸暂停引起的快速眼动睡眠和过度迷走神经激活似乎是导致心动过缓的重要机制。应该首先尝试用持续的正压通气进行治疗，因为已证明可以完全预防 80%～90% 的患者出现心脏传导阻滞。

长时程心电监测记录无症状性房室阻滞的并不少见。无症状性心动过缓并不常见，应根据患者的临床情况对此作出解释。在健康受试者中，停搏 >2.5 秒并不多，但这不一定就能认为有临床疾病。无症状性心动过缓在运动员中很常见，公认的 3 秒停搏阈值既不能限制运动，也不需要尽早干预治疗。房颤患者停搏 3～5 秒很常见，这可能是正常现象。除非有症状，否则不需要治疗。

无症状心动过缓的建议见表 6-21。

表 6 - 21　无症状心动过缓的建议

共识声明	符号
在晕厥患者中，无症状的严重心动过缓或停搏时间 > 6 秒应被认为是诊断结果，并加以治疗	黄色 ♥
完全无症状的心动过缓本身不需要治疗	

　　在房室阻滞的情况下，至关重要的是明确阻滞是在结区还是在结下区域，后者通常需要植入起搏器。区分的关键是房室阻滞的类型，是否存在宽 QRS 波群以及随房室阻滞的心率变化。典型的二度 I 型房室阻滞是 PR 逐渐延长，直至一次 P 波脱落。二度 II 型房室阻滞是 P 波脱落之前没有 PR 延长，通过仔细分析心电图能够识别，因为它代表着严重的传导系统疾病，在大多数情况下需要植入起搏器。对于单个无症状的 P 波脱落情况，应根据具体情况做出决定。当存在宽 QRS 波时，即使表现为二度 I 型房室阻滞，也应考虑其阻滞部位在结希区，应尽快做电生理检查。房室阻滞时心率减慢，其诊断定位是房室结，而希浦系统的阻滞可能是心动过速依赖性的。此外，仔细分析心电图可以排除隐匿性希氏束早搏，这与一型和（或）二度 I 型房室阻滞很类似。运动测试对明确希氏束下阻滞有帮助。有数据表明，对于某些无症状的老年个体，起搏可能对二度 I 型房室阻滞是有益的。但是，在提出任何结论性推荐之前，需要深入研究这一领域。

　　共识认为，鉴于这些潜在的严重性，无可逆性原因的三度房室阻滞和二度 II 型房室阻滞即使没有症状也应使用起搏器治疗。

12　患者观点

　　如本文前面所述，心律失常可以是短阵性或持续性的，并且在许多个体中可能是无症状的。但是，在心律失常的情况下无症状并不一定意味着患者不需要治疗或没有不良后果的风险。实际上，无症状性心律失常可能预后更差，因为许多患者经常在出现了严重的心律失常相关事件，例如卒中（房颤），心脏骤停（例如室性心律失常）或 TICMP 才会第一次去医院就诊。

　　即使没有症状，患者一旦被诊断为心律失常，仍可能会感到十分悲伤，并对心律失常感到担忧。这可能会扩展至治疗选择的副作用（例如口服抗凝药物的出血，抗心律失常药物和其他药物的副作用，ICD 植入等）和心律失常的潜在后果（死亡、卒中、心力衰竭等）的治疗选择。缺乏症状也可能会影响患者在治疗路径/项目所做出的选择。因为缺乏症状，患者可能会认为疾病"不太严重"。这反而可能会降低他们对心律失常严重后果和治疗必要性的认识。症状的缺乏也可能影响到提供给患者的治疗选项，例如，房颤节律控制策略（心脏复律和消融）通常针对的是有症状患者，因为此类的治疗目标是减轻或缓解症状。生活方式的限制和（或）改变通常伴随着心律失常的诊断，这直接归因于心律失常的结果（例如遗传性心律失常、WPW 等）或者心律失常的治疗选择（例如 ICD）。在遗传性心律失常或 WPW 的诊断中，患者通常相对年轻且身体健康，一旦诊断可能会永久性地改变生活质量，并会引起显著的心理痛苦。

　　无论哪种类型的心律失常，都必须充分告知患者其病情的转轨；可用的治疗选择（风险、获益和副作用，尤其是 ICD 植入）；改变生活方式以纠正其危险因素和减少不良后果的风险；治疗成功的可能性以及可以到达的目标，使患者对治疗有一个实际的期望，并对治疗方案做出正确的决定。患者教育是心律失常管理的基本组成部分，无论症状如何。同样重要的是，要认识到患者的担忧，评估和监测心律失常对患者和家庭的心理影响，并制定出解决心理影响的方案，因为心理压力会影响患者对治疗的依从性和持久性，并严重降低了患者及其家人的生活质量，而不论症状是否存在。

2015 年 EHRA 共识文件总结了有关心律失常及其对患者的价值观和偏爱的最新文献，并为医患之间讨论关于心律失常，疾病过程和治疗选择，目标和结果的重要话题，以及引出他们谈话的可用资源。

共同决策应成为实现这一目标的方法；患者和医师/医疗保健专业人员之间的配合，相互共享信息，双方（患者和医师）就患者的偏好、选择和达成共同的治疗决策，包括尽可能不进行治疗，进行深思熟虑的交流。

患者教育的建议见表 6 - 22。

表 6 - 22　患者教育的建议

共识声明	符号
教育是管理心律失常的重要组成部分，以使患者（及其护理人员/家庭成员）能够了解自己的病情，可用的治疗方法，疾病的转轨以及预后，无论症状如何	绿色 ♥
所有患者均应从他们的医疗团队那里获得个性化的针对疾病和治疗的信息，这些信息会随着时间的推移以及在讨论新的治疗策略时予以重申	绿色 ♥
患者对治疗的偏好应该讨论记录，并将其纳入管理决策	绿色 ♥

13　未来关注的领域

在撰写这份关于无症状性心律失常的共识性文件的过程中，越来越多的证据显示，实际的研究数据并不能充分代表无症状的患者。该共识性文件中的许多部分所包含的数据，多数情况下都是从症状性心律失常的研究中推断出来的，甚至从高选择性亚组中得出的推断。因此，在某种程度上撰写这份无症状性心律不齐的共识声明是一项复杂的任务。同样，无症状心律失常引起不良反应的风险和干预的必要性也有很大差异。治疗的局限性可能会导致潜在的严重后果，例如房颤、卒中和持续性室速患者发生心脏骤停，尽管缺乏心律失常的症状，但不进行治疗是不负责任的。

将来对症状性心律失常研究应重点考虑改进和构筑系统性评估和测量仪器。此外，症状性和无症状性负荷之间的关系需要更好地探索。在一些个体缺乏症状的原因仍然不明确。良性症状性心律失常的治疗目标经常是降低不适感觉。技术目标是增强患者和其看护人员对严重心律失常的知晓，这也是很有用的。比如对一些植入 CIED 的患者提醒他们虽然无症状但可能会有潜在的恶性室性心律失常。

随着消费者对医疗设备和应用程序使用的普及，无症状的心动过速、心动过缓和房颤的诊断会有显著提高。许多公司，如 Fitbit、Garmin、苹果和三星等，都在市场上推出了具有心律警报功能的设备。Smartwatch 和健身腕带式可穿戴电子产品可以使用光电容积描记法测量手腕的脉搏率。

从这些数据中识别脉搏不规整或心律变异性有助于识别房颤。这些设备的迅速使用将允许以新颖的方式检测未诊断的房颤。包括 AliveCor 和 Withings 在内的公司也都有 ECG 手表或手表配件。苹果手表在记录到心律不规整时会提示，目前包括 40 万人的临床试验正在进行前瞻性评估。这些可能性带来的机遇令人振奋，毫无疑问通过这些设备发现的无症状性心律失常患者，需要明确的指南强调如何做以及何时做。

尽管该份共识主要聚焦于无症状性心律失常，但要警惕可能出现的症状或过去疏漏的症状，例如晕厥和近晕厥。同样重要的是要记住，既往的医学评估不足包括对心律失常患者进行焦虑和（或）低血糖的诊断。

最后，在许多不同的无症状心律不规则患者中，心律失常负荷的显著和不显著之间的区别和界限仍然不清楚。而且在直接或间接筛查中，或者由于检测设备的增加（例如智能手机 APP 或特殊手表），某些心律失常可能被诊断出。这些个体可能代表着心律失常负荷较低的群体，并且与通过 CIEDs 连续监测发现的亚临床房颤相同，可能代表心律失常潜在的危害较小。将来需要进一步的研究来评估这些患者治疗的严重性和临床治疗净获益。

（译者：刘　刚　郑明奇）

第七篇

2019 ESC 慢性冠脉综合征诊治指南

目录

1 前言

指南是对现有证据的总结和评估，目的是协助医疗卫生专业人员为特定条件的患者个体提出最佳管理策略。指南及其建议应有助于医疗卫生专业人员在日常实践工作中作出决策。然而，患者个体的最后决定必须由责任医疗卫生专业人员与患者和照顾人员酌情协商后最终获得。

近年来，欧洲心脏病学会（ESC）和其他协会及组织共同发布了大量指南。由于这些指南对临床实践的影响，已建立了制定指南的质量标准，以便对所有指南使用者决策透明。需要编辑及发布《ECS 指南》建议可浏览 ECS 网页获得（http：//wwwescardioorg/Guidelines - & - Education/Clinical - Practice - Guidelines/Guidelines - development/Writing - ESC - Guidelines）。《ECS 指南》是 ECS 对某一专题能做定期更新的官方立场。

ECS 设立了一些登记处，而且这些登记处对于评估、诊断/治疗过程、资源利用和原则遵守至关重要。这些登记处旨在根据在常规临床实践中收集的数据，可以更好地了解欧洲和世界各地的医疗实践。这些指南是同针对心脏病专家和相关专业人员文化和专业所需衍生教材一同制定的，并在 ESC 指南发布后的适当时期收集高质量的观察数据，以优先检查 ESC 指南和教育委员会以及相关的特别工作组成员确定的关键点，可有助于评估指南的执行水平。

该特别工作组成员是由 ESC 进行挑选，包括其相关 ESC 的亚专业小组代表，以代表参与该种病患者医疗专业人员。该领域选定的专家应根据 ESC 委员会的实用指南（CPG）政策，对已公布的特定条件管理的证据进行全面审查，并对诊疗流程进行严格评估，包括对风险/效益比的评估。特别是对证据水平和特定诊疗选择的建议强度，应依据预先设计的评分进行力度和分级评估。

ECS 不仅监督和协调新指南的编制工作，还负责这些指南的审核工作。ECS 指南还接受 CPG 和外部专家的广泛审核，经过适当修订后，《指南》得到特别工作组所有专家的批准。最后定稿的文件由 CPG 批准在欧洲心脏杂志上发表。该《指南》是在仔细考虑了科学和医学知识及可获得的证据之后制定的。

编制 ECS 指南的任务还包括创建教育工具和实施方案的建议、压缩袖珍指南版本、摘要幻灯片、带有基本信息的小册子、非从业人员的摘要卡和电子版本数字应用程序（智能手机等）。我们删减了这些内容，因此，想要获得更详尽的信息用户应始终访问指南的全文版本，该版本可通过 ESC 网站免费获得，并且已经将指南发布在 EHJ 网站上。鼓励 ECS 联盟国家协会认定、翻译和实施所有 ESC 指南。执行指南具有必要性，因为疾病预后可能会受到全面应用临床建议的有利影响。

　　鼓励医疗卫生专业人员在进行临床诊断以及在确定和实施预防、诊断或治疗医学策略时充分参考 ESC 指南。然而，ESC 指南不以任何方式凌驾于医疗专业人员个人责任之上，需要考量每个患者的健康状况并在适当和（或）必要时与患者或照顾患者的人协商时作出适当和准确的决定。医疗专业人员也有责任核实每个国家处方适用药物和设备的规则和条例。

2　引言

　　冠状动脉疾病（CAD）是一种以动脉粥样硬化斑块发生在心外膜下动脉中积聚为特征的病理过程，无论是阻塞性还是非阻塞性均是如此。这一过程可以通过调整生活方式、药物治疗和有创干预来改变，以实现疾病的稳定或消退。CAD 可以有很长的稳定周期，但也可以在任何时候变得不稳定，通常是由于斑块破裂或侵蚀引起的急性冠状动脉粥样硬化血栓事件。然而，冠状动脉疾病呈慢性且通常呈进行性进展，因此即使在临床沉默时期该病也是极其危险的。CAD 的动态过程可引起各种临床表现，因而为求方便将它们分为急性冠脉综合征（ACS）和慢性冠脉综合征（CCS）两种类型。该指南仅涉及 CCS 患者的管理。CCS 的自然病史演进如图 7-1 所示。

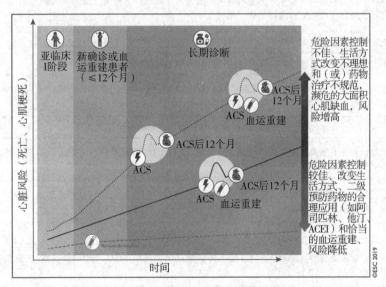

图 7-1　慢性冠脉综合征的自然病程
注：ACEI：血管紧张素转换酶抑制剂；ACS：急性冠脉综合征

　　疑似或者已经确诊 CCS 的患者最常见的临床情景是：①疑似 CAD 患者伴有"稳定性"心绞痛症状和（或）呼吸困难；②新发心力衰竭（HF）或左室（LV）功能不全的疑似 CAD 患者；③ACS 后＜1 年内稳定期无症状和有症状的患者，或近期血运重建的患者；④ACS 后＞1 年的稳定期无症状和有症状的患者，或血运重建的患者；⑤心绞痛和疑似血管痉挛或微血管性疾病的患者；⑥筛查时检出的无症状 CAD 患者。

　　上述所有情况均归类为 CCS，但不同情景下未来的心血管事件有不同的风险，如死亡或心肌梗死（MI），但风险可能随着时间的推移而改变。当 CCS 进展为 ACS 时可能会破坏上述任意一种临床情况。当心血管危险因素控制不佳、生活方式改变和（或）药物治疗或血管重建不成功时均可能使上述风险增加，而恰当的二级预防和成功血运重建可能会使风险降低。因此，CCS 是因 CAD 的不同进展阶段定义的，不包括急性冠脉血栓形成引起的临床情况，如 ACS。

本指南的每一节都涉及 CCS 的主要临床情况。这一结构旨在简化临床实践中指南的使用。其他信息、表格、数字和参考资料可在 ESC 网站（www.escardio.org）的补充数据以及 ESC 心血管医学教科书中查阅。本指南主要新建议见表 7 - 1。

表 7 - 1 2019 版 ESC 指南主要新建议

2019 版主要新建议	建议级别
一般检测、诊断和风险评估	
对于单靠临床评估不能除外闭塞性 CAD 的有症状患者，建议使用无创功能影像学成像来发现是否存在心肌缺血或冠脉 CTA 作为初始检查	I
建议根据 CAD 的临床可能性、患者特点、当地医疗水平及手头可获得的检测手段等因素选择初始无创检查方法	I
如果冠脉 CTA 无法明确诊断或无法确定是否存在功能性心肌缺血，建议使用功能学检查评价心肌缺血	I
建议有创冠脉造影作为诊断 CAD 的另一种方法，尤其适用于高度怀疑冠心病、药物不能缓解症状或轻微活动即出现典型心绞痛症状、临床评估为较高风险的患者。除非严重狭窄（>90% 的狭窄），否则血运重建前必须使用有创功能学检查评估狭窄程度	I
对于无创检查无法明确诊断的患者，应考虑联合应用有创冠脉造影和功能学检查以明确 CAD 的诊断	II a
如果无创检查不能明确诊断或不能诊断，可考虑应用冠脉 CTA 作为有创冠脉造影的替代检查	II a
如果存在冠脉弥漫性钙化、心律不齐、过度肥胖、无法配合屏气指令或任何可能影响成像质量的因素，均不建议进行冠脉 CTA 检查	III
窦性心律条件下 CCS 患者的抗血栓治疗	
对于无高出血风险但存在心肌高缺血风险的患者，可考虑应用在阿司匹林治疗的基础上增加另一种抗栓药物进行长期的二级预防	II a
对于中度以上心肌缺血事件风险且无高出血风险的患者，可考虑应用在阿司匹林治疗的基础上增加另一种抗栓药物进行长期的二级预防	II b
房颤情况下 CCS 患者的抗血栓治疗	
对有条件使用新型口服抗凝药物（NOAC）的房颤患者，建议优先选用 NOAC 作为初始口服抗凝药物，而非维生素 K 拮抗剂（VKA）	I
CHA$_2$DS$_2$ - VASc 评分≥2 分的男性和评分≥3 分的女性房颤患者建议长期使用口服抗凝药物（NOAC 或 VKA 且治疗范围时间内 TTR >70%）治疗	
CHA$_2$DS$_2$ - VASc 评分为 1 分的男性和 2 分的女性房颤患者应考虑长期使用口服抗凝药物（NOAC 或 VKA 且治疗范围时间内 TTR >70%）治疗	II a
既往 PCI 术后合并房颤或已经口服抗凝药物治疗的患者抗血栓治疗	
对有条件使用 NOAC 的患者（PCI 术后合并房颤或具有其他 OAC 治疗的适应证）建议优先使用 NOAC（阿派沙班 5mg 每日两次，达比加群 150mg 每日两次，依度沙班 60mg 每日一次，或利伐沙班 20mg 每日一次）联合抗血小板治疗，而非维生素 K 拮抗剂（VKA）	I

续表

2019 版主要新建议	建议级别
一般检测、诊断和风险评估	
当使用利伐沙班抗凝时，如果担心出血风险高于支架内血栓形成或缺血性卒中的风险，应优先考虑使用利伐沙班 15mg 每日一次联合单个或双联抗血小板治疗，而非利伐沙班 20mg 每日一次	Ⅱ a
当使用达比加群抗凝时，如果担心出血风险高于支架内血栓形成或缺血性卒中的风险，应优先考虑使用达比加群 110mg 每日两次，联合单个或双联抗血小板治疗，而非达比加群 150mg 每日两次	Ⅱ a
房颤患者或其他具有 OAC 适应证的患者，对接受非复杂 PCI 手术的患者而言，无论植入支架类型，如果支架内血栓形成的风险很低或对出血风险的担忧多于支架内血栓形成，应考虑早期（≤1 周）停用阿司匹林，继续口服 OAC 和氯吡格雷双联抗栓	Ⅱ a
PCI 术后合并房颤或其他具有 OAC 适应证的患者，若支架内血栓形成的风险高于出血风险，应考虑使用阿司匹林、氯吡格雷和 OAC 三联抗栓治疗至少 1 个月，随后根据风险评估在出院时明确三联抗栓持续时间（≤6 个月）	Ⅱ a
对于使用 VKA 联合阿司匹林和（或）氯吡格雷的患者，应谨慎调整 VKA 的剂量，将 INR 的目标值控制在 2.0～2.5，并且 TTE >70%	Ⅱ a
PCI 术后合并房颤或其他具有 OAC 适应证的患者，具有支架内血栓形成中高危风险的患者，无论支架类型，OAC 联合替格瑞洛或普拉格雷的双联治疗均可考虑作为 OAC 联合阿司匹林和氯吡格雷三联抗栓治疗的替代方案	Ⅱ b
其他药物治疗	
对接受阿司匹林单联、双联抗血小板治疗（DAPT）或口服抗凝药物单联抗栓治疗且消化道出血风险高的患者，建议联合使用质子泵抑制剂	I
降脂药物：对使用了最大耐受剂量的他汀类药物而血脂仍未达标的患者，建议联合使用依折麦布	I
降脂药物：对使用了最大耐受剂量的他汀类药物及依折麦布联合降脂治疗但血脂仍未达标的极高危患者，建议联合使用 PCSK9 抑制剂	I
心血管不良事件的高危 CCS 患者应考虑应用 ACEI	Ⅱ a
糖尿病合并心血管疾病的患者建议使用钠 - 葡萄糖协同转运蛋白 2（SLGLT - 2）抑制剂恩格列净、卡格列净或达格列净	I
糖尿病合并心血管疾病的患者中也建议使用胰高血糖素样肽 -1 受体激动剂（利拉鲁肽或索马鲁肽）	I
无症状冠心病患者的筛查	
不建议颈动脉超声动脉血管的内膜中层厚度（IMT）检查用于心血管风险评估	Ⅲ
难治性心绞痛的治疗选择建议	
经过优化药物治疗和血运重建后仍存在顽固性心绞痛的患者可考虑使用冠状动脉窦缩窄装置以缓解症状	Ⅱ b

注：ACS：急性冠脉综合征；CAD：冠状动脉疾病；CCS：慢性冠脉综合征；HF：心力衰竭；LV：左室；PTP：验前概率

2019 新版指南的更新如表 7 - 2 所述。

表 7 - 2　2019 新版指南的更新

2019 年版新概念/修订概念
指南修订后的重点在于聚焦慢性冠脉综合征，而非稳定的冠状动脉疾病
这一指南的变化强调了冠状动脉疾病的临床表现可分为急性冠脉综合征（ACS）和慢性冠脉综合征（CCS）。冠状动脉疾病是动脉粥样硬化斑块积聚和冠状动脉循环功能改变的动态过程，而生活方式、药物治疗以及血运重建都能够影响这一过程，可能使病变稳定或消退

续表

2019 年版新概念/修订概念

现行的 CCS 指南中，最常见的六种临床情况包括：①怀疑有 CAD，有"稳定型"心绞痛症状和（或）呼吸困难的患者；②新发心力衰竭或左室功能障碍，疑似 CAD 的患者；③急性冠脉综合征后 1 年内或近期血运重建的无症状或症状稳定的患者；④初次诊断或血运重建后 1 年以上无症状和有症状的患者；⑤心绞痛，疑似血管痉挛或微血管疾病的患者；⑥筛查时发现 CAD 的无症状患者

该指南对基于年龄、性别和症状性质评估的 CAD 的验前概率（PTP）进行了重大修订。此外，还引入了新的属于"冠心病的临床可能性"，并增加了冠心病的多种危险因素作为验前概率的补充。对不同的诊断检查在不同群体中确诊或排除冠心病的应用价值进行了更新

指南强调了健康的生活方式和其他预防措施在降低后续心血管事件和死亡风险方面的关键作用

注：ACEI：血管紧张素转换酶抑制剂；AF：心房颤动；CAD：冠状动脉疾病；CTA：计算机断层扫描血管造影；CVD：心血管疾病；DM：糖尿病；NOAC：非维生素 K 拮抗剂口服抗凝药物；OAC：口服抗凝药物；VKA：维生素 K 拮抗剂；PCI：经皮冠脉介入

建议的主要变更

2013	建议级别	2019	建议级别
对于有心绞痛症状且 CAD 验前概率为中度概率（15% ~65%），未服用抗心肌缺血药物的患者建议将运动负荷心电图作为诊断稳定型冠心病的初始检查方法，除非患者无法运动或心电图无变化时无法评估	I	运动负荷心电图被建议用于评估特定患者的运动耐量、症状、心律失常事件、血压反应和事件风险	I
		当无法进行其他有创或无创检查的情况下，可考虑将运动负荷心电图作为诊断或排除 CAD 的替代检查	II b
应考虑将运动负荷心电图作为治疗过程中评估患者症状缓解和心肌缺血控制情况的方法	II a	可考虑将运动负荷心电图作为治疗过程中评估患者症状缓解和心肌缺血控制情况的方法	II b
建议根据患者的心率、血压和耐受性，增加长效硝酸酯类、伊伐布雷定、尼可地尔或雷诺嗪作为二线治疗	II a	当 β 受体阻滞剂和（或）非二氢吡啶类钙离子拮抗剂存在治疗禁忌证、耐受性差或不能充分控制心绞痛症状时，应考虑使用长效硝酸酯类作为二线治疗	II a
可考虑曲美他嗪作为二线治疗	II b	如果患者对 β 受体阻滞剂、钙离子拮抗剂及长效硝酸酯类不能耐受且存在禁忌或不能充分控制心绞痛症状时，应考虑使用尼可地尔、雷诺嗪、伊伐布雷定或曲美他嗪作为二线治疗，以减少心绞痛发作频率并提高运动耐量	II a
		在特定的患者中，可根据心率、血压和耐受程度考虑将 β 受体阻滞剂或 CCB 与二线药物（雷诺嗪、尼可地尔、伊伐布雷定、曲美他嗪）联合应用作为一线治疗方法	II b
对于疑似冠脉微血管心绞痛的患者，可考虑在冠脉造影期间冠脉内注射乙酰胆碱和腺苷进行多普勒血流测量，以评估内皮依赖性和非依赖性冠状动脉血流储备，并检测微血管/心外膜血管痉挛	II b	应考虑在冠脉造影正常或中度狭窄且 iw-FR/FFR 正常但持续存在症状的患者中进行冠脉血流储备和（或）微循环阻力测定	II a
		如果冠脉造影正常或中度狭窄且 iwFR/FFR 值正常，可考虑冠脉内注射乙酰胆碱并监测心电图以评价是否存在微血管痉挛	II b

续表

		建议的主要变更	
2013	建议级别	2019	建议级别
对于疑似冠脉微血管心绞痛的患者，可考虑应用经胸超声冠状动脉血流显像测量静息状态和静脉注射腺苷后前降支血管舒张期血流速率作为评价冠状动脉血流储备的无创性检查方法	Ⅱb	经胸超声冠状动脉血流显像、心脏磁共振成像和 PET 技术可考虑作为评价冠脉血流储备的无创性检查方法	Ⅱb

注：BP：血压；CAD：冠状动脉疾病；CCB：钙离子拮抗剂；CMR：心脏磁共振；DHP－CCB：二氢吡啶类钙离子拮抗剂；ECG：心电图；FFR：血流储备分数；iwFR：顺时无波形比率；LAD：左前降支，PET：正电了发射型计算机断层显像；PTP：验前概率

3　心绞痛和（或）呼吸困难及疑似冠心病患者

3.1　基础评估、诊断和风险评估

图 7-2 给出了心绞痛和疑似阻塞性 CAD 患者的开始诊断管理的一般方法。诊断管理方法包括六个步骤。第一步是评估症状和体征，以识别可能存在的不稳定型心绞痛或其他形式 ACS 患者（步骤 1）。对没有不稳定型心绞痛或其他 ACS 患者，下一步要评估患者的一般状况和生活质量（步骤 2），这一步要重点评估可能影响治疗决定的合并症，并考虑导致症状的其他潜在原因。步骤 3 包括左室功能的基本检查和评估。然后，评估阻塞性 CAD 的临床可能性（步骤 4），并且在此评估基础上给特定患者提供诊断检查决策，以建立 CAD 的诊断（步骤 5）。一旦阻塞性 CAD 的诊断得到证实，就需要确定患者的事件风险（步骤 6），因为事件风险对随后的治疗决策有重大影响。

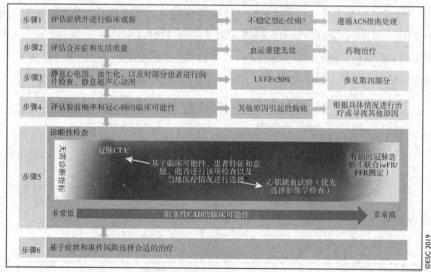

图 7-2　心绞痛和疑似阻塞性 CAD 患者初治诊断方法

注：ACS：急性冠脉综合征；CAD：冠状动脉疾病；CTA：计算机断层血管造影；ECG：心电图；FFR：血流储备分数；iwFR：顺时无波形比率；LVF：左室射血分数；a：如果 CAD 诊断不明确，在治疗前应用无创功能影像学检查评价心肌缺血对于明确诊断可能是合理的；b：高度怀疑心脏外原因引起胸痛的年轻和健康患者以及超声心动图结果对患者随后的诊治无足轻重的话，则可以省略；c：在特定的患者中考虑应用运动负荷心电图评估症状、心律失常事件、运动耐量、血压反应和事件风险；d：运动能力、个体测试相关风险和获得诊断检查结果的可能性；e：高临床可能性、药物治疗效果不佳，基于临床评估的高事件风险（如低运动负荷状态下出现症状以及 ST 段压低或存在提示 CAD 的左室收缩功能障碍）或无创检查不能明确诊断；f：如果冠状动脉 CTA 结果无法分级或不能诊断，需要进行功能学检查评价是否存在心肌缺血；g：即使没有阻塞型冠状动脉疾病，也要考虑心绞痛

经这些步骤之后，将开始适当的治疗，包括生活方式管理（见第3.2节）、药物治疗（见第3.3节）和血运重建（见第3.4节）。

3.1.1 步骤1：症状和体征

详尽的病史是诊断心绞痛的基石。虽然体格检查和客观检查往往是确认诊断、排除其他诊断和评估疾病严重程度所必需的，但是仅凭病史就可以得到高度可能性的诊断。详尽的病史应包括心血管疾病（CVD）病史和危险因素（如心血管疾病家族史、血脂异常、糖尿病、高血压、吸烟和其他生活方式等因素）。

心肌缺血（心绞痛）有关的不适特征可分为四类：部位、性质、持续时间、与活动的关系及加重/缓解症状的因素。心肌缺血引起的不适通常位于胸部的胸骨附近，但也可发生于从上腹部到下颚或牙齿、肩胛之间、手臂到手腕手指中的任何部位。这种不适通常被描述为压迫感、憋闷感或沉重感，有时被描述为窒息感、紧迫感或烧灼感。但很多病人没有胸部"压迫"或"疼痛"，此时应直接询问患者存在何种不适。心绞痛可能伴有呼吸急促、胸部不适感，可能会伴随更不典型的症状，如乏力或眩晕、晕厥、恶心、烧灼感、坐立不安或濒死感。呼吸急促可能是CAD的唯一症状，这与其他因素引起的呼吸急促可能会使鉴别诊断更为困难。

此外，不适症状的持续时间短（大多数≤10分钟，通常持续数分钟或更短时间），而持续数秒的胸痛可能不是由CAD引起的，重点在于和活动的相关性。随着活动程度的增加（如上坡、逆风、天气寒冷）出现典型的症状或原有症状加重，而当上述活动中止，症状数分钟内即可消失。特别是晨起或饱餐后症状加重是心绞痛的典型特征，但矛盾的是心绞痛可能会因长期锻炼（walk - through现象）或二次活动（warm - up现象）而减轻。舌下含服硝酸盐可迅速缓解心绞痛症状，其与呼吸或体位无关。心绞痛阈值及症状可能每天甚至在同一天内都有很大的变化。

表7-3概述了典型和非典型心绞痛的定义。这种分类虽然是主观的，但在确定阻塞性CAD可能性方面很实用，对于确诊有证实价值。2015年以来发表的研究报告显示，大多数疑似CAD的患者表现为非典型或非心绞痛性的胸痛，仅有10%~15%的患者表现为典型心绞痛。这种加拿大心血管学会的分类法仍然被广泛用作心绞痛的分级系统，以量化活动相关症状发生的阈值（表7-4）。

表7-3 疑似心绞痛症状的传统临床分类

典型心绞痛	符合下列3项特征： 胸前、颈部、下颌、肩膀或手臂的压榨样不适； 强体力活动可诱发； 休息或服硝酸酯类药物5分钟内可缓解。
非典型心绞痛	符合上述特征中2项
非心绞痛性质的胸痛	符合上述特征中的1项或都不符合

表7-4 加拿大心血管学会对心绞痛严重程度的分级

级别		对心绞痛严重程度的描述
I	仅在剧烈运动时出现	在剧烈、快速或长时间的一般活动中出现心绞痛（如走路或爬楼梯时）
II	中等量活动时即出现	一般活动即出现轻微受限，包括但不限于以下情况：快速活动、餐后、寒冷环境、逆风条件、在情绪压力下或醒来的数小时内，也包括走上坡路、在正常环境和安静条件下能爬超过1层楼的台阶
III	轻微活动即出现	正常环境安静条件下走1~2条街的距离或爬1层楼高的台阶亦存在困难
IV	静息时候出现	无诱因即可出现心绞痛

对疑似 CAD 患者的体格检查，这对于评估贫血、高血压、瓣膜性心脏疾病、肥厚型心肌病或心律失常的存在是很重要的。并建议医生计算体重指数（BMI），以寻找非冠脉血管病的证据，这些疾病可能是无症状的，包括触诊脉搏、颈动脉和股动脉听诊，以及评估踝臂指数（ABI），以及寻找其他合并症的迹象，如甲状腺疾病、肾脏疾病或糖尿病。以上建议应结合其他临床资料用以排除 CAD，如存在咳嗽或刺痛。此外，医生还应尝试通过触诊复制症状，并试验舌下含服硝酸甘油效果，以便对症状进行分类。

不稳定型心绞痛可能表现为以下三方面之一：①静息心绞痛：疼痛的性质和位置特点为安静时疼痛、持续时间较长（＞20min）；②新发心绞痛：最近（2个月）新发中 - 重度心绞痛（加拿大心血管学会分级Ⅱ级或Ⅲ级）；③进展性心绞痛：既往心绞痛，短期内在更低的阈值下，严重程度和强度进行性增加。满足以上条件的心绞痛管理可参见 ESC 指南中关于 ACS 的管理。

一般认为新发心绞痛是不稳定型心绞痛，但如果初次心绞痛发生于剧烈运动时，并且静息时消退，则属于 CCS 定义范畴而不是不稳定型心绞痛。对于低危心绞痛患者，建议在不稳定型心绞痛减轻后再使用本指南中提出的诊断和预后评估方法。低危不稳定型心绞痛患者的特点是无复发性心绞痛、无心力衰竭症状、无初始或继发的异常心电图表现、无肌钙蛋白水平升高。在这种情况下，在决定侵入性策略之前，建议采用无创诊断策略。上述定义中稳定型与不稳定型心绞痛存在重叠，许多 CCS 患者经历过一段不稳定型心绞痛时期。

3.1.2　步骤 2：合并症和其他引起症状的因素

在进行检查之前，必须评估病人的一般情况、合并症和生活质量。如果血管重建不太可行，应尽可能减少进一步检查，仅需满足临床指导的最低限度，虽然不能充分确诊 CAD，但仍需要包括例如一系列缓解心绞痛症状的适当治疗。如果需要明确诊断，非侵入性功能影像学检查可以作为缺血程度评估的选择之一。

若明确为非心绞痛性质的疼痛，应进行其他诊断性检查来确定是否是胃肠道、肺部、肌肉骨骼等原因导致胸痛。然而这些患者也应该进行指南指导中基于普遍适用的风险评分表进行危险因素修正评估，如系统性冠状动脉风险评估（SCORE 评分表）（systematic coronary risk evaluation，SCORE）（www. heartscore. org）。

3.1.3　步骤 3：基本检查

疑似 CAD 患者的基本（一线）检查包括标准实验室生化检验、静息心电图，以及尽可能进行动态心电图监测、静息超声心动图检查，其中一部分患者可进行胸部 X 线检查，门诊患者可完善上述检查。

3.1.3.1　生化检验

实验室检查用于确定可能引起心肌缺血的原因、心血管风险因素和相关状况，从而确定预后。血红蛋白作为全血计数检查的一部分，在临床怀疑甲状腺功能紊乱时，甲状腺激素水平提供了导致心肌缺血可能原因的相关信息。对于每个疑似 CAD 的患者，均应进行空腹血糖和糖化血红蛋白（HbA1c）监测，如果两者都不能确诊，建议进行额外的口服葡萄糖耐量试验。我们认为葡萄糖代谢是很重要的，因为糖尿病与心血管不良结局之间的关系得到了公认，并根据专科指南对糖尿病患者进行管理。此外，还应对所有疑似 CAD 患者的血脂状况进行评估，包括总胆固醇、高密度脂蛋白胆固醇、低密度脂蛋白胆固醇（LDL - C）和三酰甘油，以确定患者的风险等级，并确定治疗的必要性。建议检测空腹血脂用来描述血脂异常的严重程度或做高三酰甘油血症的随访。

外周动脉疾病（PAD）和肾功能不全会增加 CAD 的可能性，对预后有负面影响。因此，应估测肾小球滤过率（GFR）以评估基础肾功能。此外，由于高尿酸血症是一种常见的可能影响肾功能的合并症，也应检测尿酸水平。

如果临床怀疑不稳定的 CAD，则应检测心肌损伤的生化标志物（如肌钙蛋白 T 或肌钙蛋白 I），最好使用高灵敏度的检测方法，无须持续 ST 段抬高，应遵循 ACS 指南管理。还可在许多稳定型心绞痛患者中采用高灵敏度的检测，可以捕捉到低水平的肌钙蛋白。肌钙蛋白升高与不良结局相关。已有小型研究表明，肌钙蛋白在诊断 CAD 方面可能有增量价值，但需要更大型试验来验证及系统评估其在疑似 CAD 患者中的效用。虽然多种生物标志物可能有助于预测，但它们尚未在诊断阻塞性 CAD 中发挥作用。

疑似 CAD 患者初始诊断时进行基础生化检测的建议见表 7 - 5。

表 7 - 5　疑似 CAD 患者初始诊断时进行基础生化检测的建议

建议	建议级别	证据级别
如果评估提示临床状况不稳定或急性冠脉综合征时，建议反复检测高敏或超敏肌钙蛋白以排除与急性冠脉综合征相关的心肌损伤	I	A
建议所有患者进行以下血液检测		
全血细胞计数（包括血红蛋白）	I	B
血清肌酐测定并测评肾功能	I	A
血脂水平（包括 LDL - C）	I	A
疑似或确诊为 CCS 的患者建议筛查 2 型糖尿病，先检查 HbA1c 和空腹血糖，若以上检查不足以确诊，再行葡萄糖耐量试验	I	B
若临床疑似甲状腺疾病，建议行甲状腺功能检查	I	C

注：ACS：急性冠脉综合征；CAD：冠状动脉疾病；HbA1c：糖化血红蛋白；LDL：低密度脂蛋白；OTCG：口服葡萄糖耐量试验；T2DM：2 型糖尿病

3.1.3.2　静息心电图和动态心电图监测

近一个世纪以来，诊断心肌缺血一直基于复极异常来进行的监测，主要表现为 ST 段压低。因此，静息 12 导联心电图仍然是初步评估无明显非心脏原因的胸痛病人必不可少的一部分检查。临床评价主要涉及以下两种情况：①无胸痛或不适症状的患者；②有持续性心绞痛症状的患者。

其中，第一种情况更普遍，而记录下来的静息心电图往往是正常的。然而，即使没有记录到复极化过程的异常，从心电图上仍可看出 CAD 的间接迹象，如陈旧性心肌梗死（病理性 Q 波）或传导异常［主要是左束支阻滞（LBBB）和房室阻滞］。此外，胸痛（通常不典型）患者中经常发现心房颤动（AF），但室上性快速心律失常时 ST 段压低不能用来预测阻塞性 CAD 性。

而在持续心绞痛期间，心电图记录到动态 ST 段变化是诊断心肌缺血的关键。诊断变异型（Prinzmetal）心绞痛和血管痉挛性心绞痛是基于在心绞痛发作期间（通常在休息时）捕捉到典型的短暂性 ST 段抬高或压低。

但不应使用长程动态心电监护和记录来代替运动试验，然而，对于一部分患者可以考虑采用 12 导联心电图捕捉与运动无关的心绞痛短时发作。动态心电图可以揭示 CCS 患者无症状心肌缺血的证据，但对于相关诊断或预后提供的信息则很少，无法从负荷试验中得到相关信息。动态心电图中的心电图改变提示心肌缺血在女性患者中出现很频繁，但是在负荷试验中并未发现相关效应。最重要的是，因动态心电图监测发现的无症状性心肌缺血并针对其进行的治疗策略并没有明显改善生存。

疑似 CAD 患者初始诊断时进行静息心电图的建议见表 7 - 6。

表 7－6　疑似 **CAD** 患者初始诊断时进行静息心电图的建议

建议	建议级别	证据水平
胸痛和疑似心律失常患者，建议动态心电图监测	I	C
可疑血管痉挛性心绞痛患者应考虑进行动态心电图监测，12 导联动态心电图更佳	IIa	C
不应将动态心电图作为可疑 CCS 患者的常规检查	III	C

注：CAD：冠状动脉疾病；CCS：慢性冠脉综合征；ECG：心电图。

疑似 CAD 患者初始诊断时进行动态心电图监测的建议见表 7－7。

表 7－7　疑似 **CAD** 患者初始诊断时进行动态心电图监测的建议

建议	建议级别	证据水平
所有无明显非心脏原因的胸痛患者建议进行静息 12 导联心电图检查	I	C
所有正发生或刚发生过心绞痛并疑似 CAD 临床状况不稳定的患者均建议行 12 导联心电图检查	I	C
室上性心动过速发作时记录的 ST 段改变不应作为诊断 CAD 的依据	III	C

注：CAD：冠状动脉疾病；CCS：慢性冠脉综合征

3.1.3.3　静息超声心动图和心脏磁共振检查

超声心动图的检查可以给我们提供更多心功能和解剖学的信息，CCS 患者的左室射血分数（LVEF）通常是正常的。左室功能下降和（或）节段性室壁运动异常可以增加缺血性心肌损伤的可能性，而对于已经发生心肌梗死的患者来说，理论上冠脉分布区下的左室功能不全表现很典型。对于那些左室功能正常但临床疑似 CCS 的患者，仅凭观察判断室壁运动异常可能存在一定困难，而心肌牵张成像检查显示收缩早期延长、收缩期缩短或收缩期后缩短意义更大。已有研究指出，舒张期左室功能不全是缺血性心功能不全的早期征象，也可能是微血管功能异常的表现。

超声心动图是排除胸痛病因的重要手段，也能帮助诊断心脏并发症，如瓣膜性心脏病、心力衰竭和大多数心肌病，但需要注意的是这些疾病往往与阻塞性 CAD 并存。对于声窗不佳的患者，使用超声心动对比剂会有所帮助。

当超声心动图（使用对比剂）不能确诊时，疑似 CAD 的患者可考虑心脏磁共振（CMR）。对于无 CMR 禁忌证的患者，CMR 类似于超声心动图，可提供心脏解剖和收缩心心功能有效信息。CMR 可以评估心脏整体和局部功能，如使用延迟镉增强 CMR 可以揭示既往 MI 的患者瘢痕心肌的典型模型。

风险分层患者，评估左室功能都很重要，因此对所有疑似 CAD 并有症状的患者都应进行评估。具有心绞痛或心力衰竭症状且 LVEF < 40% 或 LVEF 中等下降 40% ~ 49% 的患者其管理参见指南的第 4 部分。

疑似 CAD 患者初始诊断时进行静息超声心动图和心脏磁共振检查的建议见表 7－8。

表 7－8　疑似 **CAD** 患者初始诊断时进行静息超声心动图和心脏磁共振检查的建议

建议	建议级别	证据水平
所有患者均建议静息经胸超声心动图检查 （1）排除引起心绞痛的其他原因 （2）识别提示 CAD 的局部室壁运动异常 （3）测量左室射血分数用于危险分层 （4）评价左室舒张功能	I	B
对未确诊动脉粥样硬化性疾病且疑似 CCS 的患者，应考虑由经验丰富的医生对其颈动脉超声检查以发现是否存在动脉粥样硬化病变	IIa	C
超声心动图检查结果不明确者可考虑心脏磁共振检查	IIb	C

注：CAD：冠状动脉疾病；CCS：慢性冠脉综合征；CMR：心脏磁共振成像；LVEF：左室射血分数

3.1.3.4 胸部X线检查

胸部X线检查常用于评估胸痛患者，但是在CCS患者中，它不能为诊断及事件风险分层提供诊断信息。这项检查对评估疑似HF患者可能会提供帮助。胸部X线检查可用于肺部疾病患者，而这种患者经常伴有CAD，或者也可用于非典型症状患者以排除胸痛的其他原因。

疑似CAD患者初始诊断时胸部X线检查的建议见表7-9。

表7-9 疑似CAD患者初始诊断时胸部X线检查的建议

建议	建议级别	证据水平
有不典型临床表现但存在心力衰竭症状或怀疑有肺部感染的患者，建议行胸部X线检查	I	C

3.1.4 步骤4：冠状动脉疾病的验前概率和临床可能性评估

现有方法诊断阻塞性CAD的有效程度（即：检查结果异常的患病可能性和结果正常的患病可能性）取决于CAD在研究整体人群中实际患病的流行程度和某一患者确实患有CAD的可能性。但检查结果也不能排除诊断阻塞性CAD（即阴性预测值低）。当患病可能性低时，阴性结果可以排除疾病诊断，但是患病可能性越低，假阳性结果的可能性就越高（即：实际无阻塞性CAD患者出现阳性结果）。因此，对于概率范围边缘的患者而言，不进行诊断性实验检查是合理的，只根据临床评估去假设患者患有或不患有阻塞性CAD也是合理的。

对阻塞性CAD的诊断可能性受所研究人群中疾病的流行程度以及患者的个体临床差异的影响。但可以通过一个基于年龄、性别、症状性质的简单预测模型对阻塞性CAD进行验前概率（PTP）的估测。本指南的上一个版本中，估测PTP基于Genders等人收集的数据，是以往Diamond-Forrester的升级版。值得注意的是，特定年龄、性别和症状性质的疾病患病率低于Diamond-Forrester中的数据，自上版《指南》发布以来，许多研究表明，疑似CAD患者中阻塞性CAD的患病率低于上次更新版本。

有一项针对三项现有研究群体（包括疑似CAD患者）的综合分析表明，基于年龄、性别、症状的验前概率大约是之前指南使用版本的三分之一。高估的PTP是导致侵入与非侵入检查呈现低诊断率的重要因素。表7-10显示新的PTP数据可以大大减少疑似稳定CAD患者侵入和非侵入性检查的需求。该表现也囊括以呼吸困难主要症状的患者。然而，值得注意的是，表7-10中所列的PTP（以及上一版指南提供的数据）主要基于CVD风险低的国家的患者，不同地区和国家的数据不同。

新的PTP数据（表7-10）应用与转诊患者的诊断检查有重要关联。如果对于新版PTP表格中<15%范畴的患者建议延迟检查将会使这部分患者的比例大幅增加，因为新版中更多的患者都被归类为<15%这一范畴。其中，在PROMISE（评估胸痛的前瞻性多中心成像研究）试验中，50%的先前被归类为中度阻塞性CAD可能性的患者，根据新版PTP重新归类为<15%类别。并根据综合分析中提供的数据（表7-10），全部患者中的57%的患者归类于PTP<15%的范畴。

还有研究表明，归类于新版本PTP<15%的患者预后好（心血管死亡或心梗平均风险<1%），因此，推迟这部分患者的检查是安全的，从而能减少不必要的检查程序和成本。

表7-10 CAD的验前概率

年龄	典型心绞痛*		非典型心绞痛		非心绞痛性质的胸痛		呼吸困难*	
	男性	女性	男性	女性	男性	女性	男性	女性
30~39	3%	5%	4%	3%	1%	1%	0%	3%
40~49	22%	10%	10%	6%	3%	2%	12%	3%

续表

年龄	典型心绞痛 *		非典型心绞痛		非心绞痛性质的胸痛		呼吸困难 *	
	男性	女性	男性	女性	男性	女性	男性	女性
50～59	32%	13%	17%	6%	11%	3%	20%	9%
60～69	44%	16%	26%	11%	22%	6%	27%	14%
70＋	52%	27%	34%	19%	24%	10%	32%	12%

注：在传统的 Diamond 和 Forrester 分级标准上，增加了单纯呼吸困难或以呼吸困难为主诉

近期研究还表明，经过检查后发现真正的阻塞性 CAD 在 2013 版本指南中 PTP＜15% 的患者中占比＜5%。因此，这项研究证实了对于新 PTP 5%～15% 的患者，诊断检查更能反映当前的临床情况，特别是症状有限和需要明确诊断的患者应该考虑进行检查。对于 PTP 5%～15% 之间的患者个体决定进行非侵入性诊断检查时，患者的意愿、当地医疗资源和可实现的检查、临床判断和适当的患者信息仍然重要，并且必须考虑到假阳性率更高的可能性。

PTP≤5% 的患者可以认为他们患病概率很低，只有在理由充分时才应用诊断检查。新版 PTP 的应用还指示，除非临床或其他数据表明阻塞性 CAD 的可能性很高，否则不应常规使用侵入性检查评估。

分析 CVD 危险因素、静息心电图改变或冠状动脉钙化的临床模型相较于仅靠性别、年龄、临床症状，提高了对阻塞性 CAD 患者的识别。因此，可增加阻塞性 CAD 可能性中危险因素（如 CVD 家族史、血脂异常、糖尿病、高血压、吸烟和其他生活方式因素）可作为预估 PTP 的修正要素。如果可行，当出现 ECG 上 Q 波、ST 段或 T 波改变、左室功能不全提示的心肌缺血改变、动态心电图结果和 CT 提示的冠状动脉钙化时，可用于提高 PTP 估测阻塞性 CAD 概率。特别是未发现冠状动脉钙化（Agatston 评分＝0）与阻塞性 CAD 的低患病率（＜5%）和死亡或非致命性 MI 的低风险＜1% 的年度风险有关。然而，值得注意的是，冠状动脉钙化的影响不能排除由非钙化动脉粥样硬化病变引起的冠状动脉狭窄，而且冠脉钙化对于阻塞性 CAD 是一个弱预测因素。虽然还没有建立使用这些因素提高 PTP 预测的最佳用法，但如图 7-3 所示，除了基于性别、年龄和症状本质的 PTP 之外，还应考虑到以上因素来总体评估阻塞性 CAD 的临床可能性。这对于基于年龄、性别和症状本质的 PTP 为 5%～15% 患者的 CAD 可能性特别重要。

3.1.5　步骤 5：选择适当的检查

对于因并发症和整体生存质量而导致血管重建无效的患者，只需临床诊断 CAD，而且只需内科保守治疗。如果不能明确诊断 CAD，在治疗前使用非侵入性功能影像学检查诊断心肌缺血是合理的。

在临床 CAD 高可能性患者中，药物治疗无效或低水平活动即出现典型心绞痛，以及初步的临床筛查（包括超声心动图，部分患者可行负荷心电图）提示高事件风险，直接进行侵入性冠状动脉造影（ICA）而不进行进一步的诊断检查是合理的选择。在这种情况下，血管重建的指征应基于适当的侵入性检查以明确狭窄血流动力学意义。

在其他不能仅凭临床排除诊断 CAD 的患者中，建议使用非侵入性诊断检查和评估事件风险。目前的指南建议使用非侵入性功能学成像提示缺血或使用冠状动脉 CT 血管造影（CTA）解剖成像作为诊断 CAD 的首选检查。

3.1.5.1　非侵入性功能学检查

非侵入功能学检查诊断阻塞性 CAD 旨在通过心电图改变、负荷 CMR 或负荷超声心动图提示室壁运动异常、单电子发射计算机成像技术 CT（SPECT）或正电子发射断层扫描（PET）提示心肌灌注改变、超声造影心动图或 CMR 检查提示的心肌缺血检查，可明确心肌缺血的诊断。此外，心肌缺

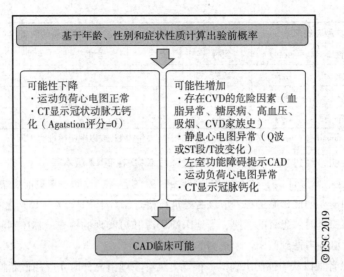

图 7 – 3   阻塞性冠状动脉疾病临床可能性的决定因素

（基于年龄、性别和症状性质计算出的验前概率为 5%～15% 的患者中用来确定 CAD 的可能性尤为重要）

注：CAD：冠状动脉疾病；CT：计算机断层扫描；CVD：心血管疾病

血可由运动或药物负荷试验诱发、心肌做功和耗氧增多或由血管扩张引起心肌灌注异常诱发。这些检查相较于侵入性功能学检查［血流储备分数（FFR）］，非侵入性功能学检查与限流性冠状动脉狭窄高精度检测密切相关。然而，与心肌缺血无关的低级别的冠状动脉粥样硬化仍然无法通过功能学检查显示出来，若功能学检查结果为阴性时，患者应该接受基于常规风险评估表和建议接受风险因素修正评估。

3.1.5.2   非侵入性解剖学评估

通过冠状动脉 CTA 用静脉造影剂可观察冠状动脉管腔和管壁结构改变，这是非侵入性解剖学评估，可为 ICA 定义的阻塞性冠状动脉狭窄提供较高精度的检查，因为两种检查都以解剖为基础。但是，经光学检查判定的 50%～90% 的冠脉狭窄具有重要功能学意义，即冠脉狭窄并不总是诱发心肌缺血。因此，建议行无创或有创性功能学检查以进一步评估冠状动脉 CTA 或有创血管造影检查出血管狭窄，除非侵入性血管造影检查提示高度狭窄（直径 > 90% 狭窄）。冠状动脉 CTA 检查非阻塞性冠状动脉粥样硬化的阳性或阴性结果可提示预后相关信息，可用于指导预防性治疗。SCOT – HEART（苏格兰心脏 CT 研究）研究表明，除进行负荷 ECG 占主导的常规检查外，还行冠状动脉 CTA 检查的患者其心血管死亡或非致命性 MI 综合终点比率要低得多（在 5 年随访期间为 23%：39%）。此外，其他随机、前瞻性临床试验表明，冠状动脉 CTA 的诊断检查结果与临床结局相关，类似于疑似 CAD 患者的功能学成像结果。对于广泛冠状动脉疾病的患者，CT – FFR 完善的冠状动脉 CTA 检查在做临床决策和识别血运重建靶点方面相较于 ICA 和 FFR 均不逊色。

3.1.5.3   运动负荷心电图的作用

运动负荷心电图与影像学诊断检查相比诊断性较弱，对纳入或排除诊断阻塞性 CAD 作用有限。上一版指南发布以来，有临床随机对照试验（RCT）比较了运动负荷心电图和影像学检查诊断策略对临床结果的影响。这些研究表明，冠状动脉 CTA 或功能学影像检查更能明确诊断，有助于明确预防治疗和干预的目标，并且相较于运动负荷心电图更能降低心肌梗死风险。虽然不是全部但部分注册研究，日常临床实际接受诊疗的患者使用影像学检查也显示出相似的好处。因此，本指南建议使用诊断性影像学检查而不是运动负荷心电图作为诊断阻塞性 CAD 的首选检查。

如果不能使用影像学检查，可用运动负荷心电图作为诊断阻塞性 CAD 的一种替代方法，需同时考虑到假阴性和假阳性检查结果的风险。而且运动负荷心电图对心电图已经异常的患者没有诊断价值，因为其会给解释运动期间 ST 段改变造成困难（如：LBBB、起搏节律、预激综合征、静息心电图 ST 段压低≥0.1mV、正接受洋地黄药物治疗的患者）。此外，运动负荷心电图除了心电图的变化和有价值的预后信息外，还可提供临床上有用的补充信息。因此，对特定的患者可考虑使用运动负荷心电图补充临床评估（症状、ST 段改变、运动耐量、心律失常、血压反应和事件风险）。

3.1.5.4 诊断性检查的选择

功能学和解剖学检查都可用来诊断阻塞性 CAD，其诊断路径摘要如图 7-4 所示。需要解剖和缺血相关信息进行血管重建决策。

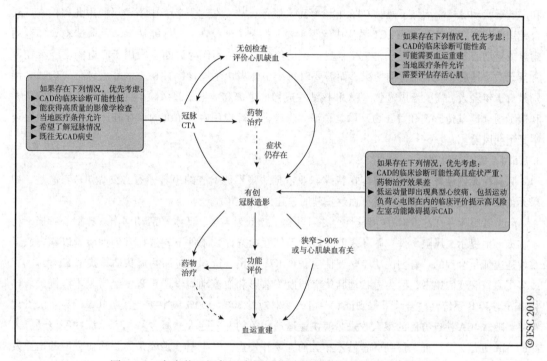

图 7-4 有症状且疑似阻塞性冠状动脉疾病患者的主要诊断路径

3.1.5.5 临床可能性对诊断检查选择的影响

每一项无创性诊断检查对诊断阻塞性 CAD 都在其特定临床可能性范围发挥最大作用。这些检查的似然比决定了正确归类患者能力的决定因素，并能帮助为既定患者选择最有效的检查方式。对于给定阻塞性 CAD 临床可能性和特定检查的似然比，并进行该种检查后可评估验后概率。人们使用这种方法，可以估测每项检查的临床可能性最优适用范围，并在这个范围中可以重新从高到低定义患者 CAD 的验后概率（图 7-5，见本篇末二维码）。

当 CAD 临床可能性较低和既往未诊断 CAD 时，需要高质量图像及有高 CAD 可能性，首选冠状动脉 CTA 检查。CTA 可探查亚临床冠状动脉粥样硬化，也可排除解剖和功能学意义上的 CAD（图 7-5，见本篇末二维码）。这项检查对低临床可能性人群具有更高的准确率。在评估冠状动脉 CTA 结果的试验中，迄今主要包括临床可能性低的患者。

无创功能性检查心肌缺血通常有更好的可选择性诊断能力。在这些检查中，功能影像学检查相较于依赖解剖影像学检查策略，后续 ICA 检查量更低。在决策血运重建之前，大多数患者需要对心肌缺血进行功能性评估（非侵入性或侵入性）。因此，如果既往诊断过 CAD 或血运重建可能性大，建议对这种临床可能性范围较大的患者进行无创功能性检查。

对疑似 CAD 但临床可能性低的患者（≤5%），应排除其他心源性胸痛原因，并根据风险评分来评估调整他们心血管事件风险。对于多数情况在静息时反复发作而无诱因血管症状患者，应考虑血管痉挛性心绞痛并予诊断和适当的治疗措施（见第 6 部分）。

根据临床条件和医疗环境的不同，诊断可以从下述三种选择开始：无创检查、冠状动脉 CTA 或有创冠脉造影。以上诊断路径可通过每个途径收集功能学和形态学信息，做出正确的诊断，并提供合理的治疗策略。所有患者都应考虑控制危险因素。

除了诊断准确性和临床可能性外，选择无创性检查还取决于患者特征、当地专家水平及条件能进行何种检查。有一些诊断性检查适合在一批患者中的效果可能比另一批更好。例如，心律不规则和广泛冠状动脉钙化增加了冠脉 CTA 非诊断意义影像，故而在这类患者中不建议使用此种检查。联合使用负荷超声心动图或 SPECT 灌注成像很重要，如果条件允许，最好能从运动负荷试验（如运动耐量或运动心率反应试验）获得更多信息。运动负荷心电图不作为诊断手段用于心电图已经存在异常且无法评估心肌缺血状况的情况，而需要对每个个体做出不同诊断性检查的获益评估。例如，特别是对于年轻人，需要考虑冠脉 CTA 和核灌注成像的电离和放射暴露风险。同样，还需要考虑药物和造影剂（碘基造影剂和螯合物）的禁忌证。当检查合理应用时，精准的诊疗临床获益将大于检查本身预期风险。

3.1.5.6　侵入性检查

只有在无创检查不能确诊或存在特殊职业依据法规不能检查的患者才有必要做 ICA。但是，如果无创性评估提示高危事件并进行血运重建时，建议使用 ICA。

若患者临床存在高度 CAD 可能性，并且药物治疗效果不佳、低水平活动即出现典型心绞痛、初步临床评估提示高风险事件，并在之前未做过无创性检查评估条件下，选择有创性检查以确定血运重建适应证是合理的。有创性功能学评估应联合 ICA 使用，特别是对那些冠状动脉狭窄 50% ~90% 或多支血管病变的患者，因为冠状动脉狭窄的血管造影和血流动力学严重程度经常是不匹配的。已将 ICA 与 FFR 系统性整合结果得到证实，可改变对冠脉 30% ~50% 狭窄接受择期 ICA 的患者的管理策略。随着 ICA 检查方法的很大改进，使快速运动相关的并发症大大减少，尤其是那些经桡动脉入路的 ICA 更是如此。而与股动脉置管术相关的主要并发症的发生率（主要是需要输血程度的出血发生率）仍为 0.5% ~2%。此外，死亡率、心肌梗死或卒中发生率仅为 0.1% ~0.2%。当心绞痛患者拒绝有创操作和不想做血运重建术时，不适合做经皮冠状动脉介入治疗（PCI）或冠状动脉旁路移植术（CABG），以及血管重建期望值不能改善功能状态或生活质量，这些患者建议做 ICA。冠状动脉内技术用于冠状动脉解剖学诊断评估会在本指南的补充数据中简单提及。

有症状且疑似 CAD 的患者初始诊断时影像学检查的建议见表 7 – 11。

表 7 – 11　有症状且疑似 CAD 的患者初始诊断时影像学检查的建议

建议	建议级别	证据水平
对仅通过临床评价无法排除阻塞性 CAD 且又存在症状的患者，建议无创功能影像学检查或冠脉 CTA 作为其起始诊断方法	I	B
根据 CAD 的临床可能性、患者特点、当地医疗水平以及是否可进行该项检查选择无创诊断方法	I	C
如果冠脉 CTA 不能确定 CAD 的功能学意义或者不能明确诊断，建议进行功能学检查以评价是否存在心肌缺血	I	B

续表

建议	建议级别	证据水平
CAD 临床可能性高，而且还存在难以用药物治疗的严重症状或低负荷运动即可诱发典型心绞痛，以及临床评估提示高风险事件的患者建议行有创冠脉造影作为诊断 CAD 的替代方案。除非存在非常严重的狭窄（狭窄程度 >90%），否则在血运重建前均应接受有创功能学评估	I	B
对于无创检查不能明确诊断的患者，应考虑进行有创冠脉造影以及功能学评估以明确 CAD 的诊断	IIa	B
如果无创检查不能明确或不能诊断 CAD，冠状动脉 CTA 应考虑作为有创冠脉血管造影的替代方法	IIa	C
当存在冠状动脉弥漫性钙化、心律不齐、过度肥胖、无法配合屏气指令或者任何可能会影响图像质量的因素时，均不建议使用冠状动脉 CTA	III	C
不建议通过计算机断层扫描检测冠脉钙化的方法来识别阻塞性 CAD	III	C

注：CAD：冠状动脉疾病；CTA：计算机断层扫描血管显像

疑似 CAD 患者初始诊断时运动负荷心电图检查的建议见表 7 – 12。

表 7 – 12　疑似 CAD 患者初始诊断时运动负荷心电图检查的建议

建议	建议级别	证据水平
建议应用运动负荷心电图评估特定患者的运动耐力、症状、心律失常事件、血压反应和事件风险	I	C
当无法使用无创影像学方法检查诊断或排除 CAD 时，运动负荷心电图可作为一种替代方法	IIb	B
对正接受治疗的患者，可考虑行运动负荷心电图来评估症状的控制和心肌缺血改善的疗效	IIb	C
静息心电图由 ≥0.1mV 的 ST 段压低或服用洋地黄的患者，不建议行诊断性运动负荷心电图	III	C

注：CAD：冠状动脉疾病；ECG：心电图。

3.1.6　步骤6：评估事件风险

建议对每个疑似或新确诊的 CAD 患者进行事件风险评估，因为这在治疗决策中起重要作用。事件风险分层有助于确诊高事件风险的患者，而且这些患者能从血运重建中获益而不是单纯地改善症状。事件风险分层通常基于 CAD 的诊断性评估。对所有患者都要进行临床评估，可使用静息超声心动图评估左室功能，而且大多数患者应采用无创性检查评估心肌缺血或冠脉解剖结构，并进行心血管事件风险分层。虽然运动负荷心电图的诊断价值有限，但在低负荷下 ST 段压低同时出现劳力性症状（心绞痛或呼吸困难）、低活动耐量、复杂心室异位搏动或心律失常以及血压反应异常，都是心脏性死亡高风险的标志。同时具有典型心绞痛和左室收缩功能不全的患者显示有 CAD，也提示存在心脏性死亡高风险。因此，需要对特定的患者亚组进行 ICA 评估以进行事件风险分层，而且还需进行 FFR（图 7 –4）。此外，对心力衰竭或左室功能不全患者、已确诊 CAD 的无症状患者和冠脉介入后症状反复发作患者的风险评估，将在第 4 和 5 部分进行讨论。

3.1.6.1　风险分层的定义

在已确诊 CCS 的患者中，用年度心源性死亡率来描述事件风险。这与老版指南相同，高事件风险定义为年心源性死亡率 >3%，低事件风险定义为年心源性死亡率 <1%。高事件风险定义是基于已确诊或有症状患者诊断检查结果，详见表 7 – 13。

值得注意的是，在没有糖尿病且无症状个体（显然他们是健康者）中，风险分层与 SCORE 评分的风险评估不同（见第 7 部分）。SCORE 评分界定了无症状受试者 10 年的心血管死亡率。这些风险评估工具和尺度的差异如表 7 - 13 所示。表 7 - 13 列举了与高事件风险相对应的不同试验模式的结果，并在补充数据中作了更详细的讨论（第 1.1 和 1.2 节）。表 7 - 13 所示的所有无创检查提示结果正常与低事件风险相关。

表 7 - 13　患者不同检查结果的高事件风险定义

运动平板实验	根据 Duke 评分每年心血管疾病死亡率 > 3%
SPECT 或 PET 灌注成像	左室心肌缺血面积 > 10%
负荷超声心动图	16 个阶段中≥3 个阶段表现为负荷诱导的搏动功能减低
CMR	16 个阶段中≥2 个阶段表现为负荷灌注缺损或者≥3 个阶段表现为多巴酚丁胺诱导的功能障碍
冠脉 CTA 或 ICA	近段狭窄的三支病变、LM 病变、前降支近段病变
侵入性功能检查	FFR ≤ 0.8，iwFR ≤ 0.89

注：CTA：计算机断层扫描血管显像；CMR：心脏磁共振成像；FFR：血流储备分数；ICA：有创性冠脉造影；iwFR：顺时无波形比率；LM：左主干；PET：正电子发射计算机断层显像；SPECT：单光子发射计算机断层扫描；具体请参考指南全文

风险评估指南建议见表 7 - 14。

表 7 - 14　风险评估指南建议

建议	建议级别	证据水平
建议根据最初用于诊断 CAD 的临床情况和诊断检查结果进行危险分层	I	B
对所有疑似 CAD 的患者，建议使用静息超声心动图测量左室功能	I	C
疑似或新确诊的 CAD 患者，建议使用负荷成像或冠脉 CTA（当地医疗水平或可行性允许）或负荷心电图（如果能进行有效运动，心电图能够识别心肌缺血改变）进行危险分层	I	B
对于有症状的高风险患者，特别是药物治疗后症状未完全缓解，应考虑血运重建可能会改善预后的患者，建议采用有创性冠脉造影辅以有创性生理指导（FFR）行心血管病危险分层	I	A
对于轻度症状或无症状的患者，如果有创性危险分层提示高事件风险并且血运重建可以改善预后，建议采用有创性冠脉造影辅以有创性生理指导（FFR/iwFR）	I	A
无创性检查结果不确定或相互矛盾的患者，建议采用有创性冠脉造影辅以有创性生理指导（FFR）	IIa	B
症状轻微/没有症状的患者，如果冠脉 CTA 可用于事件危险分层，建议在有创性冠脉造影之前行额外的负荷成像检查	IIa	B
超声心动图整体观纵向应变的评估为 LVEF 提供了额外的信息，当 LVEFf > 35% 时可以考虑	IIb	B
血管内超声可用于 LM 狭窄患者的危险分层	IIb	B
有创行冠脉造影不建议仅用于危险分层	III	C

注：CAD：冠状动脉疾病；CTA：计算机断层扫描血管显像；ECG：心电图；FFR：血流储备分数；ICA：有创性冠脉造影；iwFR：顺时无波形比率；LM：左主干；LV：左室；LVEF：左室射血分数

3.2　生活方式管理

3.2.1　冠状动脉疾病患者的一般管理

CCS 的一般管理旨在通过适当的药物和干预措施减少症状、改善预后、控制包括生活方式在内的危险因素。在 COURAGE 试验（血运重建和积极药物治疗评估临床结果）中，优化药物治疗试验包括促进规律用药、行为辅导和个案管理护士交代的生活方式风险因素基础上的管理支持，可通过一个可提供恰当和灵活的支持患者的多学科团队协作方法以实现最佳管理方式。

患者检查报告的结果判断可提供患者症状、功能及与患者相关的系统信息。已有越来越多的医疗保健机构开始实施患者结果报告判断，并且已经证明这种做法有利于改善临床关怀和患者体验，可以增加患方与医疗机构方的沟通，节省咨询时间，使院方满意度提升。

3.2.2　改变生活方式和控制危险因素

实施健康的生活方式可以降低后续的心血管事件和死亡风险，此外之外还可以进行适当的二级预防治疗。2016 年 ESC 关于临床实践中 CVD 预防指南中就有生活方式建议和干预措施方面的更详细的描述。其中，生活方式很重要。只有健康的生活方式（包括戒烟、体育锻炼、健康饮食和保持健康体重）（表 7 – 15），才可以显著降低未来心血管事件和死亡风险，即使在有限的循证医学二级预防治疗和干预措施条件下也是如此。早在这些事件发生后 6 个月时这种益处就能显现出来了。

初级保健措施在预防工作中至关重要，其中欧盟随机试验的初级保健部门表明，与普通护理相比，初级保健中护士协同管理方案在帮助患者实现生活方式管理和风险因素目标方面更有效。在另一项随机研究中，荷兰的执业护士在降低心血管风险管理方面与全科医生一样有效。

表 7 – 15　慢性冠脉综合征患者生活方式建议

生活方式要素	
戒烟	使用药物和行为帮助患者戒烟，并避免被动吸烟
健康饮食	多吃蔬菜、水果、谷物，并限制饱和脂肪在总能量摄入的 10% 以内，饮酒限制在每周 100g 或每天 15g 以内
体育活动	经常进行 30 ~ 60 分钟中等强度的运动，即使是不规律的运动也是有益的
健康的体重	保持健康的体重（ $< 25 kg/m^2$ ）或通过推荐的能量摄入和增加体育活动来减肥
其他	Take medications as prescribed. Sexual activity is low risk for stable patients not symptomatic at low – to – moderate activity levels

3.2.2.1　吸烟

戒烟可改善 CCS 患者的预后，还可降低 36% 的死亡风险。促进戒烟的措施包括小建议、销售和行为干预，以及尼古丁替代在内的药物治疗。此外，患者也应避免被动吸烟。

戒烟措施中，即使给予简短小建议，戒烟的可能性也比不给干预者高出 2 倍，但更需要强化的建议和支持（行为干预、电话随访、自我约束措施）比，简短的建议更有效，特别是持续时间超过 1 个月。采取所有形式的尼古丁替代疗法，包括安非他酮和瓦伦西酮，其比对照组更能有效增加戒烟成功率，并强烈建议行为管理和药物使用联合戒烟的措施。有一项纳入 63 个临床试验（包括 8 项针对 CVD 患者的试验）的网络 Meta 分析显示，尼古丁替代疗法包括安非他酮或瓦伦西酮没有增加相关的主要心血管不良事件。但尼古丁替代疗法可引起小事件发生，如心律失常和心绞痛。其中，安非他酮似乎在抗主要的不良心血管事件中能起到保护作用。此外，人们认为电子烟相较于传统香烟来讲电子烟是能够减少有害性的替代品，但它们并不是无害的。这种新型装置能释放更多的尼古丁，还释放其他的反基（如羰基）和精细、超细的微粒。虽然既往的系统回顾中已经显示，对比安慰剂或尼古丁替代疗法，电子烟（主要是第一代设备）在帮助戒烟方面是有用的，但最近的一项大型临床研究发现，电子烟在戒烟方面比尼古丁替代疗法更有效。这项大型临床研究纳入 886 名吸烟者的随机试验中，分配电子烟的人群持续 1 年的戒烟率为 18%，而尼古丁替代疗法的戒断率为 99%

[相对风险比值比：183；95% 置信区间（CI）130～258；P < 0.001]。

临床医生遇到吸烟者时，应该随访"五个 A"：询问吸烟情况、建议戒烟、评估戒烟准备情况、协助戒烟（建议药物支持和行为咨询），以及安排随访（图 7-6）。

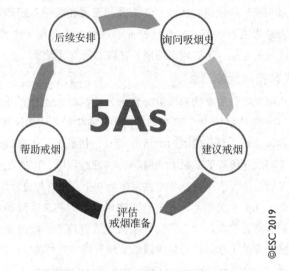

图 7-6　随访吸烟者"五个 A"

3.2.2.2　饮食和饮酒

不健康饮食是产生 CAD 及其进展的主要因素。CCS 患者坚持健康的饮食方式可使死亡率和心血管事件发生率减少（建议的饮食归纳详见表 7-16）。

表 7-16　健康饮食的特点

特点
增加蔬菜和水果的摄入（≥200g/d）
每天摄入 35～45g 的纤维素，最好是来源于谷物
适量食用坚果（30g/d，无盐）
每周吃 1～2 次鱼（其中 1 次最好是富含脂肪的鱼）
限制摄入瘦肉、低脂奶制品和液体植物油
饱和脂肪占比总能量摄入量 <10%，多以不饱和脂肪代替
尽可能少或者不摄入反式不饱和脂肪酸，并且摄入占比总能量应 <1%
每天摄入不超过 5～6g 的盐
如果必须饮酒的话，建议摄入限制在每周 100g 或每天 15g 以内
避免摄入高热量的食物，如含糖软饮料

提倡地中海饮食方式，多食用水果、蔬菜、豆类、坚果、鱼类和富含纤维、不饱和脂肪酸食物，避免或限制精制碳水化合物、红肉、乳制品和饱和脂肪摄入。虽然少至中等量摄入酒精（每天饮酒 1～2 次）不会增加 MI 的风险，但一个大样本个体数据 Meta 分析显示，每周摄入酒精 >100g 时，全因和其他 CVD 死亡率增加。还有一项 1990～2016 年全球疾病分析总结表明，酒精零摄入时死亡和致残风险最低。

3.2.2.3　体重管理

一项人群调研显示，超重或肥胖的人罹患心血管疾病的终生风险、心血管疾病的发病率和死亡率均高于正常 BMI（20～25kg/m²）的人。整体而言，肥胖与短寿相关，超重与早发 CVD 相关。特别是中心性肥胖与心血管疾病和糖尿病的发生密切相关，可用腰围作标志，建议控制腰围男性≤94cm（亚洲男性≤90cm），女性≤80cm。

CAD 患者作为受试者时，有目的减肥可明显使临床不良结局的风险降低。虽然人们对低脂、低碳水化合物饮食的相对益处有很多争论，但 Gardner 等人发现，随机入选健康低脂或低碳水化合物饮食的患者也出现了相似的减重效果和益处。无论患者基因型还是胰岛素基础分泌如何，这种减肥效益均能体现。当进行体重管理时，健康饮食且能量摄入限制在所需量可达到健康体重的维持（BMI <25kg/m²），并在体重管理方面要增加体育锻炼。

3.2.2.4 体力活动

运动锻炼可对心血管危险因素和心血管系统生理方面产生许多益处而被称为"多效片剂"。其中，运动锻炼可以通过增加心肌供氧来改善心绞痛，逐步增加运动能力是男女 CCS 患者提高生存率的独立预测指标，甚至在坚持循证医学为基础的生活管理方式的患者中也是如此。

运动耗氧峰值每提高每分钟 1ml/kg 会降低男性/女性患者心血管和全因死亡危险 14%～17%。

对 CCS 患者，建议每次进行 30～60 分钟中等强度的有氧运动，每周≥5 天。即使是不规律的休闲运动也能降低既往久坐患者的致命性风险，而且增加运动量与心血管死亡率的降低相关。对既往久坐的患者，需要支持逐渐达到大多数时间每天 30～60 分钟的运动量，保证运动量是有益的，但还需要做好运动时发生心绞痛应该如何处理的教育。阻力运动可以帮助保持肌肉量、强度和功能，有氧运动还有益于维持胰岛素敏感性、控制血脂和血压。

3.2.2.5 心脏康复

对于 CAD 患者，以运动为基础的心脏康复较不进行运动锻炼的对照组，可有效减少心血管死亡率和住院率，而且这种益处一直持续到现代社会。绝大多数急性心肌梗死后或血运重建后的患者参加心脏康复建议的运动锻炼，其中有 12 个欧洲国家中 0%～24% 的 CCS 患者入组试验。重要的是，不同诊断类型的所有 CAD 患者均能从心脏康复中获益。

3.2.2.6 社会心理因素

相较没有心脏病的人群，心脏病患者发生情绪和焦虑症的风险提高了 2 倍。社会心理压力、抑郁和焦虑状态与不良结局相关，而且这些因素使患者很难去积极改变生活方式和坚持接受治疗方案。ESC 预防指南建议对心理社会风险因素进行评估。已有临床试验表明，社会心理［如专业咨询和（或）认知行为疗法］和药物干预对抑郁、焦虑和压力都产生有利作用，对比安慰剂对照组，有一些证据表明心源性死亡率和事件发生率都降低。

3.2.2.7 环境因素

据估计，空气污染物是全球死亡率的 10 个主要危险因素之一。暴露于空气污染中会增加罹患 MI 以及因心力衰竭、中风和心律失常住院和死亡的风险。患有 CCS 的患者应远离交通拥挤的地区。采用高效微粒空气（"HEPA"）过滤器的空气净化器能减少室内污染，也已经证明在污染严重的地区佩戴 N95 口罩能起到保护作用。此外，环境噪声也增加 CVD 的风险。应支持减少空气污染和环境噪声的政策和法规，并告知患者这些风险。

3.2.2.8 性生活

CCS 患者经常担心性生活和（或）性功能障碍相关的心血管风险。性生活诱发猝死或急性 MI 的风险很低，特别在没有精神压力且熟悉环境中与稳定伴侣进行，而且不是在过量进食或饮酒前进行。虽然性生活会增加瞬时 MI 风险，但在性生活中突发急性 MI 占比 <1%，猝死率 <1%～17%。性生活通常的能量消耗呈中低水平（代谢当量 3～5），即通常等同于爬两层楼梯所消耗的能量。规律体

育运动会降低性生活风险障碍高发。CCS患者的性功能障碍包括性欲降低和性生活减少、勃起功能障碍发生率增加，这些可能与潜在的血管问题、社会心理因素、特殊药物、药物种类过多和亲属关系改变有关。噻嗪类利尿剂和β受体阻滞剂（奈比洛尔除外）可能会造成勃起功能障碍，但自2011年以来发表的研究未发现大多数现代心血管药物与勃起功能障碍之间存在正性相关。CCS患者应用磷酸二酯酶-5抑制剂治疗勃起功能障碍一般是安全的，但服用硝酸盐患者不能用此药。医护人员应该向患者询问性生活，并提供建议和咨询。

3.2.2.9 依从性和维持性

坚持改变生活方式和规律用药具有挑战性。流行病学研究的系统综述表明，绝大多数患者不能坚持心血管药物治疗，其中在欧洲9%的心血管事件可归因于依从性差。对缺血性心脏病老年男性患者，除外其他因素影响，更好地遵循诊疗指南似乎与更好的临床结局呈正相关。多种药物使用会在长期治疗中起负面影响，特别是乱用药和不能坚持用药和较高的住院率呈现相关性。药物处方应优先考虑那些已经被最高证据水平证明有益的药物和那些最能带来益处的药物。简化用药方案可能会有所助益，还有一些证据证明认知教育策略、电子监测反馈和护士病例管理者的支持也有益处。初级诊疗医务人员进行的诊疗评估对多种合并症的患者可能有益，而且还能减少不良相互作用的风险，并简化用药方案。

初级医疗和专家随访中，针对促进患者生活方式和用药依存性是每次临床诊治工作的一部分内容，还需强调其重要性，必要时支持并鼓励患者取得的进步。GOSPEL（全球减少心肌梗死后事件复发的二级预防策略）试验中长期支持（前6个月高频随访，随后每6个月随访1次持续3年）可显著减少危险因素，并降低几项临床发病率和死亡率终点。多中心生活方式示范项目表明，CCS患者可以进行强化的生活方式改变和适应性（该变化可持续12个月），还可降低危险因素。

3.2.2.10 接种流感疫苗

每年接种流感疫苗有助于CCS患者预防急性心肌梗死，改变心力衰竭预后，减少≥65岁患者心血管死亡率。因此，建议CAD患者（特别是老年人）每年接种流感疫苗。

生活方式管理的建议见表7-17。

表7-17 生活方式管理的建议

建议	建议级别	证据水平
建议除适当的药物治疗外，还要改善生活方式	I	A
建议采取认知行为干预措施，帮助个人实现健康的生活方式	I	A
建议以运动为基础的心脏康复，作为CCS患者实现健康生活方式和管理风险因素的有效手段	I	A
建议多学科医疗专业人员（心脏病专家、全科医生、护士、营养师、理疗师、心理医生和药剂师）参与	I	A
建议心理干预以改善CCS患者的抑郁症状	I	B
建议CCS患者，尤其是老年人，每年接种流感疫苗	I	B

3.3 药物治疗

CCS患者进行药物治疗的目的是减少心绞痛的症状和运动诱发的心肌缺血，预防心血管事件发生。

快速起效的硝酸甘油通常可以立即缓解心绞痛症状或在可能引起心绞痛的情况下预防症状发生。抗心肌缺血的药物治疗、生活方式的改变、规律体育锻炼、患者教育和血运重建在长期治疗（长期预防）以减少或消除症状方面都发挥重要作用。

　　针对 CAD 相关的心肌梗死和死亡的心血管事件预防方面主要集中在降低急性血栓事件发生率和心功能不全的产生，包括药物治疗和生活方式干预的管理策略，参见 2016 年欧洲临床实践中 CVD 预防指南。

3.3.1　抗心肌缺血药物

3.3.1.1　一般策略

　　CCS 患者的最佳治疗是指患者依从性最佳、不良事件发生率最小，以及症状控制满意且预防心脏事件发生。然而，对 CCS 患者的最佳治疗还没有广泛意义上的定义，药物治疗必须与每个患者的特质和意愿相适应。初始药物治疗通常包括一种或两种抗心绞痛药物，必要时加用 CVD 二级预防药物。抗心绞痛药物的最初选择取决于患者的耐受性，而耐受性与患者个体特征、合并症、潜在的联合用药相互作用、患者被告知潜在不良反应后的选择意愿和药物的生物利用度相关。在减少临床事件方面，联合两种抗心绞痛药物（如联合使用 β 受体阻滞剂和钙离子通道拮抗剂）治疗是否优于单用任何一类抗心绞痛药物仍不清楚。

　　虽然迄今为止没有 RCT 将这种方案与使用其他抗缺血性药物作为初始用药或联合使用这两种药物的方案进行比较，但仍然建议优先选用 β 受体阻滞剂或 CCB。已有一项针对 46 项研究和 71 项治疗对比的 Meta 分析结果也支持 β 受体阻滞剂和 CCB 联合使用作为初始用药方案。还有同样的 Meta 分析表明，几种二线附加抗心肌缺血药物（长效硝酸酯类药物、雷诺嗪、曲美他嗪，以及效果较弱的伊伐布雷定）与 β 受体阻滞剂或 CCB 联合用药作为一线治疗是有益的，但并没有关于尼可地尔的数据可供分析。然而，值得注意的是，这项研究使用硝酸酯类药物的终点、心绞痛发作频率、心绞痛持续时间或 ST 段压低时间，以及总运动锻炼时间汇集构成的 RCT 数据，但还没有任何或 Meta 分析能充分证明 β 受体阻滞剂或 CCB 与二线抗缺血性药物联合使用对发病率或死亡率事件有何种影响。无论采用何种初始方案，应该在开始治疗 2～4 周后再次评估初始抗心绞痛治疗的效果。

3.3.1.2　药物的可获得性

　　已经证实抗心肌缺血药物对心肌缺血相关症状方面是有益处的，但在绝大多数 CCS 患者中并不能预防心血管事件发生。

　　(1) 硝酸酯类药物　短效硝酸酯类药物用于治疗劳力型心绞痛。

　　舌下含服硝酸甘油或使用硝酸甘油喷雾可立即缓解劳力型心绞痛，而且喷雾比舌下含服起效更快。当心绞痛症状发作时，患者应取坐位休息（站立促进晕厥发生，躺下会增加静脉回流和前负荷），并每 5 分钟可服用硝酸甘油（0.3～0.6mg 舌下含服不吞咽或 0.4mg 舌部喷雾、不吞咽或吸入）直到疼痛消失或在 15 分钟内达到最大剂量 1.2mg。在此期间若心绞痛持续不缓解需立即就医。硝酸甘油也可在运动之前服用以预防运动引起的心绞痛。此外，硝酸异山梨酯（5mg 舌下含服）较硝酸甘油起效稍慢，因为需要肝脏转换成单硝酸才起作用。硝酸异山梨酯如舌下含服其作用持续≤1 小时，而口服可持续数小时。

　　长效硝酸酯类用于预防心绞痛。

　　当使用 β 受体阻滞剂或非二氢吡啶类（非 DHP）CCB 作为初始治疗存在禁忌、耐受性差或不能完全控制症状时可使用长效硝酸酯类药物（如硝酸甘油、硝酸异山梨酯和单硝酸异山梨酯）作为二线治疗。事实上，很少有比较硝酸酯类与 β 受体阻滞剂或 CCB 的疗效数据，故无法做出结论来评估它们的相对有效性。当长期服用长效硝酸酯类时，会因产生耐受性而使效应丧失，这需要每 10～14 小时间隔进行一次停用硝酸酯或低硝酸酯剂量的处方。其中，硝酸甘油可口服或经皮缓释贴片给药。而硝酸异山梨酯的生物利用度取决于个体肝脏转化率差异，一般其生物利用度低于单硝酸异山梨酯 100% 的生物利用度（其活性代谢物）。对于所有方案来说滴定剂量都是必要的，因此在耐受剂量下还能最大程度地控制症状。还应注意，需要逐渐而非突然停药，以防心绞痛复发加重。硝酸酯类药物最常见的副作用是低血压、头痛和脸红。禁忌证包括肥厚型梗阻性心肌病、严重主动脉瓣狭窄或已经联合使用磷酸二酯酶抑制剂（如西地那非、他达拉非或伐地那非）或利奥西呱。

（2）β受体阻滞剂　β受体阻滞剂的剂量应调整在控制静息心率在55~60次/分，也应该逐渐停药而不是骤然停药。β受体阻滞剂可与DHP、CCB联用以减少DHP引起的心动过速，但其临床效价尚不能得到确定。当β受体阻滞剂与维拉帕米或地尔硫草联用时需要谨慎，可能导致HF恶化、极度心动过缓和（或）房室阻滞。β受体阻滞剂与硝酸酯类合用可减轻后者的反射性心动过速。β受体阻滞剂的主要副作用是疲劳、抑郁、心动过缓、传导阻滞、支气管痉挛、外周血管收缩、体位性低血压、阳痿和对低血糖的症状掩盖作用。

在某些近期MI和射血分数降低的慢性HF患者中，β受体阻滞剂可显著降低死亡率和（或）心血管事件发生率，但对既往无MI或HF的CAD患者，β受体阻滞剂是否有保护性益处尚不明确，也缺少安慰剂对照试验。对来自REACH（为持续健康而减少动脉粥样硬化血栓形成）的注册研究入选21860名配对患者的回顾性分析显示，对仅存在危险因素的CAD患者和已知既往有MI或无MI的CAD患者，β受体阻滞剂并没有使心血管死亡率降低。此外，在对全国注册患者的回顾性分析中，入选755215名年龄≥65岁、既往无MI或射血分数降低的HF和择期进行PCI的患者中，出院后使用β受体阻滞剂在30天和3年随访中并未发现任何证据支持可降低心血管疾病发病率或死亡率。但是，对既往接受或未接受CABGC的MI患者中，β受体阻滞剂可降低长期死亡率和不良心血管事件风险。而其他观察性研究和Meta分析对既往MI患者质疑长期（>1年）β受体阻滞剂治疗是否具有益处，仍存在争论。β受体阻滞剂和血管紧张素转换酶（ACE）抑制剂作用的比较尚不明确。

（3）钙离子通道阻滞剂　虽然CCB能减轻症状、改善心肌缺血，但尚不能证明CCB能降低发病率或死亡终点事件发生率。

1）非二氢吡啶类CCB（可减慢心率的钙离子通道阻滞剂）

①维拉帕米：维拉帕米已被证实的适应证很广泛，可用于各种类型的心绞痛（劳力型、血管痉挛型和不稳定型）、室上性心动过速和高血压。此外，间接证据还证明维拉帕米有很好的安全性，但在心脏传导阻滞、心动过缓和心力衰竭患者中应用有风险。维拉帕米与美托洛尔的抗心绞痛作用相似。特别是在伴随高血压的CAD患者中，应用维拉帕米比阿替洛尔更少出现糖尿病，更少发生心绞痛，更少出现精神心理抑制。但不建议联合使用β受体阻滞剂和维拉帕米（因为有心脏传导阻滞风险）。

②地尔硫草：相较维拉帕米，地尔硫草副作用更少，特别在治疗劳力型心绞痛方面更有优势。而且与维拉帕米一样，它通过扩张外周血管、减少运动诱发的冠状动脉收缩，以及一定的负性肌力效应和抑制窦房结而发挥作用。目前没有针对地尔硫草和维拉帕米的研究结果对比。

在一部分患者中非二氢吡啶类药物可与β受体阻滞剂联合应用治疗心绞痛。但是必须在严密监测患者是否出现极度心动过缓和心力衰竭征象相关耐受性条件下进行。不建议左室功能不全的患者应用非二氢吡啶类钙离子通道阻滞剂。

2）二氢吡啶类钙离子拮抗剂

①长效硝苯地平：这是一种强效的动脉血管扩张剂，几乎没有严重的副作用。特别是在伴高血压的心绞痛患者已经应用了β受体阻滞剂时加用长效硝苯地平取得了很好的试验结果。有一项大型安慰剂对照ACTION（硝苯地平经胃肠道系统治疗冠状动脉疾病试验研究结果）试验中，在心绞痛常规治疗中加用长效硝苯地平（60mg/d）没有发生主要的心血管事件的影响。该项研究证明长效硝苯地平很安全，它的使用减少了冠状动脉造影和心血管介入干预的需要。硝苯地平的相对禁忌证很

少（严重主动脉瓣狭窄、肥厚型梗阻性心肌病和 HF），并谨慎与 β 受体阻滞剂联合使用通常是可行的。血管扩张副作用包括头痛和脚踝水肿。

②氨氯地平：氨氯地平的半衰期很长，耐受性好，这使其成为一种有效的抗心绞痛和降压药，每日一次的用药频率使其有别于每天服用两次或三次的药物；而且副作用少，主要是踝部水肿。对血压正常的 CCS 患者（75% 患者使用 β 受体阻滞剂）进行的一项为期 24 个月的试验表明，氨氯地平（10mg/d）能减少冠状动脉血运重建和心绞痛住院率。相较于阿替洛尔（50mg/d），氨氯地平（5～10mg/d）能更有效地减少运动诱发的心肌缺血改变，而且两种药物联用效果会更好。即使有一些研究报告指出稳定型劳力性心绞痛"最佳治疗"方案就是联合应用 CCB 和 β 受体阻滞剂，但这种联合用药往往用的不够多。

（4）伊伐布雷定　有报道称，伊伐布雷定治疗 CCS 患者的心肌缺血和心绞痛效果不逊于阿替洛尔或氨氯地平。而且伊伐布雷定（75mg 每日两次）联合阿替洛尔能更好地控制心率和心绞痛。BEAUTIFUL（If 通道阻滞剂伊伐布雷定用于治疗冠状动脉疾病及左室功能障碍）试验入选注册的 10917 例既往有活动受限的心绞痛患者，进行发病率 - 死亡率评估显示，伊伐布雷定不能减少 MI 或 HF 患者的心血管死亡和住院率作为初始设定的终点事件发生率。同样，SIGNIFY（If 通道阻滞剂伊伐布雷定治疗冠状动脉疾病的发病率 - 死亡率获益评估）试验入选 19102 例 CAD 患者，无临床心力衰竭且心率≥70 次/分，研究结果显示伊伐布雷定组和安慰剂组在心血管原因或非致命性 MI 患者的最初设定的死亡终点事件的发生率方面没有显著性差异。其中，12049 例存在活动受限的心绞痛而非活动不受限的心绞痛患者，伊伐布雷定增加了最初设定的终点事件（P = 0.02）。2014 年，欧洲药物管理局提出了降低心动过缓风险的建议，并置伊伐布雷定于额外监管中。总之，以上结果表明，建议伊伐布雷定作为 CCS 患者的二线治疗药物。

（5）尼可地尔　尼可地尔是尼可酰胺的硝酸盐衍生物，抗心绞痛效应类似于 β 受体阻滞剂和硝酸酯类，其副作用包括恶心、呕吐和潜在的严重口腔、肠道和黏膜溃疡。

在一项安慰剂对照 IONA（尼可地尔对心绞痛的影响）（N = 5126）试验中，尼可地尔可显著降低 CCS 患者疑似心绞痛症状的冠心病（CHD）死亡、非致命性 MI 或非预期住院的发生率，但对缺血性心脏病或非致命性 MI 的死亡率无影响。这些结果支持尼可地尔作为 CCS 患者的二线治疗药物。

（6）雷诺嗪　雷诺嗪是一种选择性内向晚钠电流抑制剂，其副作用包括头晕、恶心和便秘。另外，雷诺嗪还可延长 QTc，因此对 QT 延长的患者或联合应用 QT 延长药物时应谨慎使用。

有一项安慰剂对照试验，入选 6560 例非 ST 段抬高型 ACS 患者，在标准治疗基础上加用雷诺嗪，但并不能有效降低心血管死亡、MI 或反复发作的心肌缺血等初始设定的疗效终点事件发生率。而在相对较大样本量的慢性心绞痛患者亚组（n = 3565）中，可观察到反复发作的心肌缺血、恶化型心绞痛和强化抗心绞痛治疗作用显著减少。此外，另一项安慰剂对照试验中，入选 CAD 合并糖尿病的患者，给予一种或两种抗心绞痛药物治疗，特别是具有良好耐受性的雷诺嗪可减轻心绞痛症状，也减少了舌下含服硝酸甘油的使用。还有一项 RIVER - PCI（雷诺嗪用于经皮冠状动脉介入治疗后血运未完全重建）试验中，2651 例慢性心绞痛史和 PCI 术后不全血运重建患者（包括有和没有 PCI 指征的冠心病患者），试验结果显示雷诺嗪并没有减少心肌缺血促进血运重建，也没有减少未发生血运重建患者的住院率，更没有减少随访 1 年中心绞痛症状的发生。

这些结果表明，对难治性心绞痛患者，除外常用的抗心绞痛药物如 β 受体阻滞剂、CCB 和（或）长效硝酸酯外，可联合使用雷诺嗪作为二线药物。相反，对 PCI 术后不完全血运重建的 CCS 患者，联合使用雷诺嗪缺乏证据支持。

（7）曲美他嗪　曲美他嗪似乎存在血流动力学方面的中性副作用。欧洲药物管理局 2012 年 6 月审查批准了曲美他嗪（35mg每日两次）联用β受体阻滞剂（阿替洛尔）可改善劳力型心肌缺血。禁忌证为帕金森病和运动障碍，如震颤（抖动）、肌强直、行走障碍和不宁腿综合征。此外，2014年有一项 Meta 分析，对13个研究（主要是中国人）中1628名患者的结果表明，采用在其他抗心绞痛药物最大剂量基础上联合使用曲美他嗪治疗，与其他用于稳定型心绞痛的药物治疗相比，前者可使每周平均心绞痛发作次数减少、每周使用硝酸甘油时间减低、发生1mV振幅ST段压低的间隔时间延长、总做功量增加、峰值运动锻炼的时间延长。这些结果支持曲美他嗪作为CCS患者的二线药物，以用于治疗症状不能被其他药物完全控制或不能耐受其他药物治疗的选择。

上述阶梯式治疗策略（图7-7）需要遵循患者的意愿和个体特征。依据有限的证据在不同临床情况下抗心肌缺血药物的各种组合，以上建议仅适用于有可联合用药的患者，而不能替代正规的建议。

①β受体阻滞剂和二氢吡啶类钙离子拮抗剂联合用药应作为首选考虑；β受体拮抗剂或钙离子拮抗剂与另一种二线药物的联合用药可作为第一步的治疗参考。

②β受体阻滞剂和非二氢吡啶类钙离子拮抗剂联合用药时，两种药物起始剂量均应为低剂量并在严密监测耐受性条件下使用，尤其要监测心率和血压。

③低剂量β受体阻滞剂和低剂量非二氢吡啶类钙离子拮抗剂应在严密监测耐受性条件下使用，尤其要监测心率和血压。

④伊伐布雷定不能与非二氢吡啶类钙离子拮抗剂联合用药。

⑤当第一步用药已经被验证不能控制血压在理想水平时应考虑第二步的药物治疗方案。

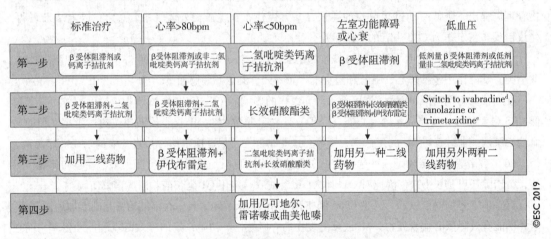

图7-7 不同临床特点的慢性冠脉综合征患者长期
抗心肌缺血药物治疗阶梯式治疗策略

（8）别嘌醇 2010年有一项对65例CAD患者的随机交叉研究表明，别嘌醇（600mg/d）可增加发生ST段压低和心绞痛的间隔时间。此外，还有一项观察研究发现，29298次心绞痛发作事件中，虽然未规律服用别嘌醇，但服用别嘌醇可降低老年人发生MI的风险，尤其当使用时间超过2年时。然而，别嘌醇在减少CVD临床事件中的作用尚不清楚。

根据患者的一些基线特征，提出了CCS中抗心肌缺血药物治疗的逐步策略。任何一步效果不完全或耐受性差时均需继续下一步治疗。该策略必须适应每个患者的特质和意愿，不一定要遵循图中所示的步骤。

3.3.1.3 合并低血压患者

对低血压的患者，建议从极低剂量开始使用抗心绞痛药物，优先使用对血压没有影响或有限影响的药物。首先，应在密切监护条件下开始小剂量 β 受体阻滞剂或小剂量 N – DHP – CCB 耐受性试验。也可使用伊伐布雷定（窦性心律患者）、雷诺嗪或曲美他嗪。

3.3.1.4 合并缓慢心率患者

心率增快与心血管事件呈线性关系，建议使用多种药物降低心率作为 CCS 患者亚组的治疗目标，这种益处已经得到证实。然而，对于基线心动过缓的患者（如：心率 < 60 次/分），则减慢心率的药物（β 受体阻滞剂、伊伐布雷定和 N – DHP – CCB）应该避免或谨慎使用，如果必要的话，应该从非常低剂量开始。最好使用无降低心率作用的抗心绞痛药物。

CCS 患者抗心肌缺血药物的建议见表 7 – 18。

表 7 – 18　CCS 患者抗心肌缺血药物的建议

建议	建议级别	证据水平
一般原则		
有症状患者的药物治疗：需要使用一种或多种缓解心绞痛/心肌缺血的药物，同时联合预防事件的药物	I	C
建议对患者就疾病、危险因素和治疗策略方面进行宣教	I	C
建议及时复查患者药物治疗的效果（例如药物治疗 2 ~ 4 周后）	I	C
缓解心绞痛/心肌缺血		
建议应用短效硝酸酯类药物来快速缓解心绞痛症状	I	B
一线治疗可选用 β 受体阻滞剂和/或 CCB 类来控制心率和症状	I	A
如果单一 β 受体阻滞剂或 CCB 不能完全控制心绞痛症状，应考虑联合使用 β 受体阻滞剂和二氢吡啶类钙通道阻滞剂	IIa	C
应考虑联合使用 β 受体阻滞剂和二氢吡啶类钙通道阻滞剂作为初始的一线治疗	IIa	B
当 β 受体阻滞剂和（或）非二氢吡啶类钙通道阻滞剂作为初始治疗有禁忌证、耐受性差或不足以控制心绞痛症状时，应考虑将长效硝酸酯类药物作为二线治疗	IIa	B
当使用长效硝酸酯类药物时，应考虑其空白期或者时间间隔以降低耐药性	IIa	B
当应用 β 受体阻滞剂、钙通道阻滞剂和长效硝酸酯类药物不能耐受、有禁忌证或者症状未充分缓解时，应考虑应用尼可地尔、雷诺嗪、伊伐布雷定或曲美他嗪作为二线治疗，以减少心绞痛发作频率和提高运动耐量	IIa	B
对于基础心率和血压偏低的患者，雷诺嗪或曲美他嗪可作为一线用药，以减少心绞痛发作频率和提高运动耐量	IIb	C
对于特定患者，可根据心率、血压和耐受性，考虑将 β 受体阻滞剂或 CCB 与二线用药（雷诺嗪、尼可地尔、伊伐布雷定、曲美他嗪）联用作为一线用药	IIb	B
对于梗阻性肥厚型心肌病或同时使用磷酸二酯酶抑制剂的患者，不建议应用硝酸酯类药物	III	B

注：CCB：钙离子拮抗剂；C：对预后无改善。

3.3.2　预防不良事件

3.3.2.1 抗血小板药物

血小板活化和聚集是有症状冠状动脉血栓形成的驱动因素，在此基础上，CCS 患者需使用抗血小板药物，以期望预防心肌缺血事件和增加出血风险之间取得有利平衡。阿司匹林和口服 PY12 抑制剂双联抗血小板治疗是 PCI 和（或）MI 后抗栓治疗的支柱。

（1）低剂量阿司匹林 阿司匹林通过不可逆地抑制血小板环氧合酶 – 1 从而抑制血栓素形成，通常长期剂量≥75mg/d 即可抑制血栓素形成。当剂量较高时，阿司匹林的胃肠道副作用会增加，目前有证据建议 75～100mg/d 可预防既往有或无 MI 的 CAD 患者发生缺血性事件。由于阿司匹林对环氧合酶 – 1 的抑制在血液黏性高的患者中呈持续作用，而且可以进行评估，因此不需要进行血小板功能试验来监测个体反应。虽然其他非选择性非甾体类抗炎药物（如布洛芬）能可逆性抑制环氧合酶 – 1，但这些药物对心血管风险的不良影响表明，不建议它们作为阿司匹林不耐受患者的替代治疗。

（2）口服 P2Y12 抑制剂 P2Y12 抑制剂可拮抗血小板 P2Y12 受体，而其在血小板活化和动脉血栓形成加重中起关键作用。其中，氯吡格雷和普拉格雷是噻吩吡啶前体药物，可通过活性代谢产物不可逆地阻断 P2Y12 受体。而替格瑞洛是一种能可逆结合 P2Y12 受体的抑制剂，不需要通过代谢激活。

缺血性事件风险的患者中使用氯吡格雷与阿司匹林的比较（CAPRIE）试验显示，相较于阿司匹林，氯吡格雷在预防既往 MI、卒中史或 PAD 患者的心血管事件方面总体上略有优势，而二者安全性接近。其中，PAD 患者亚组分析表明氯吡格雷具有更多好处。虽然氯吡格雷的抗血小板作用较小，但在 PAD 患者中氯吡格雷具有与替格瑞洛相当的疗效。但氯吡格雷受到多种与转换成其自身活性代谢产物相关的药效影响，而且这种影响部分与 CYP2C19 基因的功能丧失变异有关，从而使得对某些患者失去效果。抑制 CYP2C19 基因的药物，如奥美拉唑，可能会比氯吡格雷的效果更佳。

普拉格雷相较于氯吡格雷，具有更快、更可预测性、平均效应更大的抗血小板作用，并且不易受药物相互作用或 CYP2C19 功能丧失变异的影响。相较于氯吡格雷，普拉格雷对阿司匹林治疗行 PCI 手术而非药物治疗的 ACS 患者的效用更大。特别对接受 PCI 手术的 ACS 患者，普拉格雷与更多的非致命性和致命性出血事件呈现明显有害，包括缺血性脑卒中患者和年龄 >75 岁或体重 <60 公斤的患者未见明显益处。

对血液黏性高的患者维持治疗中，替格瑞洛最可能被估测效应，最能持续较高水平的 P2Y12 抑制作用，而且与氯吡格雷相比，其起效速度更快，又更可被预测。替格瑞洛作为单药治疗似乎具有与阿司匹林单药治疗相近的疗效和安全性。对于接受阿司匹林治疗的 ACS 患者，替格瑞洛的负荷剂量为 180mg，维持剂量为 90mg 每日两次。而且不论血运重建策略的情况，相较于氯吡格雷其缺血性事件更少，代价是牺牲致命性出血风险。对稳定阿司匹林治疗的 MI 后 1～3 年的患者，替格瑞洛 90mg 或 60mg 每日两次与安慰剂比较可降低 3 年随访期的 MI、卒中、心血管死亡总事件发生率。两种剂量的替格瑞洛都不增加致命性出血风险，而且对血小板相同水平的抑制疗效和安全性相当。替格瑞洛可能引起呼吸困难，但一般短暂，常常比较轻微并可以耐受，但偶尔需要更换为噻吩并吡啶。替格瑞洛通过 CYP3A 代谢，而且此后不应该使用强效 CYP3A 的抑制剂或诱导剂。

CCS 患者冠状动脉造影和可能进行 PCI 手术前使用 P2Y12 抑制剂的最佳启动时间还不确定，但越来越多地使用桡动脉途径和临床经验允许那些很可能需要进行 PCI 手术的患者考虑提前使用氯吡格雷治疗。依据有限的药理学研究支持未经许可条件下在择期接受 PCI 的患者中使用，这部分患者存在高度支架内血栓形成风险，但这种方法相较于氯吡格雷的安全性（有效性）平衡尚不明确。

（3）双联抗血小板治疗（DAPT）持续时间 大多数稳定型心绞痛患者 PCI 术后需接受 6 个月的 DAPT 且达到最佳疗效和安全性平衡。若过早停用 P2Y12 抑制剂会增加支架内血栓形成的风险，因此不建议过早停药。但是，对在 PCI 术后 1～3 个月支架内血栓形成风险非常低并存在危及生命出血风险的患者来说可以缩短 DAPT 疗程时间。基于 Ⅲ 期试验结果，ACS 后默认维持 12 个月的 DAPT 治疗时间，但对高出血风险患者可以考虑缩短疗程。

还有一项对 PCI 术后 DAPT 患者进行的一项研究表明，氯吡格雷或普拉格雷延长治疗超过 12 个月，可能以出血增加为代价减少缺血事件和支架血栓形成风险，但没有降低死亡率的获益。而对 MI 患者延长氯吡格雷或普拉格雷治疗能获得更高的收益。

PEGASUS – TIMI54（54 例心肌梗死溶栓术后使用阿司匹林为基础且既往发病使用替格瑞洛预防心血管事件与安慰剂对照）试验表明，对 MI 后 1 年的稳定患者开始使用替格瑞洛（60 或 90mg 每日两次）能减少缺血性事件，但代价是出现更多非致命性出血。60mg 剂量似乎耐受性更高，许多国家赞同这一用法。此外，亚组分析表明，对糖尿病、PAD 或多支 CAD 的 MI 后高危患者，长期使用替格瑞洛（60mg 每日两次）的缺血性事件减少绝对少。

3.3.2.2　窦性心律患者应用抗凝药物

抗凝药物可抑制凝血酶的作用和（或）形成，而凝血酶在凝血和血小板活化中至关重要。因此，已证明抗凝药物可以降低动脉血栓事件风险。与阿司匹林和抗凝治疗相比，DAPT 在预防支架血栓形成方面具有更好的效果和安全性，这使得在策略选择中更倾向于 DAPT 而不是使用前者。ACS 后联合使用抗血小板治疗和标准抗凝剂量的华法林或阿哌沙班作为二级预防与效果和出血风险不平衡呈相关性。然而，最近发表的研究重新掀起将较低剂量抗凝与抗血小板治疗相结合的兴趣。

利伐沙班是一种 Xa 因子抑制剂，已有若干项研究对低剂量利伐沙班 2.5mg 每日两次（该剂量是通常房颤患者抗凝标准剂量的四分之一）用于窦性心律患者人群进行了研究。该项研究在已经确诊 ACS 后服用阿司匹林和氯吡格雷的稳定期患者中，利伐沙班（2.5mg 每日两次）相较于安慰剂，以出血风险增高为代价降低了 MI、卒中或心血管死亡的复合风险，并有证据表明可降低心血管死亡率。随后的抗凝治疗策略患者的心血管预后（COMPASS）试验显示，对 CCS 或 PAD 的患者，将与上述方案相同的用药与阿司匹林联合与单用阿司匹林或单用利伐沙班 5mg 每日两次做对比，其结果表明联合用药以非致命性出血风险增高为主要代价减少了缺血性事件发生。值得注意的是，心血管死亡率和全因死亡率的预设的显著性阈值未能达到。该研究还发现，若伴有糖尿病、PAD 或中度慢性肾脏疾病（CKD）和当前吸烟者，这些更高危患者的绝对风险降得更低。此外，急性冠脉综合征患者服用氯吡格雷或替格瑞洛基础上加用利伐沙班或乙酰水杨酸治疗中的安全性比较（GEMINI – ACS）研究显示，对使用利伐沙班 2.5mg 每日两次、阿司匹林和 P2Y12 抑制剂的 PCI 术后稳定期患者做了比较，结果表明利伐沙班与阿司匹林的安全性相似，但需要更多研究来证实这一发现。另外，不予阿司匹林预处理进行 PCI 的安全性尚不明确。

3.3.2.3　房颤患者的抗凝治疗

AF 和 CCS 患者建议进行抗凝治疗以减少缺血性脑卒中和其他缺血性事件发生。对房颤患者预防脑卒中治疗时，使用抗凝药物显示出优于阿司匹林单药或氯吡格雷为基础的 DAPT 治疗，因此建议这些患者使用抗凝治疗。当 AF 患者开始口服抗凝治疗，且能够使用非维生素 K 拮抗剂类抗凝药物（NOAC：阿哌沙班、达比加群、依度沙班或利伐沙班）时，建议使用 NOAC 而不是维生素 K 拮抗剂（VKA）。

（1）PCI 术后合并房颤或伴其他口服抗凝药物指征的联合抗凝和抗血小板治疗　迄今为止，还没有任何针对接受 PCI 伴有 AF 的 CCS 患者群体的研究，临床决策必须基于包含大样本 ACS 患者在内的临床试验。对于围手术期管理，建议避免中断使用 VKA，如果可行的话建议在择期 PCI 之前停用 NOAC 治疗 12~48 小时，这取决于肾功能和特定的 NOAC 方案。无论是标准剂量（70~100U/kg），还是不间断 VKA 时的较低剂量（30~50U/kg），桡动脉入路手术常用普通肝素。建议使用 75~100mg 的阿司匹林或者氯吡格雷（若无长期维持治疗 300~600mg 顿服）进行预防用药而不是普拉格雷或替格瑞洛。对使用阿司匹林和氯吡格雷的 PCI 术后患者，VKA 治疗目标国际标准化比率应在 2.0~2.5 之间，目标治疗范围时长（＞70%）。原指南中 PCI 术后不同抗栓治疗方案试验之后，AU-GUSTUS 试验（2×2 因素开放式临床随机对照临床试验，评估阿派沙班与维生素 K 拮抗剂、阿司匹林与安慰剂对 AF、ACS 或 PCI 患者的安全性）表明：第一，相较于 VKA，阿哌沙班 5mg 每日两次（即：AF 患者预防血栓许可剂量）主要或临床相关非主要出血明显减少，其次，阿司匹林相较于安慰剂组出血明显增多，除 P2Y12 抑制剂（主要是氯吡格雷）外最安全的组合是阿哌沙班和安慰剂。然而，对比阿司匹林，安慰剂组的支架内血栓形成事件更多，但在统计学上并不显著，而且试验不足以评估事件组间差异。因此，当对血栓形成风险的担忧高于对出血风险的担忧时，建议进行≥1 个月的三联治疗［口服抗凝（OAC）、阿司匹林和氯吡格雷］以覆盖支架血栓形成风险大于出血风险的时期。目前支持使用 OACs 与替格瑞洛或普拉格雷双联治疗替代 PCI 术后三联治疗的证据目前很有限。

（2）房颤或其他抗凝治疗指征患者的长期联合治疗　对于合并 AF 的 PCI 术后患者，一般建议 OAC 单药疗程 6~12 个月，因为缺乏支持 OAC 和单一抗血小板药物长期治疗的具体数据；但是在高缺血风险特例可考虑使用 OAC 和阿司匹林或氯吡格雷双联治疗。

3.3.2.4　质子泵抑制剂

质子泵抑制剂可降低接受抗血小板药物治疗患者的消化道出血风险，是一种有效提高安全性的辅助治疗。但长期使用质子泵抑制剂可引起低镁血症，但检测血清镁作用尚不明确。抑制 CYP2C19 的质子泵抑制剂，特别是奥美拉唑和埃索美拉唑，可能会降低氯吡格雷的药效。虽然这还没有证实会对缺血性事件或支架内血栓形成风险造成影响，但通常不建议氯吡格雷与奥美拉唑或埃索美拉唑联合使用。

3.3.2.5　心脏手术和抗栓治疗

对于进行择期心脏手术的 CCS 患者，通常应常规继续服用阿司匹林，其他抗血栓药物应基于其作用时间和适应证间隔停用（普拉格雷提前术前≥7 天；氯吡格雷术前≥5 天；替格瑞洛术前≥3 天；利伐沙班、阿派沙班、依度沙班和达比加群视剂量和肾功能而定术前停用 1~2 天）。CABG 手术后继续使用阿司匹林有助于移植血管通畅。但由于缺乏大样本前瞻性研究，CABG 手术后使用阿司匹林和利伐沙班双联抗板或 DAPT 治疗的作用尚不明确。然而，RCT 结果显示，相较于阿司匹林单药治疗，DAPT 血管通畅率更高。

3.3.2.6　非心脏手术和抗栓治疗

非心脏手术与 MI 发生风险增加相关。只要条件允许的情况下，建议 PCI 术后推迟择期手术，直到建议的 DAPT 治疗过程已完成。通常，这意味着手术将推迟到 PCI 术后 6 个月，但若存在临床指征，包括心脏病专家在内的多学科会诊后可以在 DAPT 治疗进行 3~6 个月之间进行手术。而且大多数手术中应继续使用阿司匹林，因为它的益处大于出血风险。但在有极高出血风险的手术中并不适用，如颅内手术、经尿道前列腺切除术、眼内手术等。针对外周血运重建的 CCS 患者进行的 COM-PASS 研究表明，阿司匹林联合利伐沙班 2.5mg 每日两次相较于单用阿司匹林更有益处。这些益处主要包括降低致残性事件和死亡率，提示需要在非心血管手术后对患者进行动脉粥样硬化性疾病的风险分层。

不良事件预防建议（第一部分）见表 7-19。

表 7-19　不良事件预防建议（第一部分）

建议	建议级别	证据水平
CCS 合并窦性心律患者的抗栓治疗		
既往心肌梗死或血运重建的患者，建议阿司匹林 75~100mg 每日一次	I	A
阿司匹林不能耐受患者，建议氯吡格雷 75mg 每日一次作为阿司匹林的替代药物	I	B
对伴外周动脉疾病或有缺血性卒中或短暂脑缺血发作病史的有或无症状患者，氯吡格雷 75mg 每日一次可能优于阿司匹林	II b	B
既往无 MI 或血运重建史，但影像学检查明确提示 CAD 的患者，可考虑阿司匹林 75~100mg 每日一次	II b	C
对无高出血风险但存在高缺血事件风险的患者[c]，可考虑在阿司匹林的基础上使用第二种抗栓药物作为长期二级预防（详见表 7-20）	II a	A
无高出血风险但存在至少中等以上缺血事件风险的患者[e]，可考虑在阿司匹林的基础上使用第二种抗栓药作为长期二级预防	II b	A
CCS 合并窦性心律患者 PCI 术后抗栓治疗		
支架术后建议阿司匹林 75~100mg 每日一次	I	A
无论支架类型，氯吡格雷适当负荷量（例如 600mg 或维持治疗 >5 天）后，冠脉支架植入术后患者需继续给予氯吡格雷 75mg 每日一次联合阿司匹林，共 6 个月。若发生致命性出血或者发生致命性出血风险较高，氯吡格雷应用时间可缩短为 1~3 个月	I	A
对发生致命性出血或致命性出血风险较高的患者，可考虑在氯吡格雷适当负荷量（例如，600mg 或维持治疗 >5 天）后，继续用药 75mg 每日一次，共 3 个月	II a	A
对发生致命性出血风险极高的患者，可考虑在氯吡格雷适当负荷量（例如 600mg 或维持治疗 >5 天）后，继续给予 75mg 每日一次，共 1 个月	II b	C
对于择期支架植入的某些特殊高危情况（如支架膨胀不佳或其他与支架内血栓风险增高的相关操作因素，复杂左主干病变或多血管支架植入）或由于阿司匹林不耐受导致无法应用 DAPT，可考虑应用普拉格雷或替格瑞洛作为初始治疗药物	II b	C
CCS 合并房颤患者的抗栓治疗		
当适合应用 NOAC 的房颤患者开始口服抗凝药物治疗时，建议 NOAC，效果优于维生素 K 拮抗剂	I	A
CHA_2DS_2-VASc 评分 ≥2 分的男性以及 ≥3 分的女性房颤患者，建议长期口服抗凝治疗（NOAC 或维生素 K 拮抗剂且治疗窗 >70%）	I	A
CHA_2DS_2-VASc 评分 1 分的男性以及 2 分的女性房颤患者，可考虑长期口服抗凝药物治疗（NOAC 或维生素 K 拮抗剂且治疗窗 >70%）	II a	B
既往有心肌梗死，缺血事件复发风险高[c]且不存在高出血风险[d]的房颤患者，可考虑在长期口服抗凝药物治疗的基础上，加用阿司匹林 75~100mg 每日一次（或氯吡格雷 75mg 每日一次）	II b	B
房颤或存在其他口服抗凝药物治疗指征患者的 PCI 术后抗栓治疗		
接受冠状动脉支架植入术的患者，建议围手术期应用阿司匹林和氯吡格雷	I	C
适合应用 NOAC 的患者，建议 NOAC（阿哌沙班 5mg 每日两次、达比加群 150mg 每日两次、依度沙班 60mg 每日一次或利伐沙班 20mg 每日一次）[f] 联合抗血小板治疗，效果优于维生素 K 拮抗剂联合抗血小板治疗	I	A
使用利伐沙班时，若出血风险[e]大于支架内血栓[h]或缺血性卒中[g]的风险，在单药或双联抗血小板治疗期间，应优先考虑利伐沙班 15mg 每日一次，效果优于利伐沙班 20mg 每日一次	II a	B
当使用达比加群时，若出血风险[e]大于支架内血栓[h]或缺血性卒中[g]的风险，在单药或双联抗血小板治疗期间，应优先考虑达比加群 110mg 每日两次，效果优于达比加群 150mg 每日两次	II a	B

续表

建议	建议级别	证据水平
不论何种类型支架，若简易 PCI 术后发生支架内血栓风险较低或发生出血风险高于支架内血栓形成风险，则应考虑早期停用阿司匹林（≤1 周），继续 OAC 和氯吡格雷双联治疗	Ⅱa	B
当发生支架内血栓风险高于出血风险时，应考虑阿司匹林、氯吡格雷和 OAC 三联治疗至少 1 个月，随后根据风险评估在出院时明确三联抗栓持续时间（≤6 个月）	Ⅱa	C
对存在维生素 K 拮抗剂与阿司匹林和（或）氯吡格雷联合用药指征的患者，维生素 K 拮抗剂的剂量强度应严格按国际标准化比值 2.0～2.5 的范围目标进行调节，且治疗窗 >70%	Ⅱa	B
不论何种类型支架，若患者存在中度或高度支架内血栓形成风险[h]，可考虑使用口服抗凝药与替格瑞洛或普拉格雷的双联治疗代替口服抗凝药＋阿司匹林＋氯吡格雷的三联治疗	Ⅱb	C
不建议使用替格瑞洛或普拉格雷与阿司匹林以及口服抗凝药联用作为三联抗栓治疗方案	Ⅲ	C
质子泵抑制剂的使用		
对接受阿司匹林单药治疗、DAPT 或 OAC 单药治疗的胃肠道出血高风险患者，建议同时使用质子泵抑制剂	I	A

注：AF：心房颤动；CAD：冠状动脉疾病；CCS：慢性冠脉综合征；CKD：慢性肾脏病；DAPT：双联抗血小板治疗；eGFR：估算的肾小球滤过率；HF：心力衰竭；MI：心肌梗死；NOAC：非维生素 K 拮抗剂口服抗凝药；OAC：口服抗凝药；c：弥漫性多支冠状动脉病变疾病伴随至少以下情况之一：需要药物治疗的糖尿病、再发心肌梗死、外周动脉疾病或 eGDFR15～59ml（min·1.73m²）的慢性肾脏病；d：脑出血或缺血性卒中病史、其他颅内疾病病史、近期发生胃肠道出血或由于严重胃肠道出血导致的贫血、其他增加出血风险的胃肠道疾病、肝功能衰竭、出血倾向或凝血功能障碍、极度年迈或衰弱、需要透析或 eGFR <15ml（min·1.73m²）的肾功能衰竭；e：至少以下情况之一：多支/弥漫性冠状动脉疾病、需要药物治疗的糖尿病、再发心肌梗死、外周动脉疾病、心力衰竭或 eGFR15～59ml/（min·1.73m²）的慢性肾脏病；f：参照每种在不同患者［如 CKD 患者、体重 <60kg、年龄 75～80 岁和（或）药物相互作用］使用 NOAC 时减量或存在禁忌的产品说明书；g：充血性心力衰竭、高血压、年龄≥75 岁（2 分）、糖尿病、中风/短暂性脑缺血发作/既往栓塞史（2 分）、血管疾病（影像学或血管造影术发现冠状动脉疾病、既往心肌梗死、外周动脉疾病或主动脉斑块）、年龄 65～74 岁、女性；h：支架内血栓风险包括：（i）发生血栓的风险；（Ⅱ）支架内血栓形成引起的死亡风险，两种均与解剖学、手术操作和临床特征有关。慢性冠脉综合征患者的危险因素包括左主干支架置入术、LAD 近段支架置入术或仅存未闭动脉支架置入术；支架膨胀不良；支架长度 >60mm；糖尿病；慢性肾脏病；植入两个支架的分叉病变；慢性完全闭塞病变的治疗；以及在充分抗栓治疗期间出现的支架内血栓。

有中-高度缺血性事件风险但无高出血风险患者双联抗栓（联合阿司匹林 75～100mg 治疗）的药物选择、剂量、适应证、其他注意事项索引见表 7-20。

表 7-20　有中-高度缺血性事件风险但无高出血风险患者双联抗栓（联合阿司匹林 75-100mg 治疗）的药物选择、剂量、适应证、其他注意事项索引

药物选择	剂量	适应证	其他注意事项
氯吡格雷	75mg 每日一次	心梗后患者，如果可耐受，DAPT 用药 1 年	
普拉格雷	10mg 每日一次或 5mg 每日一次；（体重 <60kg 或年龄 >75 岁）	心梗行 PCI 术后，如果可耐受，DAPT 用药 1 年	年龄 >75 岁
利伐沙班	2.5mg 每日两次	心梗后 >1 年或多血管病变 CAD	肌酐清除率 15～29ml/min
替格瑞洛	60 mg 每日两次	心梗后患者，如果可耐受，DAPT 用药 1 年	

注：中度缺血性事件风险：至少以下情况之一：多支/弥漫性冠状动脉病变，需要药物治疗的糖尿病、再发心肌梗死、外周动脉疾病或 eGDFR 15～59 ml（min·1.73m²）的慢性肾脏病。高度缺血性事件风险：弥漫性多支冠状动脉病变伴随至少以下情况之一：需要药物治疗的糖尿病、再发心肌梗死、外周动脉疾病或 eGDFR 15～59 ml（min·1.73m²）的慢性肾脏病。高出血风险：脑出血或缺血性卒中病史、其他颅内疾病病史、近期发生胃肠道出血或由于严重胃肠道出血导致的贫血、其他增加出血风险的胃肠道疾病、肝功能衰竭、出血倾向或凝血功能障碍、极度年迈或衰弱、需要透析或 eGFR <15 ml（min·1.73m²）的肾功能衰竭。

3.3.3　他汀类和其他类降脂药

临床上应根据调脂指南对血脂异常进行药物治疗和生活方式干预。我们认为已确诊 CAD 的患者有极高心血管事件发生风险，无论 LDL - C 处于何种水平都应考虑他汀类药物治疗。其治疗目标是使用最大耐受剂量的他汀类药物将 LDL - C 至少降低基础水平的 50% 或降至 14mmol/L （ < 55 mg/d）以下；若患者两年内经历两次心血管事件（第二次与第一次不一定同类型）可以考虑将 LDL - C 降至更低水平，即 LDL - C < 10mmol/L （ < 40 mg/d）。当不能达到这一目标水平时，加用依折麦布已被证明可以降低既往 ACS 患者的胆固醇水平、并减少心血管事件，且对那些合并糖尿病的患者死亡率无进一步的影响。此外，除建议所有患者采取运动锻炼、饮食和控制体重外，包括植物甾醇在内的膳食补充可能会在较小程度上降低 LDL - C，但尚未证明能改善临床预后。这些方法也用于不能耐受他汀类药物的患者，这些患者是心血管事件高危人群。2015 年以来发表的试验数据表明，前蛋白转化酶枯草杆菌蛋白酶/kexin9 型 （PCSK9） 抑制剂 （伊夫库单抗和阿丽珠单抗） 对降低胆固醇方面非常有效，可将 LDL - C 稳定降至 ≤13mmol/L （50 mg/dL）。在相关终点疗效试验中，这些药物已被证实能减少以心肌缺血为主的心血管事件，对死亡率几乎或没有影响。极低水平的胆固醇与良好耐受性和较低不良事件发生相关，但目前为止许多健康保健系统负担不起高成本的 PCSK9 抑制剂，加上其未知的长期安全性限制了这种药物的使用。低密度脂蛋白分离技术和其他新的治疗方法（如米泊美生和洛美他派）有待进一步研究。

已经证实对于接受 PCI 治疗的患者，无论是对于他汀类初治还是长期他汀类治疗的患者，高剂量阿托伐他汀可以减少围手术期事件发生频率。

3.3.4　肾素 - 血管紧张素 - 醛固酮系统阻滞剂

ACEI 可降低左室功能障碍、既往有血管病史、高危糖尿病患者的死亡率，以及 MI、卒中和心力衰竭事件。建议对 CCS 合并高血压、LVEF≤40%、糖尿病或 CKD 的患者使用 ACEI 治疗［若不能耐受可使用血管紧张素受体阻滞剂 （ARB）］，除非存在禁忌证（如：严重肾功能不全、高钾血症等）。然而，并非所有的临床试验都表明 ACEI 可以减少动脉粥样硬化而无左室功能不全患者的全因死亡、心血管死亡、非致命性 MI、卒中或 HF 发生。其中，有一项针对 24 项研究和 61961 名受试者的 Meta 分析，记录了在不伴 HF 的 CCS 患者中，与安慰剂相比，肾素 - 血管紧张素系统 （RAS） 抑制剂可减少心血管事件和死亡，而与阳性对照相比则不能降低事件发生率。因此，一般不建议使用 ACEI 治疗 CCS 伴 HF 或高心血管事件风险患者，除非为了满足血压控制目标的需要。

肾素是一种内源性酶，可降解血管活性肽 （如缓激肽和利钠肽）。当抑制脑啡肽时能提高这些血管活性肽的水平，从而增强利尿、利钠、心肌舒张和抗氧化作用，减少肾素和醛固酮的分泌。新一代药物 LCZ696 是一种缬沙坦和沙库巴曲 （脑啡肽酶抑制剂） 复合药物。因此，对于已经使用最佳治疗方案，即 ACEI、β 受体阻滞剂和盐皮质激素受体拮抗剂 （MRA） 联合治疗，但仍有症状的 HF （LVEF≤35%） 患者建议使用沙库巴曲/缬沙坦作为 ACEI 的替代治疗，以进一步降低门诊患者因 HF 住院和死亡的风险。

此外，建议对已经接受治疗剂量的 ACEI 和 β 受体阻滞剂、LCEF≤35%、伴有糖尿病或心力衰竭的心梗患者使用螺内酯或依普利酮阻断醛固酮。但对肾功能不全［估测肾小球滤过率 （eGFR） < 45ml （min·1.73m^2）］和血清钾水平≥5.0mmol/L 的患者应谨慎使用 MRAs。

不良事件预防建议（第二部分）见表 7 - 21。

表 7 -21　不良事件预防建议（第二部分）

降脂药物	建议级别	证据水平
建议所有 CCS 患者服用他汀类药物	I	A
如果在服用最大耐受剂量他汀类药物的情况下血脂仍未达标，建议联合使用依折麦布[c]	I	B
对于极高危患者，如果在服用最大耐受剂量他汀类药物和依折麦布情况下血脂未达标，建议联合 PCSK9 抑制剂[c]	I	A
ACEI		
若 CCS 患者还有其他合并症（如心力衰竭、高血压或者糖尿病），建议服用 ACEI 或 ARB	I	A
有极高心血管事件风险的 CCS 患者建议服用 ACEI	Ⅱa	A
其他药物		
有左室功能不全或者收缩性心力衰竭的 CCS 患者建议服用 β 受体阻滞剂	I	A
既往有过 ST 段抬高型心肌梗死的 CCS 患者建议长期口服 β 受体阻滞剂	Ⅱa	B

注：ACEI：血管紧张素转换酶抑制剂；ARB：血管紧张素受体拮抗剂；CCS：慢性冠脉综合征；HF：心力衰竭；c. 欧洲心脏病学会/欧洲动脉粥样硬化学会管理血脂异常指南中的治疗目标。

3.3.5　激素替代疗法

大型随机试验结果表明 60 岁以上女性使用激素替代治疗不能改善预后，相反还会增加心血管疾病风险。

3.4　血运重建

对于 CCS 患者最优治疗方案是减轻症状、阻止动脉粥样硬化进展和预防动脉粥样硬化血栓事件的发生。心肌血运重建在 CCS 治疗中的核心作用远在药物治疗之上，但始终只是药物治疗的辅助手段而无法取而代之。血运重建的两个主要目的是缓解心绞痛症状和改善预后。

以前的指南认为血管重建的适应证主要是接受指南建议的最佳药物治疗但仍存在症状和（或）血运重建有助于改善预后的 CCS 患者。这说明血运重建往往是心绞痛和严重狭窄患者药物治疗效果不佳的二线治疗。然而，心绞痛与生活质量受损、活动耐量下降、精神抑郁、反复住院和门诊就诊以及临床预后差相关。

与单纯药物治疗相比，PCI 或 CABG 血运重建可以有效缓解心绞痛、减少抗心绞痛药物的使用、提高运动能力和生活质量。其中，在一项 FAME2（血流分数储备与血管造影用于多血管评估比较 2）试验的 5 年随访中发现，血运重建能改善生活质量，并减少抗心绞痛药物使用和相关副作用。另一项 ORBITA 研究（应用最佳药物治疗方案或血管成形术治疗稳定型心绞痛的客观随机盲法试验），其对照组进行安慰性手术后研究发现，PCI 术后患者运动能力无明显改善。该研究强调了安慰剂对临床效果的重要性，并提醒我们，当未设置空白对照和盲选时，偏倚会造成解释终点的缺陷。然而，ORBITA 的结果不能左右指南，因为试验规模有限、观察期短（持续到交叉点）和评估临床预后的能力不足。

通过 PCI 或 CABG 重建血管旨在有效地消除心肌缺血及其在严重冠状动脉狭窄患者中的不良临床表现，并降低包括 MI 和心血管死亡在内的重大急性心血管事件的风险。许多 Meta 分析对比 CCS 患者 PCI 策略和初始药物治疗的效果，发现从生存或 MI 的有创性策略角度来看没有或收益不高。但在这方面，先前的指南确定了某些特定的亚组患者（即根据冠状动脉解剖、左室功能、危险因素等划分），血运重建可能会改善其预后，这表明在其他组可能不会。

Windecker 等人的一项 Meta 分析报告显示，与仅对 CCS 患者进行药物治疗相比，使用 CABG 或新一代药物洗脱支架（DES），而非球囊血管成形术或金属裸支架或早期 DES 进行血运重建，可增加患者的死亡率和心肌梗死发生率。2018 年报告的数据表明，血管重建可能对预后具有更广泛影响。其中，对 FAME2 试验的 5 年随访证实，对存在缺血性狭窄（即 FFR≤0.80）的患者，PCI 联合最佳用药方案治疗与仅使用最佳药物治疗方案相比，更具有持续临床效益，可显著降低急诊血运重建率（风险比 0.27，95% CI 0.18～0.41）和自发 MI 率较低（风险比 0.62，95% CI 0.39～0.99）。与早期的一些 Meta 分析相比，这一结论在一项包括 2400 名受试者的患者水平 Meta 分析中得到了证实，所有受试者都接受了有创生理指导，比较 FFR 指导下 PCI 治疗和药物治疗 33 个月的中位时间随访后发现，前者心源性死亡和 MI 发生率显著降低（风险比 0.74，95% CI 0.56～0.989；P = 0.041）。总之，这些新的数据支持 CCS 患者进行血运重建的适应证可较前扩展。当存在特殊解剖结构（如左冠优势）或 >10% 的大范围缺血除外，PCI 仅适用于大血管造影狭窄导致明显的冠状动脉内压力梯度差的情况。图 7 - 8（见本篇末二维码）总结了一种根据有症状和无创性心肌缺血相关病史资料来判定 CCS 血运适应证的方法。然而，应注意始终评估个人风险 - 收益比率，只有当其预期收益超过潜在风险时才应考虑血运重建。当然，共同决策也很关键，医生应充分告知患者关于两种方案的全部优点和缺点，包括 PCI 血运重建后 DAPT 相关出血风险。对于患者最佳血运重建方式（经 PCI 或 CABG）的选择，我们建议读者参考 2018 年 ECS 心肌血运重建指南。

4 新发心力衰竭或左室功能不全的患者

在欧洲，CAD 是 HF 最常见的病因，大多数支持建议管理方案的实验证据是基于缺血性心肌病患者的调查得出。由心肌损伤和缺血导致的收缩性心功能不全以及大多数有心力衰竭症状患者的病理生理结果常提示射血分数低于 40%，但也有部分 CCS 患者出现心力衰竭症状同时伴射血分数 ≥ 50%。对有心力衰竭症状的患者应按照 2016 年 ECS 心力衰竭指南进行临床管理。最终决定经 PCI 还是 CABG 行血运重建需根据患者的临床表现（症状有无）和既往有无缺血情况发生。既往无缺血，血运重建的指征取决于狭窄严重程度的有创评估以及预后指征。无症状缺血患者包括拟行 TAVI、瓣膜和其他外科手术的患者。CAD：冠状动脉疾病；FFR：血流储备分数；iwFR：瞬时无波比；LVEF；左室射血分数。

4.1 病史

病史采集应包括对疑似 HF 的症状评估，特别是运动不耐受和运动时呼吸困难。需要记录既往所有 CAD 相关主要事件如 MI 和血运重建，以及所有需要治疗的主要心血管共患病，如房颤、高血压或瓣膜功能障碍，以及非心血管共患病，如 CKD、糖尿病、贫血或癌症。还要回顾当前药物治疗、依从性和耐受性。

4.2 体格检查

体格检查用于评估患者的营养状况，并估计其生理年龄和认知能力。需记录的生理指标包括心率、心脏节律、仰卧位血压、提示主动脉瓣狭窄或二尖瓣关闭不全的杂音、肺淤血征象（肺底部啰音或胸腔积液）、伴有依赖性水肿的全身淤血征象、肝肿大和颈静脉压力升高等。

4.3 常规心电图

可提供心率和心脏节律、早搏、缺血征象、病理性 Q 波、心肌肥大、传导异常和束支阻滞相关信息。

4.4 影像学

影像学包括多普勒超声心动图检查，可评估缺血性心肌病证据，如 HF 伴射血分数降低、HF 伴中等程度射血分数、HF 伴射血分数正常、局灶/弥漫性心室收缩或舒张功能不全、心室肥大、心室容量、瓣膜功能、肺动脉高压。胸部 X 线可检测肺淤血、肺间质水肿、浸润性改变或胸腔积液征象，如果不能明确，应进行冠状动脉造影（或冠状动脉 CTA），以确定是否存在 CAD 及程度，并评估血运重建的可能性。

4.5　实验室检查

实验室检查应化验利钠肽水平以排除疑似 HF 的诊断。当 HF 出现时，还可以评估 HF 的严重程度。此外，还应定期检查肾功能和血清电解质以评估肾功能不全、低钠血症或高钾血症的发生发展，尤其是在药物治疗起始和药物剂量增加的时候。

对有症状的 HF 患者需要充足的利尿治疗，最好使用袢利尿剂，以减轻肺部和全身性淤血的症状和体征。此外，对于所有存在症状的 HF 患者建议使用 RAS 系统抑制剂（ACEI、ARB、ARNi）和肾上腺素能神经系统抑制剂（β 受体阻滞剂）。此外，对于有持续症状的患者也建议使用盐皮质激素受体拮抗剂。当增加这些药物的剂量时，应该是循序渐进，以避免发生收缩期症状性低血压、肾功能不全或高钾血症。

对于左室收缩功能不全并存室性心律失常或束支阻滞证据的有持续症状的患者，可考虑心脏再同步化治疗（CRT）或埋藏式心律转复除颤器。这些装置可缓解症状、降低发病率、提高生存率。心力衰竭患者在发生房性或室性心律失常后可迅速失代偿，应根据现行指南进行治疗。HF 和血流动力学显著降低的大动脉狭窄或二尖瓣关闭不全患者可能需要经皮或外科手术干预治疗。

对符合条件的 HF 患者，应根据其症状、冠状动脉解剖和危险因素考虑进行心肌血运重建。缺血性心肌病所致 HF 患者血管重建成功，可将缺血心肌降至活的冬眠心肌，从而改善左室功能不全及预后。如果可能的话，强烈建议多学科 HF 团队合作。

对慢性冠脉综合征以及因缺血性心肌病和左室收缩功能不全引起的有症状的心力衰竭患者的一般治疗建议见表 7 - 22。

表 7 -22　对慢性冠脉综合征以及因缺血性心肌病和左室收缩功能不全引起的有症状的心力衰竭患者的一般治疗建议

建议	建议级别	证据水平
对有肺淤血或者体循环淤血的有症状心力衰竭患者建议应用利尿剂以缓解症状	I	B
建议 β 受体阻滞剂作为治疗的重要组成部分，既可以缓解心绞痛，又能减低心力衰竭的发病率和死亡率	I	A
心肌梗死后有症状的心力衰竭或无症状性左室功能障碍患者，建议使用 ACEI，以改善症状、降低发病率和死亡率	I	A
对接受最佳药物治疗仍有持续性症状的患者，如果不能耐受 ACEI 或血管紧张素受体 - 脑啡肽抑制剂，建议使用 ARB 作为替代方案	I	B
经使用 ACEI 和 β 受体阻滞剂进行充分治疗，但仍有症状的患者建议使用盐皮质激素受体拮抗剂（MRA），以降低发病率和死亡率	I	A
可考虑短效硝酸酯类药物口服或硝酸酯类透皮贴剂（有效抗心绞痛治疗，心力衰竭患者安全）	Ⅱa	A
虽然已经使用 β 受体阻滞剂、ACEI 和 MRA 进行了充分的治疗，但仍有症状，且窦性心律、LVEF≤35% 和静息心率 >70 次/分的患者，建议使用伊伐布雷定，以降低发病率和死亡率	Ⅱa	B
如果不能耐受 β 受体阻滞剂，建议使用氨氯地平以缓解心力衰竭患者的心绞痛，并且在心力衰竭患者中被认为是安全的	Ⅱb	B

续表

建议	建议级别	证据水平
关于辅助装置、合并症和血运重建的建议		
合并心力衰竭和高度房室阻滞需要起搏的患者，建议使用 CRT 而不是右室起搏	I	A
由于室性心律失常导致血流动力学不稳定（二级预防）的患者以及 LVEF≤35% 的有症状的心力衰竭患者，建议植入 ICD 以降低猝死风险和全因死亡率	I	A
经过优化药物治疗后仍有症状，且为窦性心律、QRS 时限≥150 ms、LBBB、LVEF≤35% 的患者，建议植入 CRT 以改善症状，降低发病率和死亡率	I	A
经过优化药物治疗后仍有症状，且为窦性心律、QRS 时限 130～149ms、LBBB、LVEF≤35% 的患者，建议植入 CRT 以改善症状、降低发病率和死亡率	I	B
建议进行综合风险评估和多学科管理，包括治疗高血压、高脂血症、糖尿病、贫血和肥胖等主要病症，以及戒烟和改变生活方式	I	A
当使用抗心绞痛药物治疗后，若患者心绞痛持续存在，建议进行血运重建	I	A

注：ACEI：血管紧张素转换酶抑制剂；ARB：血管紧张素受体拮抗剂；ARNI：血管紧张素受体－脑啡肽酶抑制剂；AV：房室；CRT：心脏再同步化治疗；ICD：埋藏式心律转复除颤器；HF：心力衰竭；LBBB：左束支阻滞；LVEF：左室射血分数；MI：心肌梗死；MRA：盐皮质激素受体拮抗剂；OMT：最佳药物治疗

5　长程诊断为慢性冠脉综合征的患者

对于长程诊断为 CCS 的患者，应进行终生治疗和监测（表 7-23）。CCS 患者的临床进程可能是良性的。然而，CCS 患者可能会出现各种心血管并发症或接受各种治疗措施，有些直接与存在的 CAD 相关，有些与基础疾病的治疗或预后相互作用。无症状的患者也可能存在并发症风险，因此建议有症状和无症状的患者均应进行风险状态评估。

表 7-23　长程诊断为 CCS 患者的治疗建议

建议	建议级别	证据水平
无症状患者		
建议定期心血管专科随访，重新评估患者风险状况的任何潜在变化，包括生活方式改变措施的临床评估、心血管危险因素达标情况，以及可能影响治疗和预后的并发症进展等	I	C
对接受药物治疗的症状轻微或无症状患者，如果无创性检查危险分层显示高危，且认为血运重建可以改善预后的患者，建议行有创冠状动脉造影检查（必要时建议使用 FFR）	I	C
冠状动脉 CTA 不建议作为已确诊 CAD 患者的常规随访检查	III	C
有创性冠状动脉造影不建议仅用于风险分层。	III	C
有症状患者		
对于左室收缩功能降低的患者，若无明确的可引起左室功能降低的可逆原因（如长期心动过速、心肌炎），建议重新评估 CAD 状态	I	C
对新发症状或恶化的患者，建议使用恰当的负荷试验影像学成像或者运动负荷 ECG 进行危险分层	I	B
建议尽快将症状明显恶化的患者转诊评估	I	C
有创性冠状动脉造影（必要时使用 FFR/iwFR）建议用于严重 CAD 患者的危险分层，特别是药物治疗症状改善不明显或具有高风险临床特征时	I	C

注：CAD：冠状动脉疾病；CTA：计算机断层扫描血管显像；ECG：心电图；FFR：血流储备分数；iwFR：顺时无波形比率

需要考虑定期对患者个人风险进行评估（图7－9）。已经证明临床参数评分可以用于预测 CCS 患者预后，另外如果有生物标志物补充上述临床数据，风险预测可能更加准确。在 2017 年，一项基于生物标志物的风险模型被开发出来，并用于预测 CCS 患者心血管死亡率。

5.1 急性冠脉综合征处理后症状稳定 <1 年的患者或近期血管重建患者

血运重建和（或）症状稳定 <1 年的 ACS 患者，应更警惕地进行监测，因为他们有更高的并发症风险，并且更容易受到药物治疗方案改变的影响。因此，我们建议在第一年至少进行两次随访。对血运重建前或 ACS 治疗后出现左室收缩功能不全的患者，必须在治疗后 8～12 周重新评估左室功能。心功能可能因为一些机制改善，如从心肌顿抑或冬眠中恢复等，而这些情况可能通过血运重建得到逆转。相反，如果伴有其他心血管疾病（如：瓣膜病、感染或炎症、心律失常等），心功能可能会恶化。在这种情况下，需要确定并治疗这些其他损害因素。同样，在血运重建后，可以考虑对心肌缺血进行无创评估以排除残存心肌缺血或记录残存心肌缺血作为后续评估的参考。

5.2 初步诊断或血运重建 >1 年患者

即使患者无症状，每年由心血管医护人员（心脏病医生、全科医生或护士）进行风险评估也很有必要。建议年度评估应包括患者的整体临床状况、药物依从性以及风险状况评估（由风险评分反映）。此外，实验室检查（包括血脂、肾功能、全血细胞计数，如果可能还可以检测生物标志物）应每两年进行一次。风险评分随时间推移而不断恶化的患者可能需要更强化的治疗或诊断措施，尽管尚未证明风险评分指导的治疗可以改善预后。

12 导联心电图应为每次随访时的必查项目，用以描述心率和心脏节律，检查可提示隐匿性心肌缺血/梗死的变化，并识别特定心电图波形异常（如：PR、QRS 和 QT 间期异常）。对无明显症状的患者，每隔 3～5 年评估左室功能（舒张期和收缩期）、瓣膜状态和心脏大小可能是有益的。对于无法解释的左室收缩功能下降，特别是区域节段性，建议进行冠状动脉解剖成像检查。同样，对无明显症状的患者，每 3～5 年进行一次无创隐性心肌缺血评估，特别是使用负荷试验成像可能也是有好处的。冠状动脉 CTA 不用于已确诊 CAD 患者的随访，因为其在形态学上有很强的洞察力，但缺乏与心肌缺血有关的功能学信息。然而，对于一些特殊情况可以使用冠状动脉 CTA，如冠状动脉旁路移植术后血管畅通情况的评估。

此外，应定期重新评估血脂和血糖情况以明确疗效，并检测无糖尿病患者是否存在糖尿病进展。尚无证据支持关于重新评估这些风险因素的频率建议，但共识建议每年都进行评估。

多项研究显示，炎症指标升高，特别是高敏 C 反应蛋白，也与 CAD 患者和非 CAD 患者的事件风险增加有关，尽管由于报告发布偏倚使这种相关性可信程度受到了质疑。此外，血管性血友病因子、白细胞介素 －6 和 N 端 B 型钠尿肽前体（NT－pro－BNP）已被确定可作为预后预测因子。其他容易获得的预测 CCS 患者预后的生物标志物包括心率、血红蛋白和白细胞计数。基于综合生物标志物得出的评分分数可能比单个生物标志物的评分分数更可靠。此外，与使用临床数据的基本模型相比，将高灵敏度 C 反应蛋白、热休克蛋白 70 和纤维蛋白降解产物结合起来的多个生物标志物评分显著改善了 C－统计学和净重分类指数。将高敏感性肌钙蛋白 T、Nt－pro－BNP 和 LCL－C 组合也有类似的结果。还有一些研究，遗传风险评分已被证明在一般人群样本中比传统风险因素更能提高风险预测，并能预测确诊 CCS 人群的复发情况。虽然使用几个单独和集合的生物标志物有额外的预后价值，但目前尚无证据表明常规使用上述标志物可改善预后。然而，这些检测方法仍可能对特定的患者（如既往 MI 但无常规危险因素或明显 CAD 家族史的凝血功能异常患者）有作用。

根据目前诊断和管理指南，有明确症状提示 ACS 的患者应迅速转诊评估。对症状不明显的患者建议使用负荷试验成像，如果条件不允许，可用心电图检查鉴别心肌缺血，或使用运动负荷心电图作为替代检查方法。对于严重心绞痛和临床高危患者，建议直接转诊 ICA，前提是导管室可随时对血流动力学狭窄的意义进行专业的生理学评估（如：iwFR 或 FFR）。同样，对于通过无创检查获得明显心肌缺血证据的患者建议使用 ICA。

6　心外膜冠状动脉非阻塞性疾病的心绞痛

在临床实践中，冠状动脉解剖、有症状和无创检查结果之间经常存在显著差异。这些患者值得关注，因为心绞痛和非阻塞性疾病与不良临床事件风险增加相关。ICA 低诊断方面可用以下因素解释：①血管造影示轻度或中度冠状动脉狭窄，或弥漫性冠状动脉狭窄，ICA 常对功能学明显低估；②影响微循环的疾病，无法通过血管造影技术解决；③由冠状动脉痉挛或心肌内肌桥引起的心外膜血管狭窄动态变化，在 CTA 或 ICA 期间并不明显。冠状动脉内压力的测量有助于规避上述第一种情况。此外，在诊断工作中，对于显示冠状动脉狭窄同时具有非缺血性 FFR 或 iwFR 值的心绞痛和（或）心肌缺血患者，也可以标记为患有非阻塞性心外膜冠脉疾病。

对于心外膜血管非阻塞的患者出现明显的心绞痛症状和异常的无创检查时，应怀疑非阻塞性心肌缺血。心绞痛和无阻塞性疾病的患者经常需要接受包括重复的冠状动脉 CTA 或 ICA 在内的多种诊断检查，这主要是由于症状持续存在的结果，从而增加了医疗费用。此外，由于用于微循环或血管收缩性冠状动脉疾病的诊断途径常常未得到实施，因此很少能得到有客观证据支持的最终诊断。因此，在这一临床群体中抑郁和情绪低落患者并不少见。值得注意的是，采用一种结构化的、系统的方法来探讨非阻塞性 CAD 患者的微循环和血管舒缩性障碍，已被证明可以提高诊断率。

此外，2018 年发表的一份 RCT 报告显示，在非阻塞性冠状动脉疾病患者中，与传统的、非导向型的医学治疗方案相比，根据冠状动脉内检测［冠状动脉血流储备（CFR）、微循环阻力和乙酰胆碱检测］的结果进行针对性治疗可显著减少心绞痛症状。

6.1　微血管性心绞痛

微血管性心绞痛患者通常出现运动相关心绞痛，无创性检查有心肌缺血证据，以及 ICA 或 CTA 检查提示无狭窄或轻度至中度狭窄（40%～60%），这些都被认为与功能无关。当考虑到心绞痛症状的相似性，在对可疑心肌缺血患者进行诊断性检查时，如能排除阻塞性心外膜冠状动脉狭窄后，通常怀疑微血管源性心绞痛。微血管性心绞痛患者在运动或负荷状态下很少出现局部左室壁运动异常。部分患者也可能存在混合性心绞痛，即偶尔在安静状态出现心绞痛事件，尤其是与暴露于冷环境相关。

继发性微血管性心绞痛，并没有心外膜冠脉阻塞的情况，而是由心脏或全身性疾病引起，包括引起左室肥厚（如肥厚型心肌病、主动脉瓣狭窄和高血压性心脏病）或炎症（如心肌炎或血管炎）。

6.1.1　风险分层

CCS 患者中存在微循环功能障碍时，会导致比最初想象的更糟糕的预后，这可能是因为最近的证据是基于对微循环异常患者的随访获得，这些患者的微循环异常已经被有创或无创性检查客观地记录下来。

微循环障碍早于心外膜下冠脉病变的发展，特别是在女性患者，其与心肌损伤相关。特别是在接受诊断检查的糖尿病患者中，没有阻塞性心外膜下冠脉疾病但 CFR 异常的患者其远期预后与阻塞性心外膜下冠脉疾病患者类似。FFR 检查可提示无明显冠状动脉狭窄的患者中，CFR 异常与远期事件高发相关，特别是当微循环阻力指数（IMR）也存在异常时。

6.1.2 诊断

对于存在明确心绞痛、无创性功能检查异常、ICA 或 CTA 无显著异常的冠状动脉血管正常或轻微狭窄的患者，应考虑诊断微循环源性心绞痛。若对微血管功能进行全面评估，面临的挑战之一是分别检查两种主要的功能障碍机制：微循环电导受损和小动脉调节障碍。然而，这两种检查中其中一种受到影响的概述在制定减轻患者症状的治疗方案中至关重要。

通过测量 CFR 或最小微循环电阻（电导的反比）可以诊断微循环电导受损：CFR 可以通过无创性经胸多普勒超声心动图（左前降支流量成像）、磁共振成像（心肌灌注指数）或 PET。微循环阻力可通过在导管室将冠状动脉内压力与基于热稀释法测量的数据（计算 IMR）或多普勒血流速度（计算充血微血管阻力或 HMR）相结合方法测量。冠状动脉内热稀释法和多普勒均能测量 CFR。IMR≥25U 或 CFR<20 提示微循环异常。当使用静脉血管扩张剂（如腺苷或瑞佳德松）时，CFR 和 IMR 通常均可测量。

相反，诊断小动脉调节障碍需要通过选择性冠状动脉内乙酰胆碱注射来评估冠状动脉微循环中的内皮功能。当血管内皮功能不正常或平滑肌细胞功能异常时，乙酰胆碱（一种内皮依赖性血管扩张剂，也直接作用于平滑肌细胞）会触发矛盾性小动脉收缩。因此，检查微血管性心绞痛和小动脉调节障碍的患者中，乙酰胆碱试验很可能引起微血管痉挛。这种小动脉对乙酰胆碱的反应会引起心绞痛症状，伴或不伴缺血性心电图改变，如果同时进行多普勒测量，则冠状动脉血流速度会降低。反射性充血期间测量外周脉搏张力还可显示心绞痛和非阻塞性 CAD 患者系统性内皮功能异常。

6.1.3 治疗

微血管性心绞痛的治疗应解决微循环功能障碍的主要机制。CFR<2.0 或 IMR≥25U 结果异常且乙酰胆碱激发试验呈现负性结果的患者中，建议使用 β 受体阻滞剂、ACEI 和他汀类药物，以及改变生活方式和减重。而对于乙酰胆碱试验有心电图改变和心绞痛症状，但无严重心外膜血管收缩（均提示微血管痉挛）的患者可同血管痉挛性心绞痛患者同方案治疗。CorMiCa 试验对制定治疗策略的有效性进行了研究，该试验将 151 名患者随机分为两组，一组采用分层医学治疗（基于 CFR、IMR 和乙酰胆碱激发试验结果），另一组采用标准治疗组（包括不完善的介入诊断程序），两种治疗过了一年，前者心绞痛评分显著优于后者。

疑似冠状动脉微血管性心绞痛患者的检查建议见表 7-24。

表 7-24 疑似冠状动脉微血管性心绞痛患者的检查建议

建议	建议级别	证据水平
症状持续存在但冠状动脉造影正常或有中度狭窄且 iwFR/FFR 值正常的患者，应考虑基于导丝指引的冠状动脉血流储备和（或）微循环阻力测量	IIa	B
冠状动脉造影正常或有中度狭窄且 iwFR/FFR 值正常的患者，应考虑基于导丝指引的冠状动脉血流储备和（或）微循环阻力测量	IIb	B
经胸超声冠状动脉血流显像测量 LAD 血流/CMR 和 PET 均可考虑用于冠状动脉血流储备的无创评估	IIb	B

6.2 血管痉挛性心绞痛

静息心绞痛并保持运动耐受性的患者应怀疑血管痉挛性心绞痛。当心绞痛发作呈昼夜节律时，即多在夜间和清晨发生，则血管痉挛性心绞痛的可能性就会增加。与劳力型心绞痛患者相比，除吸烟外，血管痉挛性心绞痛患者往往更年轻，心血管危险因素更少。对于冠状动脉支架治疗后仍出现持续性心绞痛的患者也应怀疑存在冠状动脉痉挛。

6.2.1　诊断

血管痉挛性心绞痛的诊断是基于在心绞痛发作期间（通常静息时）捕捉到的短暂缺血性 ST 段改变。变异型心绞痛（Prinzmetal 心绞痛）患者比较特殊，往往表现为静息心绞痛伴短暂的 ST 段抬高。这些心电图改变与心外膜冠脉近端血管闭塞和弥漫性、远端闭塞性狭窄相关。由于大多数血管痉挛性心绞痛的发作具有自限性，因此记录这些心电图的改变比较有挑战性。对怀疑有血管痉挛性心绞痛的患者，最好使用 12 导联的动态心电监护。正常心率下发生 ST 段改变支持痉挛性心肌缺血的可能性，但还可能需要额外的 Holter 监测（>1 周）以记录这些患者短暂缺血的 ST 段改变。动态心电图监测也可用于评估药物治疗控制血管痉挛事件频率的效果。

当记录到心电图改变疑似血管痉挛性心绞痛的患者，应进行 CTA 或 ICA 检查以排除存在固定的冠状动脉狭窄。冠状动脉痉挛患者的血管造影要求在导管检查室进行激发试验。但应该考虑到高通气和冷压试验的低敏感性，ICA 激发试验首选冠脉内注射乙酰胆碱或麦角新碱。这两种药物都是安全的，当选择性地把它们注入左或右冠状动脉时，其触发的痉挛很容易用冠脉内给予硝酸酯类药物加以控制。在激发试验中，少数患者可能出现室性心动过速/室颤或慢性心律失常（分别为 32% 和 27%），其与自发性痉挛发作时相似（7%）。无创性检查时不建议静脉使用麦角新碱，因为可能导致多血管长时间痉挛，非常难以管理并具有致命性风险。

当冠状动脉痉挛触发：①心绞痛症状；②缺血性 ECG 改变；③心外膜下冠脉严重收缩时，通常认为激发试验阳性。如果试验不能引发上述三种情况产生，则认为试验结果模糊不清。在无血管造影提示明显痉挛的情况下，乙酰胆碱注射激发心绞痛过程中无论是否伴 ST 段的改变，都提示可能存在微血管痉挛，常见于微血管性心绞痛患者。

6.2.2　治疗

心外膜下或微循环血管运动失调患者，除了需要控制心血管危险因素和改变生活方式外，可选择 CCB 和长效硝酸酯进行治疗。已经证明硝苯地平能有效减少冠状动脉痉挛相关的支架植入术。

疑似血管痉挛性心绞痛患者的检查建议见表 7 - 25。

表 7 - 25　疑似血管痉挛性心绞痛患者的检查建议

建议	建议级别	证据水平
如果可能的话，心绞痛时建议行心电图检查	I	C
具有特征性的短暂静息性心绞痛发作和 ST 段改变，并且使用硝酸酯类药物和（或）钙离子拮抗剂后，症状和心电图改变可以迅速缓解的患者，建议进行有创性冠脉造影或冠状动脉 CTA 检查，以明确基础冠状动脉病变的程度	I	C
在没有心率增快的情况下，应考虑进行动态 ST 段监测以确定是否存在 ST 段偏移	IIa	C
如果临床表现怀疑冠脉痉挛，冠状动脉造影检查正常或无阻塞性病变，应考虑行冠状动脉内激发试验来诊断痉挛的部位及方式	IIa	B

7　无症状冠状动脉疾病受试者的筛查

为了降低无症状成年人冠状动脉疾病（CAD）死亡的高风险，筛查通常需要进行许多危险因素和危险标志物的检查以及负荷试验。2016 年欧洲预防心血管疾病临床实践指南详细讨论了这些问题。其中，有些建议根据指南的目的做出了适应性的变化。

一般建议使用 SCORE 等风险评估系统。对有早发 CAD 家族史的受试者应筛查家族性高胆固醇血症。但对于特定的患者而言冠状动脉钙化评分、踝臂指数和颈动脉斑块超声检查可以提供关于动脉粥样硬化风险的有效信息，但不建议常规使用生物标志物或其他影像学检查 CAD。新的生物标志物比传统生物标志物更具有预测价值，但与冠状动脉钙化评分相比，改善程度的提高并不显著（7% ~18%），但对比冠状动脉钙化评分，其净重新分类指数提高为 66%。只有在高事件风险的受试者需进一步进行无创或有创检查，但没有数据说明如何管理接受检查并出现阳性检查结果的患者，这已超出了这些指南建议的范畴。然而，上述针对有症状患者的风险分层原则也适用于这些阳性检查结果的患者个体。需要重视的是，对新的生物标志物进行适当处理之后，仍然缺乏预测能改善预后的数据。

值得注意的是，癌症患者/正在接受癌症治疗的患者或慢性炎症性疾病患者（如炎性肠病、类风湿关节炎和系统性红斑狼疮）可能需要更多的风险筛查、咨询和管理。

此外，对职业涉及公共安全的人员（如：航空公司飞行员、卡车或公共汽车司机），或专业（高强度）运动员，通常需要接受定期检查以评估运动能力和包括 CAD 在内的心脏病的可能性。虽然没有足够的数据来证明这种方法是合理的，但这些评估可能是出于医学法律考量。这些人中进行影像学检查的阈值可能低于普通病人。另外，对于上述无症状患者的考量也适用于这些受试者个体。

无症状受试者冠状动脉疾病筛查建议见表 7 - 26。

表 7 - 26 无症状受试者冠状动脉疾病筛查建议

建议	建议级别	证据水平
对于无心血管疾病、糖尿病、CKD 或家族性高胆固醇血症且年龄 >40 岁的无症状成年人，建议使用风险评估系统（如 SCORE）进行总风险评估ᶜ	I	C
早发心血管疾病的家族史作为心血管风险评估的一部分（定义为：一级亲属男 <55 岁或女 <65 岁发生致命性或非致命性心血管病或/和确诊心血管疾病）	I	C
对存在早发心血管病家族史（一级亲属男 <55 岁或女 <65 岁发病）或家族性高胆固醇血症且年龄 <50 岁的所有个体均使用有效的临床评分系统进行筛查	I	B
对无症状受试者的心血管风险评估，计算机断层扫描评估冠状动脉钙化积分可被认为是一种危险分层因素（将患者更好地划分为低危组或高危组）	IIb	B
颈动脉超声检测显示动脉粥样硬化斑块可被认为是无症状受试者心血管风险评估的一种危险分层因素	IIb	B
踝臂指数可被认为是心血管风险评估的一种危险分层因素	IIb	B
对于无症状的高危成年人（有糖尿病、冠心病家族史或以前的风险评估提示存在 CAD 高风险），可考虑使用功能成像或冠状动脉 CTA 进行心血管风险评估	IIb	C
对于无症状的高危成年人（包括久坐人群考虑开始进行剧烈运动前），如果是关注运动能力等非 ECG 指标时，运动负荷心电图可用于心血管风险评估	IIb	C
不建议颈动脉超声测量 IMT 用于心血管风险评估	III	A
对于低危无糖尿病无症状的成年人，不建议冠状动脉 CTA 或心肌缺血功能成像作进一步的诊断评估	III	C
不建议循环生物标记物的常规评估用于心血管危险分层	III	B

注：CAD：冠状动脉疾病；CKD：慢性肾脏疾病；CTA：计算机断层扫描血管显像；CVD：心血管疾病；ECG：心电图；IMT：内膜 - 中层厚度；SCORE：冠状动脉危险评估系统；a. 建议类；b. 证据水平；c. 将患者更好地分为低危组和高危组

8 特定情况下慢性冠脉综合征

8.1 心血管合并症

8.1.1 高血压

高血压是最常见的心血管危险因素，与 CCS 密切相关。高血压定义的血压阈值见表 7 - 27。降低血压可显著降低包括 CHD 在内的主要心血管风险。Meta 分析表明，收缩压每降低 10 mmHg，CAD 发生率就会降低 17%。而更强化的降压目标（门诊血压 < 130 mmHg）可获益更大，并被 2018 年 ESC/ESH 高血压管理指南所认可。该指南建议将伴 CCS 的高血压患者门诊血压目标控制在 130/80 mmHg 水平，因为收缩压升高 ≥140 mmHg、舒张压升高 ≥80 mmHg 与收缩压降低 < 120 mmHg、舒张压降低 < 70 mmHg 均与风险增加相关（表 7 - 27）。血运重建的 CAD 患者是否存在 J 曲线效应尚不明确。但对伴有 CHD 的高血压患者使用 β 受体阻滞剂和 RAS 抑制剂可能改善 MI 后的预后。而有典型心绞痛症状的患者，建议使用 β 受体阻滞剂和钙离子通道拮抗剂作为药物治疗方案的首选用药。不建议联合使用 ACE 抑制剂和 ARB 治疗高血压，因为其会增加肾脏不良事件且对预后无有益影响。

表 7 - 27　不同情境下测量血压及其分级阈值

分类	收缩压（mmHg）		舒张压（mmHg）
诊室血压	≥140	和（或）	≥90
≥80 岁	≥160	和（或）	≥90
动态血压			
日间（或清醒时）	≥135	和（或）	≥85
夜间（或睡眠时）	≥120	和（或）	≥70
24 小时	≥130	和（或）	≥80
家中血压	≥135	和（或）	≥85

CCS 中高血压处理建议见表 7 - 28。

表 7 - 28　CCS 中高血压处理建议

建议	建议级别	证据水平
建议将诊室血压控制在目标值：收缩压为 120 ~ 130 mmHg，老年患者（年龄 > 65 岁）收缩压为 130 ~ 140mmHg	I	A
对最近有心肌梗死的高血压患者，建议使用 β 受体阻滞剂和 RAS 阻滞剂	I	A
对有症状的心绞痛患者，建议使用 β 受体阻滞剂和（或）CCBs	I	A
不建议 ACE 抑制剂和 ARB 的联合使用	III	A

注：ACE：血管紧张素转换酶；ARB：血管紧张素受体阻滞剂；RAS：肾素 - 血管紧张素系统；CCB：钙离子拮抗剂；CCS：慢性冠脉综合征。

8.1.2 心脏瓣膜病（包括计划进行经导管主动脉瓣植入术的患者）

主动脉瓣膜手术前或计划进行经皮瓣膜干预治疗时，需要进行冠状动脉造影以评估 CAD 患者是否需要血运重建。对低风险的 CAD 患者或技术层面不可行或风险增加的常规 ICA 的患者可考虑进行冠脉 CTA 检查。联合 PCI 与经导管主动脉瓣植入术似乎是可行且安全的，但需要更多的数据才能提供明确建议。由于诊断价值低且存在风险，因此不建议与严重症状瓣膜疾病相关的 CAD 患者进行常规负荷试验检查。对于症状限制的心脏瓣膜病患者进行负荷试验似乎是安全的，可能有助于对无症状患者或模棱两可症状患者的鉴别诊断。

CCS中关于瓣膜病的处理建议见表7-29。

表7-29　CCS中关于瓣膜病的处理建议

建议	建议级别	证据水平
瓣膜手术前和合并以下任何一项：CVD病史、可疑心肌缺血、左室收缩功能不全、男性年龄>40岁或绝经后妇女、一个或多个心血管危险因素，建议术前行有创冠状动脉造影	I	C
建议在评估中重度功能性二尖瓣反流时，采用有创冠状动脉造影	I	C
对有严重心脏瓣膜病且CAD发生率较低的患者，瓣膜介入治疗前可考虑用冠状动脉CTA替代冠状动脉造影	IIa	C
接受TAVI治疗且冠状动脉近段直径狭窄>70%的患者应考行PCI	IIa	C
对严重的瓣膜性心脏病，由于诊断率低和潜在风险，负荷试验不应常规用于检测CAD	III	C

注：CAD：冠状动脉疾病；CTA：计算机断层扫描血管造影；CVD：心血管疾病；ICA：有创冠状动脉造影术；PCI：经皮冠状动脉介入治疗；TAVI：经导管主动脉瓣膜置入术

8.1.3　心脏移植术后

对心脏移植术后长期存活的患者进行随访和评估需要详尽的专业知识。移植心脏的CAD在很大程度上是一种免疫现象，这种免疫现象也是CAD发病率和死亡率的重要原因。建议心脏移植后的5年中每年都通过ICA评估移植CAD可能。如果没有明显的异常，血管造影可以每两年进行一次。血管内超声检查可能有助于评估心脏移植血管病变和斑块稳定性。移植受体CAD的治疗方案包括药物治疗和血运重建。PCI已经成为心脏移植后既定的治疗方法。

8.2　非心血管合并症

8.2.1　癌症

活动期癌症患者中CAD的发病率逐渐增加，这成为老年人癌症治疗的不良反应，如胸部（纵隔）放疗、心脏毒性药物化疗或免疫治疗或对癌症采取多种联合治疗的结局。活动期癌症合并CAD患者对临床医生的治疗决策是一种挑战，其个体化讨论的内容应该基于患者的预期寿命、其他合并症（如血小板减少、血栓形成和出血倾向增加），以及CCS治疗用药与抗肿瘤药物之间的潜在相互作用等。对更加虚弱的癌症患者，建议采用最小的介入血管再通手术。如需要更多相关信息，请参见ESC关于癌症治疗和心血管毒性的文件。

慢性冠脉综合征合并恶性肿瘤的处理建议见表7-30。

表7-30　慢性冠脉综合征合并恶性肿瘤的处理建议

建议	建议级别	证据级别
治疗决策应基于患者的预期寿命、其他合并症如血小板减少症、血栓形成倾向增加，以及用于慢性冠脉综合征治疗的药物和抗肿瘤药物之间的潜在相互作用	I	C
对于存在恶性肿瘤并且身体虚弱不耐受手术的心绞痛患者行血管重建时，建议采取尽可能少的介入血管再通手术	I	C

8.2.2　糖尿病

糖尿病可使CAD的风险增加两倍，因此，建议控制危险因素以预防CVD。如能耐受，糖尿病患者目标收缩压≤130mmHg，但不能<120mmHg；舒张压<80mmHg但不能<70mmHg。而且初始抗高血压治疗应联合使用RAS阻滞剂与CCB或噻嗪/噻嗪类利尿剂。ACE抑制剂可以比其他药物更有效

地减少蛋白尿、减少糖尿病肾病的发生或进展。我们认为伴有糖尿病的 CAD 患者处于很高危风险状态，因此，LDL - C 应低至＜1.8mmol/L（＜70mg/dL），或 LDL - C 基线水平介于 1.8～3.5 mmol/L（70～135mg/dL）之间应降低≥50％基线水平。对于大部分糖尿病合并 CAD 的患者，建议目标糖化 HbA1c 水平＜7％（＜53mmol/L）。有一项大规模安全性研究针对新的降糖药物（钠 - 葡萄糖共转运体 - 2 和胰高血糖素样肽 - 1 受体激动剂）的研究结果显示，该种新药可使心血管事件显著减少。此外，2019 年 ESC/欧洲糖尿病研究协会关于糖尿病、糖尿病前期和心血管疾病的指南中陈述了临床应用的适应证。

对这些患者建议常规进行 12 导联心电图检查以筛查传导异常、左室肥厚和心律失常。由于 CAD 高发生率和可防治的高心血管死亡率，对于无症状糖尿病患者，建议常规筛查 CAD（功能成像检查或冠状动脉 CTA），但迄今为止还没有数据显示可以改善预后，因此，不建议对无症状糖尿病患者常规进行 CTA 检查。

慢性冠脉综合征合并糖尿病的处理建议见表 7 - 31。

表 7 - 31　慢性冠脉综合征合并糖尿病的处理建议

建议	建议级别	证据水平
对冠心病合并糖尿病的患者，建议将危险因素（BP、LCL - C 和 HbA1c）控制在目标值达标	I	A
对无症状糖尿病患者，建议对传导异常、房颤和静息性心肌梗死的 CVD 患者定期进行静息心电图监测	I	C
CCS 合并糖尿病患者建议接受 ACE 抑制剂治疗	I	B
糖尿病合并 CVD 患者建议使用 SGLT - 2 抑制剂，如恩格列净、卡格列净或达格列净[c]	I	A
糖尿病合并 CVD 患者建议使用 GLP - 1 受体激动剂（利拉鲁肽或索马鲁肽）	I	A
无症状糖尿病成人患者（＞40 岁），考虑功能成像学检查或冠状动脉 CTA 进一步评估 CV 风险	IIb	B

注：ACE：血管紧张素转换酶；AF：心房颤动；BP：血压；CAD：冠状动脉疾病；CCS：慢性冠脉综合征；CTA：冠状动脉血管造影；CVD：心血管病；ECG：心电图；HbA1c：糖化血红蛋白；LDL - C：低密度脂蛋白；MI：心肌梗死；c. 2019 年 ESC/EASD 关于糖尿病、糖尿病前期和心血管疾病的指南中提供了诊疗规范

8.2.3　慢性肾脏病

CKD 患者中 CAD 非常普遍，越来越多的 PCI 术后患者合并 CKD。而且随着 GFR 的降低，心血管死亡风险呈线性增长。临床上控制危险因素（血脂、血压和血糖）的药物可以改善预后。对疑似阻塞性 CAD 的 CKD 患者，病情检查时应特别注意心绞痛不太常见，而无症状性心肌缺血更常见。此外，CKD 患者的无创性负荷检查的准确率会降低，并应尽量减少使用碘造影剂以防肾功能进一步恶化，据此来决定诊断和治疗方法。有趣的是，虽然已经报道了有创治疗的优势，但与无 CKD 患者相比，CKD 患者更不能接受有创治疗 CAD 的治疗方案。CKD 患者血运重建的选项包括 PCI 和 CAGB，Meta 分析表明，CABG 可引起更高的死亡率、卒中率和反复血运重建的短期风险，而 PCI 和新一代 DES 长期反复血运重建的风险更高。血液透析患者的数据非常有限，因此难以提出一般化的治疗建议。

慢性冠脉综合征合并慢性肾脏病的处理建议见表 7 - 32。

表 7 –32　慢性冠脉综合征合并慢性肾脏病的处理建议

建议	建议级别	证据水平
建议将危险因素控制在目标值	I	A
建议特别注意 CCS 中肾排泄药物的可能剂量调整	I	C
建议在严重 CKD 患者中尽量减少碘造影剂使用，保护肾脏功能，以防止肾功能进一步恶化	I	B

注：CKD：慢性肾脏病；CCD：慢性冠脉综合征

8.2.4　老年人

无论男女，年龄的增加使人更容易罹患 CAD。特别是老年患者（年龄 >75 岁）的 CCS 死亡率和发病率风险最大，其原因是合并症的发病率高（如：高血压、糖尿病、CKD 等）。虽然老年患者的 CAD 患病率逐渐增加，但这一人群通常给予的治疗不足、诊断不足，而且呈现的临床试验不足。此外，老年患者常出现不典型症状，可能会延误正确诊断。对老年人 CCS 的治疗十分复杂，无论是保守治疗还是有创性策略都容易引起并发症，如出血、肾功能衰竭和神经损伤，这些需要特别注意。因此，建议在选择有创性策略治疗患者时，应尽可能选用桡动脉入路来减少手术部位的并发症。此外，相较于使用裸金属支架，老年患者选用 DES 再加上短时间的 DAPT 具有显著的安全性和有效性。

老年慢性冠脉综合征患者的处理建议见表 7 – 33。

表 7 –33　老年慢性冠脉综合征患者的处理建议

建议	建议级别	证据水平
建议特别注意老年患者中药物的副作用、耐受性和过量服用等情况	I	C
建议老年患者使用药物涂层支架	I	A
建议对老年患者采用桡动脉入路，以减少手术部位出血并发症	I	B
建议诊断和血运重建决策时应当综合考虑症状、心肌缺血程度、身体虚弱程度、预期寿命和合并症	I	C

注：DES：药物涂层支架

8.3　性别

女性研究人群占比≤30%，特别是在心血管研究中的代表性普遍不足。这种招募偏倚导致证据差距，因为缺乏基于性别的随机对照研究，大多数数据是从 ACS 患者的 Meta 分析和事后分析中提取的。与男性相比，女性症状表现的差异、CAD 诊断测试的准确性差异以及其他因素使女性 CAD 患者分诊差异、评估及早期治疗差异，可能导致更坏的结局。心肌缺血后死亡率是否存在真正的性别相关差异，或它们是否是由于年龄较大或妇女共患疾病的发病率较高，仍不完全清楚。但性别相关的死亡率差异在年轻患者中体现的特别明显，特别是 <60 岁的患者，这种年龄依赖性死亡率差异的原因尚不明确。女性对待诊疗的态度往往不如男性积极。然而，即使在 PCI 术后，患者的本身特质和治疗策略也不能完全解释结局的性别差异。因此，建议对有心肌缺血征象的妇女进行详细检查，因为她们的临床症状可能不典型，甚至女性的运动负荷心电图诊断准确率也低于男性，这在一定程度上与功能障碍有关，使一些妇女无法完成足够的运动量。运动负荷或多巴酚丁胺负荷超声心动图可作为一种准确评估疑似女性 CCS 患者阻塞性 CAD 风险的无创性检查。特别是新一代 DES 开始使用后男性和女性的死亡率都有所升高。但男女死亡率的降低相似，而且结局方面也无性别差异。此外，特别是老年患者中，女性在 CABG 术后的并发症发生率较高，也可能存在较高的死亡风险。而且绝经后妇女激素替代治疗并不会降低缺血性心肌疾病的风险，因此不建议雌激素用于初级和二级预防。

针对不同性别的慢性冠脉综合征患者的处理建议见表 7 – 34。

表 7 – 34　针对不同性别的慢性冠脉综合征患者的处理建议

建议	建议级别	证据水平
不建议在绝经后妇女中使用激素替代疗法降低风险	Ⅲ	C

8.4 难治性心绞痛患者

难治性心绞痛是指在阻塞性 CAD 存在的条件下，由于可逆性心肌缺血而引起的长时程症状（持续时间≥3 个月），这些症状无法通过二线和三线药物治疗、旁路移植术或支架治疗（包括慢性全冠状动脉闭塞 PCI）来控制。随着更晚期的 CAD，以及多种并发症和人口老龄化，难治性心绞痛的发病率逐步增加。而且难治性心绞痛患者的生活质量差、住院频繁、资源占用率高。强化治疗方案正在增加（经心肌激光的应用），但支持其安全性和有效性的证据水平仅仅是从没有到可能有希望。设计有试验终点的 RCT 以及安全指标是必要的，如心绞痛的严重程度和发作频率以及生活质量。为了确认治疗效果，可设计假性对照试验，其显著的安慰剂效应是治疗效果的一部分。难治性心绞痛患者最好在专门的"心绞痛门诊"诊治，由经验丰富的多学科团队参与，以患者个体为基础，准确诊断疼痛综合征的机制，选择最合适的治疗方法。一旦传统的抗心绞痛方法用尽（通过增加营养血流输送和/或减少耗氧量），新的疗法可以按作用机制排列：促进侧支循环建立、血流跨壁重分布、心脏疼痛综合征的神经调节（表 7 – 35）。

STARTSTIM 和 RENEW（靶向心肌内输送自体 CD34 干细胞提高难治性心绞痛受试者运动能力的有效性和安全性）两项试验都由于研究过早终止而说服力不强。值得注意的是，对包括三项双盲、细胞疗法、安慰剂对照试验在内的 304 名患者进行了患者水平的综合分析（包括 RENEW 试验），其结果表明，自体造血干细胞积极治疗对运动锻炼时间和心绞痛发作频率有显著影响。

基于两个小组患者 RCTs 的阳性结果表明，对于已经用尽所有药物治疗和机械血运重建方式的难治性心绞痛患者来说，增强体外反搏和冠状窦缩窄都是难治性心绞痛患者的可替代治疗方式。可通过植入一个大型不锈钢装置来控制冠状窦狭窄以增加冠状窦压力可改善 LAD 区域灌注。

无论是在治疗患者的数量还是随访时间，所有新的治疗方案的汇总报告经验仍然有限，需要更大样本的 RCTs 来定义特定亚组的每种治疗方式的作用，以降低无应答率，并确定潜在安慰剂效应以外的优势。

表 7 – 35　难治性心绞痛的潜在治疗方案及试验数据总结

治疗	治疗类型	RCT	对照组	登记患者人数
体外反搏	增强型体外反搏	必须	假模组	139
体外冲击波	低能量体外冲击波治疗	暂无	暂无	—
冠状窦缩窄	缩窄装置	COSIRA 试验	假模组	104
神经调制	脊髓刺激	STARTSTIM 试验	暂无	68
	经皮电神经刺激	暂无	暂无	
	皮下电神经刺激术	暂无	暂无	
	交感神经阻断术	Denby 等	安慰剂组	65
基因治疗	腺病毒成纤维细胞生长因子5	暂无	暂无	—
自体细胞疗法	骨髓来源单核造血祖细胞	RENEW 试验	安慰剂组	112

注：RTC：临床随机对照试验

难治性心绞痛治疗方案的建议见表 7-36。

表 7-36　难治性心绞痛治疗方案的建议

建议	建议级别	证据水平
最佳的药物和血运重建策略难以治愈的难治性心绞痛患者，可考虑增强体外反搏以缓解症状	Ⅱb	B
最佳的药物和血运重建策略难以治愈的难治性心绞痛患者，冠状静脉窦缩窄装置以缓解患者的症状	Ⅱb	B
脊髓刺激被认为可改善那些已用最佳药物和血运重建策略难以治愈的心绞痛患者的症状和生活质量	Ⅱb	B
最佳药物和血运重建策略难以治愈的难治性心绞痛患者，不建议进行心肌血运重建术	Ⅲ	A

9　关键信息

（1）详细询问患者的病史（包括心绞痛症状的特征）、评估 CVD 的危险因素和表现，以及适当的体格检查和基本实验室检查，这对于 CCS 的诊断和处理至关重要。

（2）除非能仅凭临床评估可排除诊断阻塞性 CAD，否则需要做无创功能成像和冠状动脉 CTA 解剖成像，可作为排除或建立 CCS 诊断的首选检查。

（3）基于 PTP 首选无创诊断学检查，这些检查包括运动负荷检查以诊断或排除阻塞性 CAD、患者的临床特点、当地专业水平和检查的实际情况。

（4）对于血管重建决策，无论是解剖还是功能学评估都要考虑。评估与血管造影狭窄相关的心肌缺血需要无创或有创性功能学评估，除非造影所示狭窄程度很重（直径 >90% 的狭窄）。

（5）风险评估有助于确定计划进行血运重建以实现有益于 CCS 患者的高事件风险预后意义。风险分层包括左室功能的评估。

（6）即使无症状或仅有轻微症状，但有高事件风险的患者应该接受有创性检查以考虑血管重建可能性。

（7）健康的生活方式可以降低发生心血管事件的风险和死亡率，并有助于二级预防治疗。临床医生应建议和鼓励患者进行必要的生活方式改变。

（8）认知行为干预，如支持患者设定现实的目标、自我监控、计划如何实施改变和处理困难的情况、设置环境线索并参与社会支持，这些都是行为改变的有效干预措施。

（9）多学科团队可以为患者提供支持，促进生活方式向健康转变并解决具有挑战性的行为和风险等方面。

（10）抗心肌缺血治疗必须适应患者个体情况，以合并症、联合治疗方案、预期的耐受性和依从性、病人意愿为基础。此外，选择抗心肌缺血药物治疗 CCS 还应适应患者的心率、血压和左室功能。

（11）β 受体阻滞剂和（或）CCBs 仍然是 CCS 患者的一线药物。建议 β 受体阻滞剂用于左室功能障碍或射血分数降低的 HF 患者。

（12）长效硝酸酯可引起耐受性，使疗效丧失。开具处方时需要注意每天保持用药无硝酸酯类或低剂量硝酸酯类用药间隔时长 10~14 小时。

（13）抗血栓治疗是 CCS 患者二级预防的关键部分，值得认真考量。对既往有 MI 患者，如果存在高风险缺血性事件和低风险致命性出血事件，应该考虑进行长期 DAPT 与阿司匹林和 P2Y12 抑制剂或极低剂量使用利伐沙班，除非存在 OAC 指征（如 AF）。

（14）建议对所有 CCS 患者使用他汀类药物。当存在 HF、糖尿病或高血压时，建议使用 ACEI 类药物（或 ARBs），并考虑在高危患者中使用。

（15）建议使用阿司匹林或联合抗栓治疗的高风险消化道出血患者，需要接受质子泵抑制剂治疗。

（16）应努力向患者解释循证处方的重要性，以增加对治疗的依从性，反复的治疗教育在每一次临床交流中都是必不可少的。

（17）长程诊断 CCS 的患者应定期随访，以评估风险状况的潜在变化、是否坚持治疗和合并症的发展状况。特别在疾病恶化和（或）风险状态增加的情况下，建议复查负荷成像或有功能检查的 ICA。

（18）评估心肌和瓣膜功能及心脏房室大小，以及进行排除明显的无症状心肌缺血的功能学检查，可以考虑每 3～5 年对长程诊断 CCS 的无症状患者进行诊断评估。

（19）对非显著心外膜 CAD 患者和心肌缺血的客观证据，应考虑冠状动脉血管舒缩功能的评估。

10 证据不足

10.1 诊断和评估

需要更多关于各种危险因素、生物标志物和合并症对阻塞性 CAD 患者 PTP 的影响信息，因而需要足够强度的 RCT 来比较不同诊断策略的有效性，并从临床结局和医疗资源的使用方面评估如何最好地管理病人及进行综合诊断检查。

10.2 风险评估

课题研究应该解决的问题是，除了通过无创检测对 CCS 和诱发的心肌缺血患者进行最佳的药物诊疗外，首选有创性策略是否能改善预后。目前需要更大样本的试验来验证系统评估生物标志物在疑似阻塞性 CAD 患者中的效用。

10.3 生活方式管理

需要研究最有效的方法，以在简短或非常简短的临床诊疗中宣传支持健康的生活方式行为，并随着时间推移维持药物治疗和坚持健康生活方式。例如，较新出现的电子烟在长期心血管效应尚不明确，其对戒烟的有效性也不明确。

应对 CCS 患者高强度间断锻炼与中等强度运动的相对益处进行进一步评估。评估在减少久坐行为的好处、CCS 患者最合适的运动"剂量"和体育活动的类型，以及增加 CCS 患者参与心脏康复的有效性和成本效益尚不明确。

10.4 药物治疗管理

在没有左室收缩功能不全的情况下，MI 后给予 β 受体阻滞剂治疗以保持对心脏的保护作用的必要性和持续时间尚不明确。

对 CCS 患者和既往无 MI 的患者，目前的抗心肌缺血药物是否能改善预后仍有待确定。

首选单独应用二线抗心肌缺血治疗（即：长效硝酸酯、雷诺嗪、尼可地尔、伊伐布雷定或曲美他嗪）或与一线药物（即 β 受体阻滞剂或 CCB）联用是否优于 β 受体阻滞剂与 CCB 联合应用，以控制 CCS 患者的心绞痛症状和心肌缺血仍有待证实。

对轻度广泛的动脉粥样硬化疾病患者（如冠脉 CTA 检查发现的冠状动脉粥样硬化患者），阿司匹林或其他抗血栓治疗的疗效和安全性需要进一步评估，包括对癌症发病率和心血管事件的影响也需进一步评估。对于高危心肌缺血性事件患者,最佳的长期抗血栓治疗方案和个体化策略尚不确定。因此,比较阿司匹林 + P2Y12 抑制剂与阿司匹林 + Xa 因子抑制剂的疗效和安全性的临床研究是必要的,以确定哪些亚组可以优先使用。当停用阿司匹林,单用替格瑞洛治疗的潜在临床益处目前仍未得到证实。

生物标志物在患者缺血性事件和出血风险中的分层判断作用需要澄清,包括生长分化因子 – 15 在判断 DAPT 出血风险中的作用。目前尚不确定新型降脂策略将对 DAPT 的净临床效益产生何影响,其他策略是否伴随有类似影响,如强化降压效果以及在未来可能的选择性抗炎治疗。

10.5 血运重建

需要包括 RCTs 在内的进一步研究以评估功能学和解剖学检查对 CABG 的指导价值。完全血管重建术的概念及其对预后的影响需要通过前瞻性比较研究支架植入的功能学和解剖学改变以及旁路途径重新进行评估。值得注意的是,迄今为止,没有一项 RCT 来比较 PCI 和 CABG 从功能学和解剖学角度联合指导 PCI 的应用,这一方案可能显著改善 PCI 预后的意义(Syntax Ⅱ 注册研究)。

10.6 心力衰竭和左室功能不全

RCTs 的大多数证据支持在慢性心力衰竭患者中使用药物和设备,这些建议基于稳定的缺血性心脏病和左室功能不全的队列研究结果。然而,需要急性或慢性机械支持的 CCS 患者在很大程度上被排除在临床试验之外,特别是急性失代偿期对这些患者的药物和设备的最佳管理尚未得到充分的解决。

10.7 长程诊断为慢性冠脉综合征的患者

风险评分方法可连续评估患者风险的增量,更重要的是调整治疗强度,但仍有待商榷。
连续随访的最佳时间间隔也有待确定。

10.8 非阻塞性冠状动脉疾病性心绞痛

这一适应证的新药研发需要同时满足安全性和有效性。

10.9 无症状受试者的筛查

无症状受试者 CAD 的筛查需要进一步研究生物标志物和影像学检查。此外,如何处理无症状受试者的数据十分有限,这些受试者接受检查并出现阳性结果,但通过适当的处理之后改善预后的证据仍然缺乏证据。

10.10 合并症

主动脉瓣狭窄患者行 PCI 的作用还不能确定,即冠状动脉血运重建与时间选择对比瓣膜干预的适应证仍未确定。需要进一步了解如何改善慢性炎症性疾病患者的心血管治疗信息。

10.11 难治性心绞痛患者

需要更大的 RCTs 和注册研究以确定特定亚组的额外治疗模式的作用,以降低应答率,并确定效应优于安慰剂效果。

11 指南提到的"应该做"和"不该做"的建议

指南提到的"应该做"和"不该做"的建议见表 7 – 37。

表 7－37　指南提到的"应该做"和"不该做"的建议

"应该做"和"不该做"的建议	建议级别	证据水平
疑似 CAD 患者初始诊断处理中的基本生化检测		
如果评估提示临床状况不稳定或急性冠脉综合征，建议反复检测高敏或超敏肌钙蛋白以排除与急性冠脉综合征相关的心肌损伤	I	A
建议所有患者进行以下血液检测		
全血细胞计数（包括血红蛋白）	I	B
肌酐测定与肾功能评估	I	A
血脂测定（包括低密度脂蛋白）	I	A
建议对怀疑和确诊 CCS 的患者进行 2 型糖尿病筛查，检测 HbA1c 和空腹血糖，如果 HbA1c 和空腹血糖不能确诊，则进一步进行口服葡萄糖耐量试验	I	B
临床怀疑甲状腺疾病时，建议评估甲状腺功能	I	C
静息心电图在疑似 CAD 患者初始诊断处理中的应用		
对所有无明显非心脏原因的胸痛患者建议行静息 12 导联心电图检查	I	C
对所有正发生或刚发生过心绞痛，疑似 CAD 且情况不稳定的患者均建议行 12 导联心电图	I	C
室上性心动过速发作时记录的 ST 段改变不应作为诊断 CAD 的证据	III	C
疑似 CAD 患者初始诊断时动态心电图监测的建议		
胸痛和疑似心律失常患者，建议行动态心电图监测	I	C
不应将动态心电图作为可疑 CCS 患者的常规检查	III	C
疑似 CAD 患者初始诊断时使用静息超声心动图和心脏磁共振的建议		
所有患者均建议静息超声心动图 排除引起心绞痛的其他原因 识别提示 CAD 的局部室壁运动异常 测量左室射血分数用于危险分层 评价左室舒张功能	I	B
疑似 CAD 患者初始诊断时胸部 X 线的建议		
对有不典型临床表现、有心力衰竭症状和体征或怀疑有肺部疾病的患者，建议行胸部 X 线检查	I	C
诊断影像学检查在疑似 CAD 患者初始诊断的建议		
对仅通过临床表现无法排除阻塞性 CAD 但又存在症状的患者，建议无创功能影像学检查或冠脉 CTA 作为起始诊断方法	I	B
根据 CAD 的临床可能性、患者特点、当地医疗水平以及是否可行该项检查选择无创诊断检查	I	C
如果冠脉 CTA 不能确定 CAD 的功能学意义或者不能明确诊断，建议进行功能学检查评价是否存在心肌缺血	I	B
CAD 临床可能性高、存在难以用药物治疗的严重症状或低负荷运动即可诱发典型心绞痛以及临床评估提示高事件风险的患者，建议行有创冠状动脉造影作为诊断 CAD 的替代方案。除非存在非常严重的狭窄（狭窄程度 >90%），否则在血运重建前均应接受有创功能学评估	I	B
当存在冠状动脉弥漫性钙化、心率不规则、过度肥胖、无法配合屏气指令或任何可能会影响图像质量的因素时，均不建议使用冠状动脉 CTA	III	C
不建议通过计算机断层扫描检测冠脉钙化的方法识别阻塞性 CAD	III	C

"应该做"和"不该做"的建议	建议级别	证据水平
疑似 CAD 患者初始诊断时运动负荷心电图检查的建议		
建议应用运动负荷心电图评估特定患者的运动耐力、症状、心律失常事件、血压反应和事件风险	I	C
风险评估指南建议		
建议根据最初用于诊断 CAD 的临床情况和诊断检查结果进行危险分层	I	B
所有疑似 CAD 的患者，建议用静息超声心动图测量左室功能	I	C
疑似或新诊断的 CAD 患者，建议使用负荷成像或冠脉 CTA（当地医疗水平或可行性允许）或运动负荷心电图（如果能进行有效运动，心电图能够识别缺血改变）进行危险分层	I	B
对于有症状的高风险患者，尤其是药物治疗后症状未完全缓解考虑血运重建可能会改善预后的患者，建议采用有创性冠脉造影辅以有创性生理指导（FFR）行心血管病危险分层	I	A
对于轻度症状或无症状患者，如果有创性危险分层提示高事件风险并且血运重建可以改善预后，建议采用有创性冠脉造影辅以有创性生理指导（FFR）	I	A
ICA 不是仅建议用于风险分层	Ⅲ	C
生活方式管理的建议		
建议除了适当的药物治疗外，还要改善生活方式	I	A
建议采取认识行为干预措施，帮助个人实现健康的生活方式	I	A
建议以运动为基础的心脏康复，作为 CCS 患者实现健康生活方式和管理风险因素的有效手段	I	A
建议多学科医疗专业人员参与（心脏病专家、全科医生、护士、营养师、理疗师、心理医生和药剂师）	I	A
建议心理干预以改善 CCS 患者的抑郁症状	I	B
建议对 CCS 患者，尤其是老年人，每年接种流感疫苗	I	B
CCS 患者抗缺血药物的建议		
一般原则		
有症状患者的药物治疗：需要使用一种或多种缓解心绞痛（缺血）的药物，同时联合预防事件的药物	I	C
建议对患者就疾病、危险因素和治疗策略方面进行宣教	I	C
建议及时复查患者药物治疗的效果（例如药物治疗 2~4 周后）	I	C
缓解心绞痛/心肌缺血		
建议应用短效硝酸酯类药物快速缓解心绞痛症状	I	B
一线治疗是用 β 受体阻滞剂和（或）CCB 来控制心律和症状	I	A
对于梗阻型肥厚性心肌病或同时使用磷酸二酯酶抑制剂的患者，不建议应用硝酸酯类药物	Ⅲ	B
心脏事件预防建议		
慢性冠脉综合征合并窦性心律患者的抗栓治疗		
既往心肌梗死或血运重建的患者，建议阿司匹林（75~100mg 每日一次）	I	A
阿司匹林不耐受患者，建议氯吡格雷（75mg 每日一次）作为阿司匹林的替代药物	I	B

续表

"应该做"和"不该做"的建议	建议级别	证据水平
慢性冠脉综合征合并窦性心律患者 PCI 术后抗栓治疗		
支架术后维持阿司匹林（75～100mg 每日一次）	I	A
无论支架类型，氯吡格雷恰当负荷量（例如 600 mg 或 >5 天维持治疗）后，冠脉支架植入术后患者需继续给予氯吡格雷（75mg 每日一次）联合阿司匹林，共 6 个月，除非发生致命性出血事件或发生致命性出血事件的风险较高，氯吡格雷应用事件可缩短为 1～3 个月	I	A
慢性冠脉综合征合并房颤患者的抗栓治疗		
当适合 NOAC 的房颤患者起始口服抗凝药物治疗，建议 NOAC 优于维生素 K 拮抗剂	I	A
CHA_2DS_2 – VASc 评分≥2 的男性和≥3 的女性房颤患者，建议长期口服抗凝治疗（NOAC 或维生素 K 拮抗剂在治疗范围内的时间 >70%）	I	A
房颤或存在其他口服抗凝药物治疗的患者 PCI 术后的抗栓治疗		
接受冠状动脉支架植入术的患者，建议围手术期应用阿司匹林和氯吡格雷	I	C
适合 NOAC 的患者，建议 NOAC（阿哌沙班 5mg 每日两次、达比加群 150 mg 每日两次、依度沙班 60mg 每日一次或利伐沙班 20mg 每日一次）联合抗血小板治疗优先于维生素 K 拮抗剂联合抗血小板治疗	I	A
不建议使用替格瑞洛或普拉格雷与阿司匹林以及口服抗凝药联用作为三联抗栓的治疗方案	III	C
应用质子泵抑制剂		
接受阿司匹林单药治疗、双联抗血小板治疗或 OAC 单药治疗的高胃肠道出血风险患者，建议同时使用质子泵抑制剂	I	A
降脂药		
建议所有 CCS 患者服用他汀类药物	I	A
如果在服用最大耐受剂量他汀类药物的情况下血脂仍未达标，建议联合使用依折麦布	I	A
对于极高危患者，如果在服用最大耐受剂量他汀类药物和依折麦布情况下血脂未达标，建议联合 PCSK9 抑制剂	I	B
ACEI		
当 CCS 患者还有其他合并症（如心力衰竭、高血压或糖尿病）时，建议服用 ACEI 或 ARB	I	A
其他药物		
伴左室功能不全或者收缩性心力衰竭的 CCS 患者建议服用 β 受体阻滞剂	I	A
因缺血性心肌病和左室收缩功能不全而导致 CCS 和有症状性 HF 的患者的一般治疗建议		
药物治疗建议		
伴有肺淤血或者体循环淤血的症状性心力衰竭患者建议应用利尿剂以缓解症状	I	B
建议 β 受体阻滞剂作为治疗的重要组成部分，既可以缓解心绞痛，又能降低心力衰竭的发病率和死亡率	I	A
心肌梗死后有症状的心力衰竭或无症状的左室功能障碍患者，建议使用 ACEI 以改善症状，降低发病率和死亡率	I	A
尽管接受最佳药物治疗仍有持续性症状的患者，如果不耐受 ACEI 或血管紧张素受体 – 脑啡肽抑制剂，建议使用 ARB 作为替代方案	I	B

"应该做"和"不该做"的建议	建议级别	证据水平
病人尽管已经使用 ACEI 和 β 受体阻滞剂以降低发病率和死亡率却仍有症状，建议 MRA 检查	I	A
器械、合并症和血运重建		
合并心力衰竭和高度房室阻滞需要起搏的患者，建议使用 CRT 而不是右室起搏	I	A
由于室性心律失常导致血流动力学不稳定（二级预防）的患者以及 LVEF≤35% 的患者，建议植入 ICD 以降低猝死风险和死亡率	I	A
经过优化药物治疗后仍有症状，且为窦性心律、QRS 时限≥150 ms、LBBB、LVEF≤35% 的患者，建议植入 CRT 以改善症状、降低发病率和死亡率	I	A
经过优化药物治疗后仍有症状，且为窦性心律、QRS 时限 130~149 ms、LBBB、LVEF≤35% 的患者，建议植入 CRT 以改善症状、降低发病率和死亡率	I	B
建议进行综合风险评估和多学科管理，包括治疗高血压、高脂血症、糖尿病、贫血和肥胖等主要合并症，以及戒烟和转变生活方式等	I	A
使用抗心绞痛药物治疗后，若患者心绞痛持续存在，建议行血运重建	I	A
对长期诊断 CCS 患者的建议		
无症状患者		
建议定期心血管专科随访，重新评估患者风险状况的任何潜在变化，必须进行临床评估，包括：改善生活方式的措施、心血管危险因素达标情况、合并症的进展等，这些可影响患者的治疗和结局	I	C
接受药物治疗的症状轻微或无症状患者，如果无创性检查危险分层显示高危，建议血运重建以改善预后，建议进行有创性冠状动脉造影检查（必要时使用 FFR）	I	C
冠状动脉 CTA 不建议作为已确诊冠心病患者的常规随访检查	III	C
有创性冠状动脉造影不建议仅用于风险分层	III	C
长期诊断 CCS 有症状患者		
对于左室收缩功能降低的患者，若无明确的可引起左室功能降低的可逆原因（如长期心动过速、心肌炎），建议重新评估 CAD 状态	I	C
症状新发或恶化的患者，建议使用恰当的负荷影像学检查或者运动负荷 ECG 进行危险分层	I	B
建议迅速将症状明显恶化的患者转诊评估	I	C
有创性冠状动脉造影（必要时使用 FFR/iwFR）建议用于严重 CAD 患者的危险分层，特别是药物治疗症状改善不明显或具有高风险临床特征时	I	C
疑似血管痉挛性心绞痛患者的检查建议		
如果可能的话，心绞痛时建议行心电图检查	I	C
具有特征性的短暂隐匿性心绞痛发作和 ST 段改变，并且使用硝酸酯类药物和（或）钙离子拮抗剂后，症状和心电图改变可以迅速缓解的患者，建议进行有创性冠状动脉造影或冠状动脉 CTA 检查，以明确基础冠状动脉病变的程度	I	C
无症状冠状动脉疾病患者筛查建议		
对无心血管疾病、糖尿病、CKD 或家族性高胆固醇血症的 40 岁以上无症状成年人，建议使用风险评估系统（如 SCORE 评分）进行总风险评估	I	C
作为心血管风险评估的一部分，建议评估早发心血管疾病的家族史（定义为：一级亲属男＜55 岁或女＜65 岁发生致命或非致命心血管病事件或/和确诊心血管疾病）	I	C

续表

"应该做"和"不该做"的建议	建议级别	证据水平
对存在早发心血管病家族史（一级亲属男＜55岁或女＜65岁）或家族性高胆固醇血症的所有年龄小于50岁的个体使用有效的临床评分系统进行筛查	I	B
颈动脉超声测量 IMT 不建议用于心血管风险评估	III	A
对于低危或无糖尿病无症状成年人，不建议冠状动脉 CTA 或缺血功能成像作为进一步的诊断评估	III	C
循环生物标记物的常规评估不建议用于心血管危险分层	III	B
CCS 患者中高血压治疗建议		
建议将诊室血压控制在目标值：收缩压为 120~130 mmHg，老年患者（年龄＞65岁）收缩压为 130~140 mmHg	I	A
最近有心肌梗死的高血压患者，建议使用 β 受体阻滞剂和 RAS 阻滞剂	I	A
有症状的心绞痛患者，建议使用 β 受体阻滞剂和（或）CCBs	I	A
不建议 ACEI 和 ARB 联合使用	III	A
CCS 中关于瓣膜病的处理建议		
瓣膜手术合并以下任何一项时：CVD 病史、可疑心肌缺血、左室收缩功能不全、男性年龄＞40岁或绝经后妇女、一个或多个心血管危险因素，建议术前行有创性冠状动脉造影	I	C
建议在评估中度至重度功能性二尖瓣反流时，采用有创性冠状动脉造影	I	C
在严重的瓣膜性心脏病中，由于诊断率低和潜在风险，压力测试不应常规用于检测 CAD	III	C
慢性冠脉综合征合并恶性肿瘤的建议		
治疗决策应给予预期寿命以及其他合并症如血小板减少症、血栓形成倾向增加、用于 CCS 管理的药物和抗肿瘤药物之间的潜在相互作用	I	C
对存在恶性肿瘤并且身体虚弱的心绞痛患者进行血管重建时，建议创伤性最小的治疗方法	I	C
慢性冠脉综合征合并糖尿病的建议		
CAD 合并糖尿病患者中，建议将危险因素（BP、LCL-C、HbA1c）控制在目标值	I	A
在无症状糖尿病患者中，建议对传导异常、AF 和隐匿型 MI 的 CVD 患者定期进行静息心电图检测	I	C
建议 CCS 合并糖尿病患者接受 ACEI 治疗	I	B
糖尿病合并 CVD 患者建议使用 SGLT-2 抑制剂，如：恩格列净、卡格列净或达格列净	I	A
糖尿病伴 CVD 患者建议使用胰高血糖素样肽-1 受体激动剂（利拉鲁肽或半乳糖）	I	A
慢性冠脉综合征合并慢性肾脏病的建议		
建议将风险因素控制在目标值	I	A
建议特别注意 CCS 中肾排泄药物的潜在剂量调整	I	C
建议在严重 CKD 患者中尽量减少碘造影剂的使用，保护肾脏功能，防止肾功能进一步恶化	I	B
对老年慢性动脉综合征患者的建议		
建议在老年患者中特别注意药物的副作用、耐受性和过量服用等情况	I	C

续表

"应该做"和"不该做"的建议	建议级别	证据水平
建议老年患者使用药物涂层支架	I	A
建议对老年患者采用桡动脉入路，减少手术部位出血并发症	I	B
诊断和血运重建决策应当综合考虑症状、心肌缺血程度、虚弱程度、预期寿命和合并症	I	C
针对不同性别的慢性冠脉综合征的建议		
不建议在绝经后妇女中使用激素替代疗法降低风险	III	C
难治性心绞痛的治疗方案		
对于应用最佳药物和血运重建策略仍难以治愈的顽固性心绞痛患者，不建议进行心肌血运重建术	III	A

（译者：刘元生　张婧瑶　吴佳桐　刘丽华）

第七篇补充彩图

第八篇

2019 HRS 室性心律失常导管消融专家共识

目录

摘要

室性心律失常是发病率和死亡率的重要原因,可以表现为多种形式,从单个室性早搏到持续室性心动过速和心室颤动。过去十年中,我们在对这些心律失常的理解、诊断和治疗能力方面迅速发展。随着新方法和工具的发展以及大型临床试验的发布,室性心律失常导管消融领域取得了进展。因此,全球心脏电生理学专业学会起草文件概述导管消融的建议和最佳临床实践经验,该文件将更新和取代 2009 年 EHRA/HRS 发表的关于室性心律失常导管消融的专家共识。专家写作小组回顾和讨论文献,包括与此文件一起发表的一篇系统综述和荟萃分析,并借鉴他们自己的经验,起草并投票决策建议,总结了该领域当前的知识和实践经验。每项建议均以"知识条目"的格式表示,并附有支持性文本和参考文献。其他部分描述各种技术以及在电生理检查中遇到的特殊起源的室性心律失常和基质。本文旨在帮助世界各地的电生理医生选择适合导管消融的室性心律失常患者,安全有效地进行手术,并提供后续和辅助护理,以便患者能获得最佳的治疗效果。

1　引言

1.1　文件范围及依据

过去十年,电生理学领域取得快速发展,我们对于室性心律失常(VAs)的起源及治疗技术也有了更深入的理解。2009 年,欧洲心律协会(EHRA)和美国心律协会(HRS)联合工作组与美国心脏病学会(ACC)和美国心脏协会(AHA)合作,制作了一份专家共识文件,概述了该领域的现状并确定了室性心律失常消融的适应证,手术技术及消融结局指标。鉴于 2009 年以来室性心律失常治疗的进展,以及许多国家和地区室性心律失常消融数量的进行性增长,因此需要更新临床文件。这项工作代表了多个国家的心脏电生理学学会,即 HRS、EHRA、亚太心律协会(APHRS)和拉丁美洲心律协会(LAHRS)之间的全球合作伙伴关系,以及与 ACC、AHA、日本心律协会(JHRS)、巴西心律失常协会 [Sociedade Brasileira de Arritmias Cardíacas(SOBRAC)]及儿科和先天性电生理学会(PACES)的合作关系。共识声明也得到了加拿大心律协会(CHRS)的认可。

本临床文件旨在补充而非取代 2017 年 AHA/ACC/HRS 室性心律失常患者管理和心源性猝死预防指南以及 2015 年 ESC 室性心律失常和心脏猝死预防指南。本文件的内容包含从室性早搏(PVC)到单形和多形性室性心动过速(VT)的室性心律失常消融治疗,以及心室颤动(VF)的触发。由于本共识所涉及的范围较窄,故在室性心律失常消融适应证和技术方面的描述比上述指南更为详细。

本文件中的建议尽可能以证据为基础,旨在设定适用于全球的合理标准,同时也认识到不同的资源、技术的可用性、疾病发病率以及医疗卫生服务在世界不同地区的组织情况。此外,本文的部分内容提供了如何以反映当前医疗标准的方式完成所述程序的实用指南,同时认识到,在具有特定专业知识的环境中,某些流程可以更好地执行并更好地管理某些疾病。

1.2　方法

我们根据每个协会的组织流程选出了写作小组,包括了代表以下组织的内容和方法学专家,即

HRS、EHRA、APHRS、LAHRS、ACC、AHA、JHRS、PACES 和 SOBRAC。每个合作协会都提名一位主席和联合主席，他们与行业和其他公司没有相关关系。根据 HRS 政策，要求书面委员会成员和所有同行评议人员披露所有与行业和其他公司的关系。在 38 名委员中，17 位（45%）没有上述相关关系。建议书由没有相关关系的成员起草。写作组成员对电子数据库进行了全面的文献检索，包括 Medline（PubMed）、Embase 和 Cochrane 图书馆。构建证据表以总结检索到的研究，非随机观察设计为主要的证据形式。病例报告未纳入证据支持建议中。每一条推荐的支持性文本以"知识条目"格式起草。写作委员会在投票讨论了所有建议及其证据。最初未能达成的共识随后再次讨论，根据需要进行修订并重新投票。尽管设定的共识阈值为 67%，但所有建议均得到了至少 80% 的写作委员会成员的批准。所有建议平均 95% 的成员达成了共识。所有选票都达到了写作委员会法定人数的 2/3。

根据 ACC 和 AHA（表 8 - 1）开发的系统，为本文件中的每个建议分配了推荐等级（COR）和证据水平（LOE）。COR 表示在对估计收益和风险的仔细评估基础上建议的强度；COR I 表明干预的获益远远超过其风险；COR Ⅱa 表明干预的获益适度超过了风险；COR Ⅱb 表明获益可能没有超过风险；COR Ⅲ 表明获益等同于或超过风险。LOE 反映了支持该建议的证据的质量。LOE A 源自高质量的随机对照试验（RCT）；LOE B - R 来自中等质量的 RCT；LOE B - NR 来自精心设计的非随机研究；LOE C - LD 源自设计或执行上存在局限性的随机或非随机研究；LOE C - EO 表明建议是基于专家经验。

表 8 - 1　ACC/AHA 建议系统，应用于临床策略、干预、治疗及诊断的推荐等级和证据水平*

推荐等级（强度）	证据水平（质量）
Ⅰ类（强）　　　　　　　　　　获益>>>风险	**水平A**
写作推荐使用的建议短语 ·建议使用 ·适应证/有用/有效/有益 ·应当进行/给予/其他 ·比较有效性的短语：↑ 　与治疗B相比，更推荐或建议选择治疗A/策略A 　应当选择治疗A而不是治疗B	·来自于一个以上RCTs的高质量证据↓ ·高质量RCTs的Meta分析 ·由高质量注册研究证实的一个或多个RCTs
Ⅱ类（中等）　　　　　　　　　获益>>风险	**水平B-R**　　　　　　　　（随机化的）
写作推荐使用的建议短语 ·合理的 ·可能有用/有效/有益 ·比较有效性的短语↑ 　与治疗B相比，可能更推荐或建议选择治疗A/策略A 　选择治疗A而不是治疗B是合理的	·来自于一个以上RCTs的中等质量证据↓ ·中等质量RCTs的Meta分析
Ⅱb类（弱）　　　　　　　　　获益≥风险	**水平B-NR**　　　　　　　（非随机化的）
写作推荐使用的建议短语 ·或许/有可能是合理的 ·或许/可以考虑 ·有用性/有效性/未知/不清楚/不确定或尚未明确	·来自于设计、实施良好的非随机化研究、观察性研究或注册研究‡ ·上述研究的Meta分析
Ⅲ类．无益（中等） （通常仅使用LOEA或B）　　获益=风险	**水平C-LD**　　　　　　　（数据有限）
写作推荐使用的建议短语 ·不推荐 ·不是适应证/无用/无效/无益 ·不应当进行/给予/其他	·设计或实施存在限制的随机化或非随机化观察性研究或注册研究 ·上述研究的Meta分析 ·以人为对象的生理或机制研究
Ⅲ类：有害（强）　　　　　　　获益>风险	**水平C-ED**　　　　　　　（专家观点）
写作推荐使用的建议短语 ·潜在有害 ·可造成伤害 ·可并发其他疾病/死亡 ·不应当进行/给予/其他	基于临床经验的专家共识

COR和LOE彼此独立（任一COR可与任一LOE匹配）
LOE C的建议并不代表建议强度弱。指南中提高的许多重要临床问题并没有临床试验。尽管没有相应的RCTs，但可能有明确的临床共识认为某一测试或治疗有用或有效
·应当具体说明干预的结局或结果（临床结局改善或增加诊断的精确性或增加预后信息）
†对于比较有效性的建议（COR Ⅰ 和 Ⅱa；仅仅LOE A和B），支持所使用的比较动词的研究应该包括对治疗或病史的直接比较进行评估
‡正在改善评估质量的方法，包括应用标准化、广泛使用，最好是经过验证的证据分级工具，对于系统性评价，设立证据审查委员会
COR代表建议等级；EO：专家观点；LD：数据有限；LOE：证据水平；NR：非随机化；R：随机化；RCT：随机对照试验

作为 HRS 指南制定所规定的严格流程中一部分，我们对本共识声明进行了正式的系统评议。系统评议由位于康涅狄格大学的经验丰富的循证实践委员会进行，该委员会检查了室速合并缺血性心脏病（IHD）患者的 VT 消融与对照的问题。PICOT 格式的问题如下：有持续性室速和缺血性心脏病病史的成人中，与其他干预相比，导管消融利弊是什么？PICOT 的组成部分如下：P = 有持续性室速和缺血性心脏病病史的成人；I = 导管消融；C = 对照［无治疗或抗心律失常药物（AAD）］；O = 感兴趣的结局。结局包括：①适当的植入式心律转复除颤器（ICD）治疗（ICD 电击或抗心动过速起搏［ATP］）；②适当的 ICD 电击；③室速风暴（定义为 24 小时内的 3 次电击）；④复发性室速/室颤；⑤因心脏病住院；⑥全因死亡率；T = 没有时间限制。

我们举办了一次厂商会议，以实现有组织的对话来解决技术问题，并更好地了解未来的方向和挑战。由于潜在的因素或理解上的偏差，HRS 对信息共享确定了严格的范围，以确保厂商仅参与咨询，并不参与撰写文件或审查。

该草案文件经过 HRS 科学和临床文件委员会审查，并获得了写作委员会批准。建议需要经过一段时间的公众意见征询，并且在批准之前，整个文件都要经过每个参与协会严格的同行评议及主席的修订。

2 背景

2.1 室性心律失常的消融史

1959 年，Couch 报道心梗后左室室壁瘤切除术可以消除室速。20 世纪 70 年代早中期，标准的左室室壁瘤切除术应用于原发性心梗合并室速发作的患者。遗憾的是，手术的致死率高且室速常常复发。Guiraudon 等介绍的心内膜环切术可以把致心律失常组织和周围的心肌分离，形成病灶心肌周围几乎透壁性的切除，仅仅留下心外膜。该术式与显著的术后左心功能不全相关，该术式很可能影响冠脉血供。Guiraudon 等也尝试将致心律失常性右室心肌病（ARVC）患者的右室游离壁和周围心肌分离。虽然外科手术成功隔离了 ARVC 的游离壁心肌，并且同一患者出现窦性心律和持续性室速共存的 12 导联心电图，然而大多数患者由于进行性右室衰竭而预后不佳。20 世纪 70 年末，Josephson 等发展了标测指导下的心内膜切除术。这种技术主要依据室速发作时，在心内膜瘢痕密集的室壁瘤或梗死灶与周围心肌组织之间，能观察和记录到舒张晚期电位或收缩期前电位。因此，外科手术主要是通过标测来确定切除区域。最开始实行的外科心内膜切除厚度大约 3mm，面积大约 5cm^2，这些切除的心肌组织几乎总是位于肉眼可见的心内膜瘢痕区域，从致密的室壁瘤向外延伸。随着技术的发展，为达到根除肉眼可见的瘢痕内的其他致心律失常组织，术中常常切除更加广泛的区域，这些区域相对容易确定。对于不易切除的相邻组织，如乳头肌或心内膜切除后的心肌深层组织，可以采用冷冻消融。冷冻消融下壁心梗瘢痕组织与二尖瓣环之间的峡部的存活心肌可以提高室速基质消融的效果。对整个肉眼可见瘢痕心肌组织的广泛的冷冻消融也有一些成功报道。尽管外科手术消除室速的成功率达 90%，但手术相关死亡率仍然达到 5% ~ 15%，限制了外科手术治疗室速的应用，使其外科仅应用于很少的一些病例。

1983 年，Hartzer 首次报道在心内适当位置放置标准四极导管，使用直流电击治疗的方法经心内导管消融室速。其中一项最大规模的早期研究是 Fontain 等人完成的。他们采用直流电击即电灼法，报道 43 例患者的研究结果。选择 160 ~ 320 J 能量，每次放电 1 ~ 8 次。均为 R 波同步放电，其中 23 例患者进行了至少 1 次重复放电。值得关注的是，该研究预防室速的成功率达到 87%，心内膜电击操作本身无一例死亡。20 世纪 80 年代初，最早开始对比分析室速发作时的 12 导联心电图和起搏标测模拟室速的心电图。该策略有助于确定病变相关区域，以帮助在手术详细标测或导管消融室速时，识别目标区域。

20 世纪 80 年代末，由于对直流电消融患者的气压伤和全身麻醉的担忧，开始使用射频（RF）能量对包括室速在内的所有心律失常进行导管消融。Klein 和 Morady 首先报道了不论有无合并器质性心脏病的室速射频消融安全性和短期内的有效性。激动标测确定舒张晚期电位合并拖带标测技术可确定室速折返环的重要组成部分，终于证实这两种方法确定室速折返环必经的峡部的重要性。峡部的确定使得血流动力学稳定的室速的射频消融寻找到了成功的靶点。Stevenson 等使用电脑模拟和导管标测患者的稳定性室速，阐明了心梗后稳定性室速的折返环路模式图。

遗憾的是，详尽的激动标测和拖带标测并不总是可行。尤其是在室速血流动力学不稳定的情况下。最初，由 Marchlinski 等描述了不依赖详尽激动标测的基质消融策略，成功消融了室速。三维标测系统显示的详尽的双极电位标测加上颜色标识，可以界定出心肌梗死的区域，在梗死边缘区行连续点状损伤进而达到线性消融的目的。三维标测系统更有益于跟踪损伤的轨迹。通过分析室速发作时的 12 导联心电图和起搏标测模拟室速发作时的 QRS 波形态，指导消融线的位置。随后的以基质消融为基础的室速靶点消融，可替代室速折返环路的消融。这些靶点的特征包括：①心室晚电位（LPs）；②低电位和高电位之间的通道或起搏夺获区域和 10mA 起搏失夺获区域之间的通道；③局部异常心室激动；④起搏标测的 QRS 形态和室速形态匹配以及表现为刺激信号与 QRS 波之间较长的时间间期；⑤起搏标测发现突然出现起搏 QRS 移形区。最近，异常心肌的电隔离可能成为改善基质消融效果的策略，这些异常心肌包含室速折返环路的关键部分，或需要直接消融的广泛的低电压区。将心肌瘢痕组织的 CT 或 CMR 影像与三维电解剖标测系统（EAM）融合，有助于识别和消除传导受阻和缓慢传导的区域，这些区域对室速的维持至关重要。

非缺血性左室和右室心肌病室速患者中，基底部，瓣环周围，低电压瘢痕可视为室速的基质，这些区域因可用于室速定位而备受关注。基底部常包括室间隔，基质通常位于室间隔心肌中间或中层心肌，如果位于心室游离壁则向心外膜延伸。

Sosa 等描述了经皮穿刺心包行心外膜标测的方法，用以确定结构性心脏病患者是否存在心外膜基质。心外膜标测和消融对于非缺血性右室和左室心肌病尤其有价值，此时基质和室速的折返环路常位于心外膜。室速合并非缺血性心肌病（NICM）患者的心内膜双极电压标测可能正常，此时心内膜单极电压标测有助于识别可能的心外膜基质。心外膜标测和消融对于某些心梗后室速和特发性室速患者也有价值。

20 世纪 90 年代末，开始应用闭环内灌注盐水的方法消融室速，以克服瘢痕内损伤的生物物理局限性。随后有越来越多的关于开环导管消融的经验报道。近期，介绍了各种各样的技术用于提高瘢痕内损伤和心肌深层损伤消融的效果。这些方法包括：冠状动脉或冠状静脉内酒精灌注；双极和单极导管同时在心内和心外膜消融；冰盐水消融；半生理盐水灌注液；针电极消融。与此同时，也有报道证明微小多电极记录技术有助于进一步提高激动标测和拖带标测的精确性。

特发性室速导管射频消融从最初的导管消融经验也日臻完善。频发室性早搏和室颤诱发的最常见的解剖起源位置已经明确。无结构性心脏病患者 12 导联心电图 QRS 波形态的评估可以提供精确的室性早搏起源的定位特征，尤其对于左室右室流出道（RVOT）和心外膜起源的室速。新技术用于应对特发性室速的挑战，包括 Valsava 窦内室速，冠状静脉起源的室速，左室顶部起源的室速，以及乳头肌起源的室性心律失常。人们已经认识到室性早搏诱发的心肌病的重要性，并且已经证明了导管消融能改善左室功能的潜力。

总之，本节概述并归纳了室速消融的历史。关于室速消融的很多重要文献及细节描述在专家共识的其他部分亦有详述。

2.2 室性心律失常的发生机制

2.2.1 室速导管消融的基础和机制

导管消融在减少或预防室性心律失常方面发挥着十分重要的作用，无论有结构性心脏病的患者，还是无结构性心脏病的特发性室速患者。消融方法和效果主要取决于心律失常的特点，心律失常基质的解剖和消融位点，可以从室速心电图和心脏基础疾病初步预测。局灶性室速易消融，并伴有离散的射频损伤。结构性心脏病相关性室速的基质瘢痕相对较大，通常需要广泛的基质消融；然而，如果室速的折返环很微小，或者心外膜或心肌中层病灶的突破点在心内膜，可以表现为局灶性起源的室速。自律性室速也可见于一些合并结构性心脏病和心室瘢痕的患者。

局灶性室速有一个最早的激动点，然后激动向四周播散。室速的发生机制可以是自律性，触发活动，或微折返。以下情况需要考虑局灶起源的室速，无结构性心脏病的反复单形室速和非持续性室速和室性早搏，或流出道起源的持续性室速以及其他固定起源点的室性心律失常。标测到从最早QRS波起源的激动点向四周播散，可以确定是局灶起源。非过滤的单极电图或最小的 0.5Hz 高通过滤电图能显示出起源点的 QS 形态。如果起源点在心内膜表面，那么在起源点起搏可以模拟出室速/室性早搏的 QRS 波形态；然而，在最早激动点 1cm 范围内的起搏图形与室速图形均能匹配。起搏标测对于起源于主动脉窦内的室速尤其不可靠。

2.2.2 触发活动和自律性

触发活动来源于细胞膜电位震荡，在动作电位过程中（早后除极）或之后（迟后除极）形成，可引起局灶性室性心律失常。试验证据表明，长 QT 综合征的多形室速是由早后除极触发的。然而，此类患者针对室性早搏进行消融的机制尚不清楚。

晚后除极可以由细胞内钙超载引起，钙超载激活 Na^+/Ca^{2+} 交换，导致一过性内向电流 I_{ti}。增加细胞内钙离子的因素包括心率增快，β 肾上腺素能刺激和洋地黄作用。β–肾上腺素的作用是通过环状单磷酸腺苷（cAMP）诱导的细胞内钙增加介导的，并被腺苷拮抗，腺苷引起 cAMP 的减少。终止特发性 RVOT 室速可以采用快速静脉推注腺苷，静脉滴注钙通道阻滞剂或刺激迷走神经动作的方法，这符合触发活动，是一些室速的可能机制。这些室速在电生理检查中很难诱发；通常需要快速的Burst 刺激和（或）异丙肾静脉滴注。也可以用氨茶碱，输入钙剂和阿托品。

不太常见的是，局灶室速可以是肾上腺刺激相关的自律性室速，但不是触发性机制的室速。这种类型的室速在精神压力或静脉滴注异丙肾时可以表现为无休止性室速，不能被程序刺激（PES）诱发或终止；然而，自律性室速有时可被钙通道阻断剂和 β 阻滞剂抑制。与触发机制的 RVOT 室速相比，腺苷可短暂抑制，但不能终止该类型室速。受损的浦氏纤维相关的室速可能是自律性机制所致，例如某些儿茶酚胺敏感性局灶性室速。目前尚不清楚这些室速是否由部分去极化的心肌细胞引起的异常自律性所致，例如心肌梗死早期的室速。

虽然自律性机制常被认为是无明显结构性心脏病室速的机制，减少细胞间耦联的疾病很可能加速了自律性异常。自律性室速可以发生于结构性心脏病患者，而自律性室性早搏可以诱发折返性室速。

2.2.3 瘢痕相关的折返

结构性心脏病患者的瘢痕相关性折返是持续单形性室速最常见的原因。支持折返的证据包括程序刺激可诱发和终止室速（虽然不能除外触发机制），明显的拖带或重整伴融合，早搏刺激不能使持续的电活动与室速分离。陈旧性心肌梗死是室速最常见的基质，但瘢痕相关性室速也可发生在其他心肌疾病，包括 ARVC、结节病、Chagas 病，扩张型心肌病包括核纤层蛋白病、先天性心脏病外科术后（尤其是法乐氏四联症）或瓣膜置换术后。

当心肌纤维化区域内保留着存活的心肌束，可形成固定和（或）功能性传导阻滞和中断或缓慢传导，这是产生折返的基质。稳定的折返环路常包含峡部或少量组织组成的通道，不会反映在体表心电图上。激动波锋沿着瘢痕边缘的出口突破，即形成 QRS 波的起始，随后激动在心肌内传导。瘢痕相关的室速常紧靠瓣环，形成室速折返通路峡部的边缘。折返通路和基质的 3D 结构发生在心内膜、心中膜及心外膜下或跨越整个心肌层，可消融整个折返通路或其中的一部分。

支持瘢痕相关折返的基质特点包括以下几点：①慢传导区；②折返环上的某点单向传导阻滞，引起折返；③传导阻滞区，通常定义为折返路的一部分。其中一些基质可以表现为功能性阻滞而非固定性传导阻滞。心肌梗死后室速在全模型和患者中得到了广泛的研究。折返的发生通过存活心肌束，常位于心内膜下，也有发生在心肌中膜和心外膜。

证据表明，至少在心肌梗死后早期便发生离子通道重构，尽管钠离子和钙离子电流的区域性减少，但梗死后存活的心肌细胞的动作电位特征可能是正常的或接近正常的。

细胞间的胶原蛋白和结缔组织增加，缝隙连接密度降低，分布、组成和功能发生改变，都会导致细胞束和细胞的耦联下降。胶原鞘断裂后存活纤维可以侧侧相连，形成 "zig-zag" 形态，沿着存活心肌细胞束及分支，拉长形成通道和横向传导。纤维化形态对于决定传导延迟的程度很重要；存活肌束之间的片状纤维化比弥漫性纤维化造成的传导延迟更明显。瘢痕重塑的这些特点有助于形成新的通道和区域，传导时间延长，促使折返的形成。

适时的室性早搏后的单向传导阻滞，常是功能性阻滞；单向传导阻滞可以仅发生在室速时，组织的不应期超过心动过速周长，或激动波形相碰撞。传导阻滞区可以是室速时或窦性心律下的解剖固定区域；致密的和不能兴奋的纤维化、钙化、外科瘢痕或瓣环造成的解剖界限有利于折返的形成。QRS 形态各异的多形性室速可以是同一瘢痕区域的多个出口，或远离折返环路的功能性阻滞所致的激动变化。消融一个区域可消除一种以上的室速。相距较远区域的多个折返环路也有发生。

其他折返机制也有可能引起室速。在连续的可兴奋组织中，螺旋波折返可以诱发，可能引起室颤或多形性室速；传导中断或传导缓慢区域理论上可引起单形性室速。

2.2.4 浦氏纤维系统中的折返和室颤

浦氏纤维内和特殊传导系统内折返是一种特殊的折返。浦氏纤维也发生其他非折返性心律失常，包括室颤和自律性心律失常。诱发室颤的室性早搏最常来自浦氏纤维。浦氏纤维附近常存在结构性异常，且容易促使稳定性的折返。然而，即使无明显结构性异常，浦氏纤维起源的室性早搏也可以诱发室颤。浦氏纤维和乳头肌纤维之间复杂的相互作用，也会导致室颤。在某些特发性室颤患者中，目前的检测手段未能检测到结构性异常，起源于乳头肌的室性心律失常可以通过外科手术治疗。然而近期，在某些特发性室颤患者，也发现了一些结构性异常。窦性心律下行高密度标测发现在心外膜下局限部位的异常碎裂电位虽然并不常见，但影像检测到的潜在的基质和标测确定的室颤驱动子的部位一致。有趣的是，绝大多数特发性室颤仍然由起源于浦氏纤维的室性早搏诱发。

2.3 定义

2009 年 EHRA/HRS 室性心律失常导管消融专家共识建议将室性心律失常的命名标准化。目前的专家共识保持了室速消融的大多数建议。过去 10 年，室性早搏消融的经验和知识提高很快。本报告中，提出了新建议，目的是促进对这些心律失常临床特点和消融结果的理解（表 8-2）。需要注意的是，儿童静息心率高于成人，诊断室速和加速性室性心律失常的心率标准并不适用于儿童。此时室性心律失常的发生机制、患儿的症状和临床情况比心率标准更重要。

表 8-2 室性心律失常的定义

临床特点分类

临床室速（Clinical VT）：自发室速，分析 12 导联心电图 QRS 形态做出诊断。

血流动力学不稳定的室速（Hemodynamically unstable VT）：引起血液动力学损害，需要立即终止的室速。

特发性室速（Idiopathic VT）：临床上无明显的结构性心脏病证据的室速。

室性自主节律（Idioventricular rhythm）：与心房或房室结传导不相关≥3 个连续的室性搏动，频率可达 100 次/分。根据频率与室速相鉴别，但发生机制的鉴别比频率鉴别更为重要。当频率超过 40 次/分，可称其为"加速性"室性自主节律。

无休止室速（Incessant VT）：连续性的持续性室速，尽管经过数小时的反复干预终止仍可迅速复发。

非临床室速（Nonclinical VT）：电生理检查诱发的室速，临床上未曾记录到。

非持续性室速（Nonsustained VT）：30 秒内自行终止的室速。

室性早搏（PVC）：过早的心室除极，伴或不伴有心室的机械收缩。建议文献规范化这一名称，避免使用"室性过早除极"和"过早室性收缩"，并承认过早的电活动不一定会引起机械收缩。

临床推断的室速（Presumptive clinical VT）：与自发性室速的频率相似，心电图资料有限或来自于 ICD 程控，但体表 12 导联心电图未曾记录到自发性室速。

室性早搏负荷（PVC burden）：室性早搏的数量，用室性早搏占 24 小时总心搏动数的百分比（%）表示。

反复单形性室速（Repetitive monomorphic VT）：不断反复发作的自行终止的非持续性室速。

持续性室速（Sustained VT）：室速持续时间超过 30 秒，或需要干预终止（如电复律）。

室速（Ventricular tachycardia）：与心房或房室结不相关的≥3 个连续的心室搏动，频率超过 100 次/分的心动过速。

室速风暴（VT storm）：24 小时之内发作≥3 次持续性室速，单独发作，每次发作均需干预终止。

室速形态学分类

单形性室速（Monomorphic VT）：每次心室搏动的 QRS 形态均相似，室速起始时 QRS 波形态稍有差异的情况并非少见，其后 QRS 波形态趋于稳定（图 8-1A）。

单形性室速伴不确定 QRS 形态（Monomorphic VT with indeterminate QRS morphology）：更倾向于心室扑动（ventricular flutter）；快频率室速呈正弦曲线图形，很难看出具体的 QRS 波形态。

多样性单形室速（Multiple monomorphic VTs）：一种以上不同形态的室速，各自单独发作，或在不同时间诱发。

多态性室速（Pleomorphic VT）：室速发作期间，有一种以上不同形态的室速，同一室速发作时 QRS 波形态稳定，并不发生连续变化（图 8-1B）。

多形性室速（Polymorphic VT）：室速发作时 QRS 波形态逐渐变化，提示心室激动顺序持续变化（图 8-1C）。

右束支阻滞型室速和左束支阻滞型室速 [Right bundle branch block（RBBB）- and left bundle branch block（LBBB）- like VT configurations]：右束支阻滞型室速是指 V_1 导联的主波方向以 R 波为主。左束支阻滞型室速是指 V_1 导联主波以 S 波为主且终末负向波。

尖端扭转型室速（Torsades de pointes）：多形性室速的一种，QRS 波不断变化，似乎以正弦曲线形式围绕心电图基线盘旋。与 QT 间期延长有关。

不可标测的室速（Unmappable VT）：无法探寻多个起源点并确定激动顺序，或无法完成拖带标测。可能是由于血流动力学不耐受或需要即刻终止室速；或室速自行或起搏诱发转化为其他形态的室速；或标测过程中反复终止。

心室颤动（Ventricular fibrillation）：体表心电图定义的混乱节律，这些波形的出现时间和形态都是不规则的，看不到明显的 QRS 波形。

室性早搏的形态分类

单形性室性早搏（Monomorphic PVC）：室性早搏来自于同一个起源点。QRS 波形态有微小的变化，可能是同一个起源点伴有不同的传导出口。

多形性室性早搏（Multiple morphologies of PVC）：室性早搏起源于几个不同的局灶部位。

主导型室性早搏（Predominant PVC morphology）：最常出现的一种或多种单形性室性早搏，作为消融的目标。

机制分类

局灶性室速（Focal VT）：自最早心室起源点开始，激动向四周扩散。其机制可以是自律性，触发或微折返。

瘢痕相关的折返（Scar-related reentry）：心律失常的特点为折返，起源于心肌瘢痕区。瘢痕区由特征性的体表心电图或心肌影像检查确定。超过几厘米的大型折返回路统称为"大折返"。

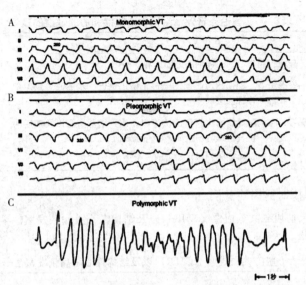

图 8 - 1　单形性室速（A Monomorphic VT）、多态性室速（B Pleomorphic VT）、
多形性室速（C Polymorphic VT）

经心律协会许可，转载自 Aliot 等。EHRA / HRS 专家就消融室性心律失常达成共识。
Heart Rhythm 2009；6：886 - 933.

3　临床评估

本节讨论室速患者的临床表现及其相关检查，包括心律失常的记录和检查评估是否存在结构性心脏病。

3.1　临床表现

室速患者的临床评估的建议见表 8 - 3。

表 8 - 3　室速患者的临床评估的建议

建议	推荐级别	证据级别
室速患者应进行仔细的临床评估，包括病史、体格检查、回顾可用的心律数据，先前的影像学检查以及相关的实验室检查	I	C - EO

3.2　诊断评估

3.2.1　静息 12 导联心电图

室速患者的静息 12 导联心电图的建议见表 8 - 4。

表 8 - 4　室速患者的静息 12 导联心电图的建议

建议	推荐级别	证据级别
宽 QRS 波心动过速的患者，应尽可能获得心动过速时的 12 导联心电图	I	B - NR
疑似或记录到室速的患者，应记录窦性心律时的 12 导联心电图，以寻找潜在的结构性心脏病的证据	I	B - NR

3.2.2　评估结构性心脏病和心肌缺血

室速患者评估结构性心脏病和心肌缺血的建议见表 8 - 5。

表 8-5　室速患者评估结构性心脏病和心肌缺血的建议

建议	推荐级别	证据级别
已知或疑似室速的患者，建议行超声心动图评估心脏结构和功能	I	B-NR
怀疑患有结构性心脏病的室速患者，即使超声心动图经过正常，更近一步的心脏影像学检查也有助于发现和描述潜在的结构性心脏病	IIa	B-NR
怀疑有心肌缺血的室速患者，在消融导管前进行负荷试验和（或）冠脉造影以及随后的血运重建可能是有益的，以避免在诱发室速时发生显著的心肌缺血	IIa	C-EO
表现为单形性室速的患者，仅血运重建不能有效预防室速的复发	III：无获益	B-NR

3.2.3　频发室性早搏时的风险分层

频发室性早搏患者心脏磁共振成像（CMR）以及结构性心脏病频发室性早搏患者电生理检查的建议见表 8-6。

表 8-6　频发室性早搏患者心脏磁共振成像（CMR）以及结构性心脏病频发室性早搏患者电生理检查的建议

建议	推荐级别	证据级别
频发室性早搏患者，CMR 可以有助于心脏性猝死的危险分层	IIa	B-NR
结构性心脏病频发室性早搏行导管消融的患者，电生理检查可以有助于心脏性猝死的危险分层	IIa	C-LD

3.2.4　频发室性早搏患者的长期随访

频发室性早搏患者长期随访的建议见表 8-7。

表 8-7　频发室性早搏患者长期随访的建议

建议	推荐级别	证据级别
频发无症状室性早搏伴左室功能和大小正常的患者，定期监测室性早搏负荷和左室功能和大小是有益的	IIa	B-NR

4　导管消融适应证

以下是根据基础诊断和基质对导管消融室速的共识性建议。根据当前的推荐分类系统，每个建议都有相对应的推荐级别和证据水平。在起草每一项建议时，写作委员考虑到了特定领域发表的文献，包括每项研究的方法质量和研究规模，以及在没有相关发表的数据时写作小组集体的临床经验。每项建议中隐含的几个要点是：①手术应由受过适当培训和有一定经验的电生理医师进行，并且手术室拥有适当的设备和资源；②不同患者手术的复杂性差别很大，有些患者或在某些情况下需要更有经验的术者或中心进行手术，即使在共识同一建议下也是如此（例如，当有心外膜手术适应证时，如果术者或中心在这种手术方面的经验有限，最好将患者转给在心外膜手术方面有充分经验的术者或中心）；③患者符合该手术的适应证，并认识到患者对该手术的适应性水平将随临床情况而变化；④患者（或指定人）的知情同意和总体临床情况是决定是否进行某项手术的基础。因此，在某些临床情况下，即使患者符合导管消融 I 级适应证，也应考虑开始或继续药物治疗而非导管消融是最适合的选择。本文也可能有未明确涵盖的情况，并且几乎没有或没有已发表的文献可供参考，此时医生和患者必须完全依靠自己的判断。

在起草这些建议时，写作委员会还参考了其他一些相关的临床文件，包括 2017 年 AHA/ACC/

HRS 室性心律失常患者管理和预防心脏性猝死指南等。目前本文的重点主要在室性心律失常的消融，从而有机会制定更详尽的建议。

4.1　特发性流出道室性心律失常

特发性流出道室性心律失常导管消融的建议见表 8 – 8。

表 8 – 8　特发性流出道室性心律失常导管消融的建议

建议	推荐级别	证据水平
心脏结构正常的有症状的频发 ROVT 室性早搏患者，建议选择导管消融治疗，优于美托洛尔或普罗帕酮	I	B – R
心脏结构正常的有症状的频发 ROVT 室性早搏患者，如果抗心律失常药物无效，不耐受或患者不愿服药时，建议行导管消融	I	B – NR
有症状的特发性持续性单形性室速患者，建议行导管消融	I	B – NR
心脏结构正常的有症状的 LVOT 心内膜起源室性早搏（包括主动脉窦）患者，如抗心律失常药物无效，不耐受或者患者不愿服药时，导管消融是有益的	Ⅱa	B – NR
心脏结构正常的有症状的 LVOT 心外膜或左室三角（LV summit）起源的室速患者，如果抗心律失常药物无效，不耐受或患者不愿服药时，导管消融是有益的	Ⅱa	B – NR

ROVT：右室流出道；LOVT：左室流出道。

上述建议的具体证据支持如下所述。

（1）有症状性的频发 RVOT 室性早搏患者中，与一项美托洛尔或普罗帕酮治疗的 RCT 试验结果比较，导管消融的有效性更高。消融成功率为 80% ~ 95%，且并发症发生率低。导管消融可作为适合消融的，有症状患者的首选治疗方法。然而，一些症状轻微或症状可耐受的患者可能更适合药物治疗或不治疗。

（2）无结构性心脏病的患者，RVOT 和 LVOT 是特发性室性心律失常最常见的起源部位，绝大多数此类患者的 12 导联体表心电图有独特的表现。最常见的潜在的病理生理机制是触发活动，导管消融非常有效且并发症发生率较低。多项研究表明，对于 RVOT 室性心律失常，导管消融能有效防止其复发。

（3）有症状性的特发性持续性单形性室速患者，导管消融可能比药物治疗更适合。鉴于其成功率高且复发率低，使其成为此类患者更确定的治疗选择。

（4）左室流出道室性心律失常占所有特发性室性心律失常的 12% ~ 45%。与 RVOT 室性心律失常比较，LVOT 室性心律失常的消融更为复杂。极少数情况下，LVOT 室性心律失常需要通过 GCV/AIV 或剑突下穿刺心包行心外膜消融。与 RVOT 室性心律失常比较，LVOT 室性心律失常的消融可能涉及更复杂的手术流程和围手术期风险（中风或冠状动脉损伤）。然而，许多研究报告关于导管消融的安全性、可行性和潜在的治疗能力，有非常好的临床结果。

（5）虽然大多数特发性室性心律失常起源于 RVOT 或 LVOT，但在某些情况下，导管消融不能从上述部位成功消融。在这种情况下，其可能起源于左室三角区（summit）。导管消融源自该部位的室性心律失常具有挑战性。如果采用剑突下穿刺心包行心外膜消融，可能由于临近冠状动脉和心外膜脂肪的存在，失败率很高。选择适当的患者是此方法成功的关键，最初的消融应侧重于心内膜和邻近结构，包括冠状静脉系统、主动脉尖和 RVOT。

4.2　特发性非流出道室性心律失常

特发性非流出道室性心律失常导管消融的建议见表 8 – 9。

表 8-9 特发性非流出道室性心律失常导管消融的建议

建议	推荐级别	证据水平
心脏结构正常的有症状的右室非流出道部位（三尖瓣环、节制束、壁束、乳头肌等）起源的室性心律失常患者，如果抗心律失常药物无效、不耐受或患者不愿服药时，建议行导管消融	I	B-NR
心脏结构正常的有症状的左室非流出道部位（二尖瓣环、乳头肌、主动脉连续等）起源的室性心律失常患者，如果抗心律失常药物无效、不耐受或患者不愿服药时，建议行导管消融	I	B-NR
心脏结构正常的有症状的心外膜冠状静脉系统起源的室性心律失常患者，如果抗心律失常药物无效、不耐受或患者不愿服药时，建议行导管消融	IIa	B-NR
心脏结构正常的有症状的希氏束旁起源的室性心律失常患者，如果抗心律失常药物无效、不耐受或患者不愿服药时，建议行导管消融	IIa	B-NR
心脏结构正常的有症状的左室后上基底部起源的室性心律失常患者，如果抗心律失常药物无效、不耐受或患者不愿服药时，建议行左室心内膜、右房或冠状窦导管消融	IIa	C-LD

上述建议的具体证据支持如下所述。

（1）接受导管消融的特发性右室室性心律失常患者中，10%～15%发生在 RVOT 以外的部位。消融成功率较高的部位包括右室乳头肌、壁束、三尖瓣环和节制束。虽然这些起源点最常见的特发性室性心律失常最常表现为频发室性早搏、非持续性室速和持续性单形性室速，但偶尔也会出现由节制束起源室性早搏触发室颤。右室非流出道部位起源的室性心律失常的导管消融成功率超过90%，且并发症低。起源于节制束、间隔束和壁束的室性心律失常的复发率和需要再次手术的比例高于其他部位。此外，起源于三尖瓣环游离壁的室性心律失常的消融成功率高于起源于三尖瓣环间隔部者，原因在于间隔部更接近传导系统。

（2）起源于左室乳头肌的特发性室性心律失常约占导管消融左室特发性室性心律失常的15%，其特征是频发室性早搏或反复单形性室速，具有儿茶酚胺敏感的局灶性机制。室速可源自于后内侧乳头肌或前外侧乳头肌产生。这些心律失常通常需要多次放电消融才能成功。消融起源侧的乳头肌后，室性心律失常的 QRS 形态变化是很常见。由于乳头肌的厚度和剧烈收缩，使导管稳定贴靠很有挑战性，使用心腔内超声和冷冻消融能提高导管稳定性。起源于乳头肌的室性心律失常在初始成功消融后的复发风险高于其他部位起源的室性心律失常，大约30%患者需要再次手术。大约20%特发性左室心律失常起源于二尖瓣环，其中大多数是室性早搏或非持续室速，而非持续性室速。起源于二尖瓣环的室性心律失常是局灶机制，并且是儿茶酚胺敏感的。起源于二尖瓣环前叶比后叶更常见。导管消融成功率大约是90%，并发症的风险很低。主动脉连续是二尖瓣环起源的室性心律失常很常见的部位。大多数起源于主动脉连续的室性心律失常表现为频发室性早搏，而非持续室速。大部分该部位起源的室性心律失常的心内膜标测可见特殊电位，导管消融成功率超过90%，且并发症发生率很低。

（3）可以在心大静脉（GCV）或前室间静脉（AIV）内标测和消融的室性心律失常的起源部位多位于左室三角附近或其内。在消融之前，需要评估消融靶点与冠状动脉的关系。如果靶点与冠状动脉距离太近（<5～10mm），在起源部位1cm范围内，临近的心内膜消融可能成功。这些来自冠状静脉系统远端的室性心律失常通常是局灶性的，由于冠状静脉内阻抗很高，通常需要灌溉消融导管进行手术。即使冠状静脉系统中的局部电位较早，从主动脉窦或左室心内膜的标测和消融也可能成功。对于起源于心室壁内的室性心律失常，可能在左室间隔穿支静脉内消融，或同时从冠状静脉系统和左室心内膜采用双极或单极消融才能获得成功。心脏室间隔底部起源的持续性单形性室速通

常频率很快，对局灶性儿茶酚胺敏感，常导致患者晕厥。QRS 波形态特点是胸前导联移行较早，V_1 为负相，V_2 为正相，V_3 负相更多。该部位起源的室性心律失常的消融可在冠状静脉系统（包括心脏中静脉）邻近心内膜或心外膜途径进行尝试。冠状静脉系统与冠状动脉后降支邻近，消融前需要造影防止冠状动脉损伤。

（4）起源于右室间隔部希氏束附近的室性心律失常消融的成功率为 70%～90%。有几项研究报告，由于担心发生房室阻滞，在该部位选择放弃消融的病例高于其他部位。在该部位消融过程中，加速性交界性心律比较常见，但房室阻滞的发生率不高。导管的稳定性和防止房室阻滞的发生是消融该部位室性心律失常时需要仔细考虑的问题。起搏方法可能有利于防止房室阻滞的发生。如果消融是在非常靠近传导系统的地方进行，谨慎地使用冷冻消融可能帮助预防传导系统阻滞风险。

（5）左室后上基底部是左室基底部最靠下靠后的部位，位于三尖瓣平面之后。该区域起源的室性心律失常可通过左室心内膜完成消融。然而，该区域起源的室性心律失常也可以从右房间隔下部成功消融，此部位可标测到一个小的心房电位和一个较大的心室电位，较左室心内膜标测到的最早电位更提前。有研究描述了冠状窦内的标测和消融。用射频或冷冻消融能量均能获得消融成功。虽然数据有限，但并发症风险似乎很低，需要注意此部位靠近房室结和房室结动脉。

4.3　伴或不伴心功能不全的室性早搏

伴或不伴心功能不全的室性早搏导管消融的建议见表 8-10。

表 8-10　伴或不伴心功能不全的室性早搏导管消融的建议

建议	推荐级别	证据水平
疑似频发室性早搏（主要为单形室性早搏）引起的心肌病患者，如果抗心律失常药物无效，不能耐受或患者不愿长期服药，建议行导管消融术	I	B - NR
结构性心脏病且疑似频发室性早搏引起心肌病的患者，如果抗心律失常药物无效，不耐受或患者不愿长期服药时，导管消融是有益的	II a	B - NR
局灶性触发性室颤患者，药物治疗无效且室颤由该局灶起源相似形态的室性早搏触发时，导管消融是有益的	II a	B - NR
心脏再同步治疗（CRT）无应答患者，尽管应用药物治疗，但仍有非常频发的单源局灶性室性早搏致不能充分双室起搏时，导管消融是有益的	II a	C - LD

上述建议的具体证据支持如下所述。

（1）对于疑似室性早搏引起心肌病的患者，导管消融被认为是长期抗心律失常药物治疗的替代方法，特别是对于单形性室性早搏或起源于 RVOT 的室性早搏患者。当心肌病伴频发室性早搏时，如果全面心脏评估仍无法确定心肌病的病因，应该怀疑心肌病是由室性早搏所致。有几项研究已经证实较高负荷的室性早搏与心肌病之间的相关性，尽管尚无统一确切的室性早搏负荷用以预测心肌病。有几项研究表明，室性早搏负荷在 15%～25% 以上时，心肌病的发病率较高；然而，一些有同样高的室性早搏负荷的患者心功能也可能正常。而且，室性早搏引起的可逆性心肌病在一些室性早搏负荷低至 4%～5% 的患者中也有报道。室性早搏负荷相对较低的患者中，在怀疑室性早搏引起的心肌病之前，应该筛查心肌病的其他病因。室性早搏引起的心肌病的其他危险因素包括心外膜起源室性早搏、QRS 波较宽的室性早搏、室性早搏病史较长、无症状室性早搏、间位室性早搏和男性患者。室性早搏引起的心肌病患者中，导管消融室性早搏的总成功率为 65%～90%，并发症发生率较低。导管消融成功的预测因素包括 RVOT 起源的室性早搏和固定形态的室性早搏。消融成功后，大多数室性早搏引起的心肌病患者心功能得到显著改善，LVEF 可能恢复正常。根据目前的数据回顾，频发的无症状室性早搏患者，如果无左室功能障碍，不推荐常规行导管消融。心功能正常的频发无症状室性早搏患者，如果患者强烈希望进行消融治疗时，大约一半的写作委员会成员认为，在对消融的风险、益处和替代方法进行充分的介绍后，可以考虑行导管消融，而另一半的写作委员会成员仍坚持不考虑行导管消融。可能预示左室功能恶化的其他临床特征包括左室扩大或射血分数相对下降（仍可在正常范围内）。

（2）潜在的结构性心脏病患者中，频发室性早搏可能导致心肌病恶化，通过导管消融成功地消除室性早搏可以改善心功能。详细的心脏成像（例如 CMR 量化瘢痕）与全面的心脏病史，包括心肌病发展的时间过程和室性早搏出现的时间，这些都有助于评估室性早搏对心肌的影响，并指导室性早搏的治疗。

（3）药物难治的反复发作的室颤患者，如果室颤由可定位的室性早搏触发，那么成功消融该室性早搏可抑制室颤发作。这种触发性室性早搏常位于浦氏纤维系统，形态会略有变化。重要的是要认识到，尽管最初消融成功，但室性早搏和室颤仍可能复发，复发的室性早搏可能来自于另一个起源点。因此，即使室性早搏消融成功，也往往不能取代 ICD 的植入。

（4）临床上，CRT 无反应且药物治疗后仍有频发室性早搏的患者，由于双心室起搏比例受到室性早搏影响，因此成功消融室性早搏能改善心功能和提高 LVEF。一项多中心研究显示，CRT 无反应合并频发单形性室性早搏患者，导管消融成功消除室性早搏后，左室功能和 NYHA 分级的改善与术前的室性早搏负荷成正比，同时发现，消融前室性早搏负荷大于 22% 的患者心功能改善最大。

4.4 缺血性心肌病室性心律失常

缺血性心肌病室性心律失常导管消融的建议见表 8 – 11。

表 8 – 11　缺血性心肌病室性心律失常导管消融的建议

建议	推荐级别	证据水平
缺血性心肌病患者，长期服用胺碘酮仍有反复发作的单形性室速，建议优先行导管消融，而不是升级抗心律失常药物治疗	I	B – R
缺血性心肌病患者，伴有症状的反复发作的单形性室速，如果服用抗心律失常药物或有此类药物的禁忌证或不能耐受，建议行导管消融以减少室速复发	I	B – NR
缺血性心肌病患者，有药物难治性室速电风暴，推荐导管消融	I	B – NR
缺血性心肌病患者，有反复发作的单形性室速，如果不愿服用抗心律失常药物，建议行导管消融	IIa	C – EO
植入 ICD 的缺血性心肌病患者，经历首次单形性室速发作后，可以考虑导管消融以降低室速反复发作或 ICD 放电的风险	IIb	A
既往有心肌梗死病史，症状性反复发作的持续性室速患者，如果先前的心内膜导管消融术未成功，并且心电图、心内膜标测或影像学证据提示存在心外膜室速的基质，可以考虑心外膜消融	IIb	C – LD

上述建议的具体证据支持如下所述。

（1）对于已经服用抗心律失常药物但仍有室速发作的患者，通常会导致 ICD 治疗（电击或 ATP），进一步治疗方案包括增加药物剂量，换用其他药物，增加新药物和导管消融。VANISH 试验纳入 259 例患者，比较预先确定的抗心律失常药物升级方案与导管消融方案，平均随访 27.9 ± 17.1 个月。导管消融可降低死亡、室速电风暴或适当的 ICD 治疗的复合主要终点。观察到基线使用胺碘酮的亚组获益，其药物治疗升级方案包括增加胺碘酮剂量或加用美西律默昔列汀（HR 0.55；95% CI 0.38 ~ 0.80；$p = 0.001$）。但基线使用索他洛尔的亚组中没有获益，其药物治疗的升级方案是开始应用胺碘酮（HR 1.14；95% CI 0.65 ~ 2.02；$P = 0.64$）。进一步分析发现，与大剂量胺碘酮（每日

300mg）无效而加用美西律的亚组比较，导管消融的效果明显占优势。无手术相关的死亡。

（2）除上述 VANISH 试验外，3 项大型前瞻性多中心队列研究也探讨了导管消融在减少缺血性心脏病患者反复性室速中的作用，尽管使用抗心律失常药物，大多数患者仍有复发性室速。在这些试验中，患者自身作为对照，记录消融前 6 个月和消融后 6 个月的室速事件。每项研究都一致发现消融后室速发作减少。EUROVT 研究中，49% 患者室速复发。在这些患者中，79% 观察到 ICD 治疗（ATP 和电击）减少，平均治疗数量从消融前 6 个月的 60 ± 70 下降到消融后 6 个月的 14 ± 15（P = 0.02）。在两项室速射频消融试验中，消融前后 6 个月室速发作次数分别从中位数 11.5 减少到 0 次（p < 0.001）和从 13 减到 0 次（p < 0.0001）。

（3）室速电风暴的治疗，导管消融与其他治疗方法比较的数据有限。对于这些患者来说，抗心律失常药物治疗几乎被普遍用作一线治疗；而当室速复发时，导管消融是一种特别重要的治疗方法。两项小型单中心非随机研究发现，接受导管消融患者室速复发的风险低于药物治疗者，或两者复发的风险相似，但行导管消融患者的死亡率较低；然而，这些研究受到其回顾性研究设计和入组患者少的限制。其他几个大型系列及系统回顾和 Meta 分析显示，导管消融后 ICD 治疗的次数减少，控制心律失常方面取得了一定的成功，但死亡率仍很高。一个共同的发现是，消融失败（可诱发持续性室速）往往预示预后不良。

（4）不耐受或不适合抗心律失常药物治疗的患者通常不包括在 RCTs 中。然而，本文写作委员会认为，考虑到在多项临床试验中显示导管消融减少室速的复发率，相比不进一步治疗而言，建议这些患者行导管消融是合理的。抗心律失常药物治疗的禁忌证包括明显肾功能障碍或索他洛尔导致 QT 间期延长，以及胺碘酮致严重的肺部疾病加重。

（5）四个 RCT 试验观察患者经历第一次室速发作后导管消融的作用。在这些研究中，必须植入 ICD。其中两项试验显示导管消融减少主要终点事件。CALYPSO 研究发现，与抗心律失常药物治疗比较，导管消融推迟了室速首次复发的时间。SMS 研究未能达到首次室速/室颤复发的主要终点，然而导管消融减少了 ICD 干预的次数。这些试验的 Meta 分析显示导管消融可降低恰当 ICD 治疗的风险。然而，在起草这一建议时，写作委员会还认为，只有 CALYPSO 研究将患者随机分为导管消融或抗心律失常药物治疗组，其他试验将导管消融组和没有明确说明抗心律失常药物治疗情况的对照组进行比较。前瞻性试验尚未表明导管消融可降低死亡率，必须仔细权衡导管消融术的风险与获益情况。在一项使用美国国家住院样本数据库的大型研究显示，既往有心肌梗死的患者行导管消融，任何住院并发症的总发生率为 11.2%，住院死亡率为 1.6%，十多年来没有变化。目前，VANISH2 试验选择既往有心肌梗死和室速病史且未服用抗心律失常药物的患者，比较两种治疗方法的效果。左室功能保留的缺血性心肌病患者的室速，在不植入 ICD 的情况下，仅有有限的数据探讨导管消融治疗的可行性。在 302 例缺血性心肌病室速接受导管消融的患者中，约 3% 在 3 ~ 4 年随访期间发生猝死。写作小组认为没有足够的证据支持缺血性心肌病伴持续性室速的患者，在不植入 ICD 保护的情况下，单独行导管消融。

（6）长期以来，人们一直认为缺血性心肌病患者的室速折返环的关键部位在心外膜。然而，大多数情况下，从心内膜可标测到室速基质，心内膜标测和消融是治疗此类室速的主要方法。许多研究揭示了缺血性心肌病心外膜室性早搏的发生率。下壁心肌梗死患者心外膜标测和消融的研究中，在 30 例室速患者中有 7 例中发现心外膜折返环路。另一项研究中，11 例患者曾有 1 ~ 4 次心内膜消融未成功，其中 10 例患者心外膜穿刺成功，7 例需要心外膜消融，并且消除了这些患者的临床室速。然而，40% 患者在随访期间室速复发，并有 1 例围手术期死亡。两项大型单中心观察性研究报告缺血性心肌病患者中，联合心内膜和心外膜消融室速，能达到类似或较好的无室速复发生存率。一项前瞻性研究选择因电风暴接受导管消融治疗的患者，采用瘢痕均质技术（n = 43）治疗，所有患者均建立了心外膜通路，其中三分之一进行心外膜消融。然而，此项研究未评估心外膜基质是否参与临床室速或导管诱发的室速。目前联合使用心内膜和心外膜消融作为一线治疗缺血性心肌病患者室速的数据仍有限。目前，一项 RCT 试验正在研究这个问题。术前影像学检查可用于确定心外膜基质是否存在，如存在，就需要同时行心外膜基质消融。

4.5 非缺血性心肌病

非缺血性心肌病室性心律失常导管消融的建议见表 8 - 12。

表 8 -12　非缺血性心肌病室性心律失常导管消融的建议

建议	推荐级别	证据水平
非缺血性心肌病伴反复发作的持续性单形性室速患者，如果抗心律失常药物无效，有禁忌或不耐受，导管消融可用于减少复发性室速和 ICD 电击治疗	I	B - NR
非缺血性心肌病抗心律失常药物治疗无效的难治性室速电风暴患者，导管消融有助于减少复发性室速和 ICD 电击治疗	I	B - NR
非缺血性心肌病室速患者，室速的心外膜导管消融，作为心内膜消融失败后的策略，或怀疑心外膜基质或折返环路患者的初始的消融方法，可能是有益的	IIa	B - NR
心脏结节病伴反复发作室速的患者，尽管已服用药物治疗，但导管消融术对于降低室速复发和 ICD 电击治疗的风险可能是有益的	IIa	B - NR
非缺血性心肌病复发性持续单形性室速患者，如果不愿服用抗心律失常药物，导管消融可能减少室速反复发作和 ICD 电击治疗	IIa	C - EO
lamin A/C（LMNA）突变所致非缺血性心肌病伴反复发作室速的患者，导管消融可作为短期控制心律失常的姑息治疗策略	IIb	B - NR

上述建议的具体证据支持如下所述。

（1）非缺血性心肌病患者为一类具有多种病因的特异性人群，其病因包括未分类的扩张型心肌病及瓣膜性、高血压性、肥厚型、毒性、遗传性、炎性、心动过速介导性、围产期性和渗透性心肌病。几项回顾性和前瞻性队列性研究表明非缺血性心肌病患者在消融手术 1 年后无室速复发的比列为 40.5% ~70%。

非缺血性心肌病患者的室速多数为多形态，而且患者血流动力学多不耐受。该室速很难被诱发而且与心梗后室速相比，其速度更快。由于非缺血性心肌病和缺血性心肌病的室性心律失常基质不同，造成导管消融在二者中出现不同的结果，非缺血性心肌病对消融反应欠佳。非缺血性心肌病患者的室性心律失常基质通常位于瓣膜基底部和室间隔的心肌内外膜。由于室性心律失常基质位于心肌内，造成很难通过起搏标测和识别异常电位来确定合理的心律失常基质消融靶点。

尽管仅有 5% 的非缺血性心肌病患者发生持续性室速，是心源性猝死的主要原因之一。室速复发显著增加非缺血性心肌病患者的死亡率。

（2）植入 ICD 的非缺血性心肌病患者复发室速/室颤电风暴，其显著影响患者住院率和远期生存率。对于大多数非缺血性心肌病患者，导管消融可减少抗心律失常药物难治性或不耐受患者电风暴的发生。但其是否可减少这部分患者的死亡率，目前尚不清楚。

（3）多中心注册研究发现，30% 心外膜室速导管消融患者有非缺血性心肌病。心外膜标测和消融显著降低非缺血性心肌病患者室速的复发。其远期成功率介于 55% ~70% 之间。然而，由于心外膜消融增加手术并发症或晚期心包粘连影响未来的心包入路，心外膜消融应作为一线治疗心内膜消融失败时的保留方法，除非当心电图或是影像学提示主导室速的基质位于心外膜。但在初始治疗前需要考虑进行心外膜消融的可能性。

（4）心脏结节病预后差。心脏结节病室速通常抵抗抗心律失常和免疫抑制药物，需要植入 ICD 治疗。室速复发在心脏结节病中常见，预示着更差的预后。导管消融可降低其室速复发和 ICD 放电治疗。

（5）抗心律失常药物在降低器质性心脏病伴持续性室速患者死亡率方面不如植入 ICD 有效。即使 ICD 放电可即刻成功地终止室速或室颤，但其增加非缺血性心肌病患者心力衰竭风险和死亡率。目前还没有随机对照研究比较抗心律失常药物与导管消融防止非缺血性心肌病患者室速复发的效果。间接比较发现导管消融与可达龙药物治疗在降低器质性心脏病患者室速复发方面，结果相似。可达龙可能增加心肌病患者的死亡率，同时导致严重的长期副作用。导管消融治疗非缺血性心肌病患者的室速是安全有效的，长期稳定控制率 50% ~ 70%（抗心律失常药物只有 33% 左右），同时患者生存率为 70%。既往回顾性研究发现，非缺血性心肌病患者导管消融的即刻成功率和无室速复发率伴随着死亡率和心脏移植率的显著降低。

（6）LaminA/C（LMNA）基因突变是造成非缺血性心肌病的重要病因，因其进展为终末期心力衰竭和发展为恶性心律失常的趋势较其他类型的特发性非缺血性心肌病更快，故其恶性程度更高。laminA/C 基因突变致非缺血性心肌病患者，导管消融可作为更严格的心力衰竭治疗管理之前，暂时有效控制心律失常的缓解方法。然而，在发表的文献中发现，由于心律失常基质通常位于心肌内造成导管消融治疗的急性和慢性成功率低，而并发症率高。laminA/C 基因突变致非缺血性心肌病进展为终末期心力衰竭而需要机械支持治疗或心脏移植较常见，室速导管消融可能是疾病早期阶段的一种最好的治疗手段，而不仅仅作为延缓疾病进展为终末期心力衰竭的姑息治疗方式。

4.6 希浦系相关性室速、束支折返型室速和分支折返型室速

导管消融束支折返型室速和分支折返型室速的建议见表 8 – 13。

表 8 – 13 导管消融束支折返型室速和分支折返型室速的建议

建议	推荐级别	证据水平
束支折返型室速患者，导管消融可降低室速复发的风险	I	B – NR
特发性左侧分支折返型室速患者，如果药物治疗无效或患者不愿服药，导管消融术是有益的	I	B – NR
特发性左侧分支折返型室速的较大患儿（体重≥15 公斤），如果药物治疗无效或不能耐受，导管消融是有益的	I	B – NR
局灶性分支折返型室速伴或不伴结构性心脏病患者，导管消融是有益的	I	B – NR
心肌梗死后浦氏纤维介导的折返性室速患者，导管消融是有益的	I	B – NR

上述建议的具体证据支持如下所述。

（1）导管消融可以成功治疗绝大多数的束支折返型室速（BBRVT）患者。然而，对于器质性心脏病或是心脏传导系统异常的患者，导管消融室速的长期结果依赖于心脏基础疾病本身的情况。尽管束支折返型室速可以被成功消融，很多患者由于伴随的瘢痕相关性室速和（或）左室功能不全，仍具有心源性猝死的风险，应考虑植入 ICD 或 CRT – D；另一方面，发生不可接受的频发 ICD 放电的束支折返性室速患者，导管消融在防止或是减少 ICD 放电方面有一定帮助。即使对于终末期心力衰竭和无休止发作的束支折返型室速患者，导管消融仍可作为心脏移植前的过渡疗法。

心脏结构和功能正常的束支折返型室速患者，可以经导管消融治愈。尽管数据有限，一些文献报道，经成功导管消融的左室收缩功能且未诱发室速的患者，植入 ICD 可能没有进一步的获益。这一亚组患者长期随访无室速发生，预后非常好，无室速复发同时无传导功能障碍。然而，在制定特

定的推荐意见之前还需要进一步的研究证据证实。

对于 HV 间期正常的束支折返型室速患者，导管消融也是一种治疗手段。几乎 22% ~ 46% 的束支折返型室速患者在窦性心律下 HV 间期正常，只有在心动过速时才发生显著的 HV 间期延长。这一结果意味着希浦系功能性或是固定性传导阻滞可能足以维持束支折返型室速。长期消融结果依赖于心脏基础疾病本身的情况。左室收缩功能和 HV 间期正常的患者，长期消融结果很好。

瓣膜性心脏病患者，起源于心室肌的室速是最常见的可诱发的持续性单形性室速。多数患者既往有冠脉疾病和严重的左室功能不全。然而，近乎 1/3 患者，持续性束支折返型室速是唯一可诱导的持续性室速类型。对于大部分患者，这一类型室速通常发生于瓣膜手术后 4 周内。这部分左室功能相对较好的患者，通常可诱发出折返性右束支阻滞型室速。这部分患者的室速可以通过导管消融治疗（比如束支消融），因而特别是瓣膜手术后很快发生心律失常的患者，应考虑束支折返型室速的可能。

通过导管消融左束支或是右束支以阻断折返环路，束支折返型室速通常可以被治愈。然而，经常出现残余束支的前传功能严重损害，从而需要永久心脏起搏纠正血流动力学问题。在选择消融靶点之前，需要提前考虑患者未来植入心脏电子器械的可能性。如果基础状态下，患者存在完全或不完全左束支阻滞，意味着经左束支缓慢前向传导，此时消融左束支会留下足够的剩余右束支前传。消融缓慢传导的左束支远端区域（如左后分支或左前分支），可保留剩余房室结的传导功能。消融后密切随访应重点关注心律失常复发，传导系统进一步恶化或左束支阻滞造成的心室功能不全。

（2）已发表的文献表明，左室特发性分支折返型室速的消融总体成功率大于 95%。尽管左心导管操作可能出现并发症，但没有严重并发症的报道。线性消融左后间隔区域时会出现左后分支阻滞。

起源于室间隔较高位置的分支折返型室速经常表现为窄 QRS 波心动过速，有些左室高位间隔室速发生于消融左后分支室速之后。局灶消融左室高位间隔可以成功消融这类室速，但也可能发生分支损伤的风险。

（3）分支折返型室速的儿童患者中（年龄 10.0 ± 5.1 岁，62% 男童），80% 患者可经非二氢吡啶类钙通道阻滞剂有效地终止和防止室速。然而，21% 此类患者在经历长期口服药物治疗后出现室速复发。导管消融可以成功治疗 71% 分支折返型室速。导管消融平均 2 年的随访时间内（1 天 ~ 15 年），72% 分支折返型室速患者在没有药物治疗的情况下，未出现室速复发。两项小规模研究发现，导管消融分支折返型室速的即刻成功率为 100%。然而，在 2 ~ 3 年的随访时间内总体复发率为 0% ~ 50%。严重的并发症包括房室阻滞 1 例，左束支阻滞 1 例。更小体重的分支折返型室速患者（< 15 千克），在接受药物治疗，血流动力学可耐受且未出现心室功能不全时，通常不推荐导管消融治疗。

与其他类型心律失常一样，婴幼儿的特发性室速通常随着年龄的增长自行缓解。但在大龄儿童和青少年儿童中，室速自行缓解并不常见。特发性室速通常耐受性良好，症状轻微，没有心源性猝死的风险。

一项有 2 例患者的病例报告发现口服维拉帕米可抑制新生儿的特发性室速。在患儿 1 岁后停用维拉帕米，患儿在长至 3 岁和 4 岁时，未在出现室速的复发。

（4）行导管消融的特发性室速患者中，2.8% 患者为局灶性非折返性分支型室速，这部分患者具有独特的临床特点，其局灶起源点通常位于左后分支，很少起源于左前分支和右室浦氏纤维系统。通过激动标测指导导管消融是有效的，而起搏标测效果欠佳。27% 患者出现室速的复发，这部分患者在初次消融过程中通过起搏标测确定室速的消融靶点。

在另一项小规律研究中发现，2 例缺血性心脏病局灶性浦氏纤维介导的室速患者，在成功消融室速后，出现完全性房室阻滞。这一结果意味着，对于器质性心脏病室速患者，由于其他可诱导室速类型的出现和传导系统的异常，单独只行导管消融是不够的，需要植入起搏器和或除颤器。

（5）浦氏纤维系统可能作为心梗后单形室速折返环路的一部分，导致出现一种模仿分支型室速形态的相对窄 QRS 波室速类型。导管消融治疗该类室速有效。

4.7　先天性心脏病

先天性心脏病患者室速导管消融的建议见表 8－14。

表 8－14　先天性心脏病患者室速导管消融的建议

建议	推荐级别	证据水平
先天性心脏病持续性室速患者，应评估潜在的残余解剖或冠状动脉异常	I	B－NR
先天性心脏病持续室速患者，有严重血液动力学损害的情况下，应在纠正血流动力学异常时考虑导管消融治疗	I	B－NR
法洛四联症修复术后，持续单形性室速或室速反复发作经适当的 ICD 干预治疗的患者，导管消融是有效的	I	B－NR
先心病伴临床持续性室速，接受手术修复残余的血流动力学异常的患者，在术前或术中电解剖标测指导下消融室速可能是有益的	Ⅱa	B－NR

上述建议的具体证据支持如下所述。

（1）接受人工修复术的先天性心脏病患者，其室速的典型基质为肥厚的心室肌和来源于原先外科切口、补片和管道造成的瘢痕介导的折返性心动过速。先天性心脏病患者室速的发展可表现为血流动力学的异常，包括瓣膜的阻塞或反流、心室功能不全或冠脉血管异常。当室速造成血流动力学异常引起心肌缺血、心室功能不全时，则需要治疗。室速基质消融可减少室速复发率和（或）提高血流动力学稳定状态。

（2）多数数据研究显示，再次进行手术的先天性心脏病患者，持续性室速多数来源于法洛四联症患者。治疗潜在的血流动力学异常可能降低室速复发率和允许心室重塑或提高心室功能。研究显示，因血流动力学异常再次行外科手术的法洛四联症持续性室速患者，术中未进行特意的心律失常干预治疗，在中期随访过程中发现术后晚发室速发生率降低至 11% ～33%。由于外科手术后不能完全保证室速不再复发，需要考虑导管消融或是植入 ICD（图 8－2）。

（3）绝大多数经外科修复的先天性心脏病成年患者中，多数成功的室速消融病例见于法洛四联症，有少部分大动脉转位、室间隔缺损和其他类型先天性心脏病。复杂的先天性心脏病患者，其室速趋向于有多条折返环路，同时折返环路与之前的心室切口和室间隔补片相关。法洛四联症患者，已确认的其室速折返环路的关键解剖峡部位于间隔补片或心室切口与肺动脉瓣环之间，和三尖瓣环与流出道补片或间隔补片之间。通过电激动标测确认和消融折返通道并证实传导阻滞，同时偶从左室间隔面进行消融，该类室速的消融成功率约为 80%。导管消融室速成功伴双室功能保留的法洛四联症患者，在最长达 10 年的随访中，未经历室速复发或心源性猝死。

（4）几项小规模研究发现，先天性心脏病患者外科手术修补过程中，内科标测指导外科室速消融，室速复发率为 15% ～20%。目前，法洛四联症患者在外科手术过程中，在没有电生理标测指引下行经验性冷冻消融持续性室速环路，室速复发率为 18% ～45%。高危的法洛四联症患者预防性、经验性冷冻消融流出道的相关研究正在进行中。

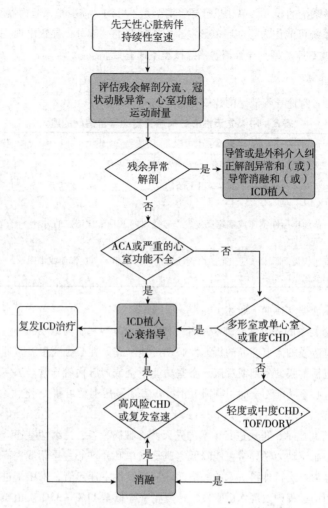

图 8 - 2　先天性心脏病和持续性室速 ICD 植入建议

　　请参考 PACES/HRS Expert Consensus Statement on the Recognition and Management of Arrhythmias in Adult Congenital Heart Disease 和 2012 ACCF/AHA/HRS Focused Update of the 2008 Guidelines for Device - Based Therapy of Cardiac Rhythm Abnormalities. ACA = 流产的心脏骤停；CHD = 先天性心脏病；DORV = 双出口右室；ICD = 植入式心脏复律除颤器；TOF = 法洛四联症。

4.8　遗传性心律失常综合征

　　遗传性原发心律失常室速患者导管消融的建议见表 8 - 15。

表 8 - 15　遗传性原发心律失常室速患者导管消融的建议

建议	推荐级别	证据水平
致心律失常性右室心肌病伴反复发作的持续性室速或经常的 ICD 适当干预的室速患者，如果抗心律失常药物治疗无效或不能耐受，建议在有专家的中心行导管消融	I	B - NR
致心律失常性右室心肌病患者，如果一次或多次心内膜室速导管消融尝试失败，建议采用心外膜方法进行室速消融	I	B - NR
致心律失常性右室心肌病伴反复发作的持续性室速或经常的 ICD 适当干预的室速患者，如果患者不愿服用抗心律失常药物，建议在有专家的中心行导管消融	II a	B - NR

续表

建议	推荐级别	证据水平
Brugada 综合征伴反复发作的持续性室速或经常的 ICD 适当干预的患者，导管消融可能是有益的	Ⅱa	B – NR
致心律失常性右室心肌病患者，采用一线心内膜/心外膜消融术是合理的	Ⅱa	C – LD

上述建议的具体证据支持如下所述。

（1）致心律失常性右室心肌病患者中，尽管应用多种抗心律失常药物，包括可达龙和索他洛尔，仍可见室速复发和频发 ICD 放电治疗。导管消融治疗室速的即刻成功率在可接受范围内，随时间推移、不同技术的进展（基质标测和常规标测）和途径的选择（心内膜、心外膜或心内膜联合心外膜消融）可显著降低室速度复发率和 ICD 的干预治疗。委员会成员建议在致心律失常性右室心肌病室速消融经验丰富的中心，应早期行室速消融，包括心外膜消融，而不是强化抗心律失常药物治疗。相关参考文献也发表于 2019 年 HRS 关于心律失常性心肌病评估、危险分层和管理的专家共识中。

（2）致心律失常性右室心肌病患者中，心室瘢痕位置（主要位于右室，但同样也可以包括左室），病灶数量和深度（心外膜和或心内膜）均是多样的。随时间延长，通常需要重复导管消融，同时由于瘢痕位置，经常有必要进行心外膜消融。长期随访中，行心内膜消融的患者中，约 1/3 保持无室速复发。当患者行心内膜消融后室速仍可诱发，才需要行心外膜消融，从而避免不必要的心外膜消融和手术的风险。然而，如果术中发现心内膜消融临床室速失败或室速仍可诱发，在同一次手术中，需要强烈考虑行心外膜消融的可能性。

（3）致心律失常性右室心肌病患者，尽管应用多种抗心律失常药物，仍可见室速复发和频发 ICD 放电治疗。多数行导管消融的患者在接受抗心律失常药物治疗，包括术前和术后应用 β 受体阻滞剂。然而，文献报道有些患者在消融过程中，未接受抗心律失常药物治疗。导管消融的即刻成功率是可接受的，特别是心外膜消融后，文献报道的成功率高于其他类型基质的心肌病，例如非缺血性心肌病。患者年龄相对年轻，同时可能未接受过其他治疗，可能会影响抗心律失常药物治疗和消融治疗间的选择。两项研究评估致心律失常性右室心肌病室速基质是否会随着时间推移而发生进展。第一项研究称，通过双极电压标测的方法，在 11 例重复消融的患者中有 2 例患者在平均约 6 年的随访期间瘢痕发生进展；第二项研究称，在超过 30 个月的随访期内，2 例重复消融的患者（共 7 例）瘢痕发生进展。复发的室速在上次标注的瘢痕部位进行巩固消融，表明上一次的消融不足。这一结果表明，经过初次复杂的消融术室速不能被诱发后，至少在中位随访期内，瘢痕进展和室速复发是不可避免的。在可行心外膜消融的中心，当心内膜消融不足以消除室速，需要强烈考虑在同一次手术过程中行心外膜消融。然而，为避免长期服用抗心律失常药物，患者可能需要重复消融和依赖于 ICD 放电治疗血流动力学不稳定的室速。委员会强烈推荐在有经验的术者和医疗中心，在充分告知患者的前提下，在之前未接受抗心律失常药物治疗的情况下，可将导管消融可作为室速的一线治疗方法。相关参考文献也发布于 2019 年 HRS 关于心律失常性心肌病评估、危险分层和管理的专家共识中。

仅在小部分有新发单形性室速，消融术前后均未接受 ICD 治疗的患者中，探讨导管消融的效果。结果未能证实导管消融可降低致心律失常性心肌病患者的心源性猝死率。因而，植入 ICD 是防止心源性猝死的基石治疗。

（4）Brugada 综合征和 I 型 Brugada 波患者（自发或药物诱发）的右室流出道前缘存在致心律失常基质，可通过进一步的药物激发试验以显示 Brugada 波。消融上述靶点位置可以使异常的心电图表现正常化和减少程序性刺激诱发室速的可能性。大多数有症状的 Brugada 综合征（复发室颤、室速、室颤电风暴或频发 ICD 放电治疗）和 I 型 Brugada 波（自发或药物诱发）的患者，通过导管消融心律失常改良基质的方法，可减少心律失常事件的发生。由于患者长期随访受限且普遍未知，该部分患者的导管消融需要在治疗 Brugada 综合征和心外膜消融有经验的中心进行。奎尼丁应作为一线的药物替代治疗。

（5）致心律失常性右室心肌病患者，联合心外膜和心内膜消融心律失常基质较单独心内膜消融可提高即刻成功率和降低复发风险。联合心外膜和心内膜消融方式可能是合理的选择，尽管不是所有的患者均需要进行心外膜消融以终止室速。需要考虑心外膜入路和消融过程中的风险，这一方式需要在有经验的中心进行。

4.9 肥厚型心肌病的室性心律失常

肥厚型心肌病室速患者导管消融的建议见表 8 - 16。

表 8 - 16　肥厚型心肌病室速患者导管消融的建议

建议	推荐级别	证据水平
肥厚型心肌病反复发作的单形性室速患者，如果抗心律失常药物治疗无效或不能耐受，导管消融可能是有益的	IIa	B - NR

上述建议的具体证据支持如下所述。

肥厚型心肌病患者的心律失常略少见，主要是关于单形性室速消融的报道。绝大多数次类患者抗心律失常药物治疗失败。由于心肌肥厚，导管消融有一定的挑战性，且绝大多数患者需要进行心外膜消融，并可能采取其他治疗方式，如冠脉内注入无水酒精消融和外科心外膜冷冻消融。尽管有些患者需要多次手术，但通过治疗可获得满意的结果。室性心律失常伴心尖动脉瘤患者多数从左室心内膜进行消融。

5　手术计划

本节包括术前风险评估（表 8 - 17），术前患者准备和术前心律失常心电图记录，重点是心电图提供关于室速起源的信息（图 8 - 3 和图 8 - 4，见本篇末二维码）。此外，也详细讨论了多模态成像定位心律失常基质，也详细介绍了所需的设备、人员和设施。

表 8 - 17　PAAINESD 评分用于预测围手术期血流动力学失代偿的风险

变量	积分
慢性阻塞型肺疾病（COPD）	5
年龄（Age）>60	3
普通麻醉（General anesthesia）	4
缺血性心肌病（Ischemic cardiomyopathy）	6
NYHA 分级 III/IV	6
左室射血分数（EF）	3
室速电风暴（VT storm）	5
糖尿病（Diabetes mellitus）	3

注：PAAINESD 评分用于预测围手术期血流动力学失代偿的风险，其值范围为 0 到 35 分（当排除可修改的术中变量"全身麻醉"时为 0 ~ 31［PAINESD]）(Santangeli et al. Circ Arrhythm Electrophysiol 2015；8：68 - 75)

室速导管消融术前影像学的建议见表 8 - 18。

表 8 – 18　室速导管消融术前影像学的建议

建议	推荐级别	证据水平
左室功能不全的患者，行室速导管消融术时，建议进行术前或术中影像检查以排除心脏血栓	I	B – NR
非缺血性或缺血性心肌病的患者，行室速导管消融术前，心脏磁共振检查有助于减少室速的复发	Ⅱa	B – NR
非缺血性或缺血性心肌病的患者，行室速导管消融术，术前影像检查可用于手术程序规划	Ⅱa	B – NR
非缺血性心肌病患者，植入 ICD 前行心脏磁共振检查，不会有设备相关的伪影，以用于诊断和识别潜在的致心律失常基质	Ⅱa	C – EO
缺血性心肌病患者，植入 ICD 之前考虑行心脏磁共振检查，不会有设备相关的伪影，来识别潜在的心律失常基质	Ⅱb	C – EO

6　术中患者护理

本节重点介绍有关术中镇静及其潜在的问题。此外，详细讨论血管入路，有许多潜在并发症的心外膜消融，抗凝治疗以及在室速消融期间使用血液动力学支持的适应证。

6.1　麻醉

室速消融术中麻醉的建议见表 8 – 19。

表 8 – 19　室速消融术中麻醉的建议

建议	推荐级别	证据水平
建议在室速定位和消融期间提供可变深度的镇静、镇痛和麻醉	I	C – EO
接受室速消融的患者，需要进行仔细的术前评估，以确定镇静和镇痛的理想策略	I	C – EO
特发性室速患者应避免全身麻醉和深度镇静，特别是怀疑儿茶酚胺敏感性心律失常，或在之前的手术中未能诱发的心律失常	Ⅱa	C – LD
稳定的特发性或瘢痕相关性室速的预期手术时间较长或经历痛苦的操作（例如心外膜消融）的患者，可以考虑在严格的血流动力学和呼吸监测下进行中度至深度镇静	Ⅱb	B – NR

6.2　血管入路

室速消融术中血管入路的建议见表 8 – 20。

表 8 – 20　室速消融术中血管入路的建议

建议	推荐级别	证据水平
建议使用超声引导的股动脉和静脉穿刺入路，以降低室速消融期间血管入路并发症的发生率	I	B – NR

6.3　心外膜途径消融

心外膜导管消融的建议见表 8 – 21。

表 8 – 21　心外膜导管消融的建议

建议	推荐级别	证据水平
行心外膜室速消融的患者中，建议在消融前行冠状动脉造影或冠脉 CT 明确心外膜冠状动脉影像，以降低动脉损伤的风险	I	C – EO
对于通过经皮途径行心外膜室速消融的患者，建议备即刻超声心动图，输血，心胸外科手术医生备台	I	C – EO
以往有心脏手术或心包粘连的患者，考虑通过经皮入路行心外膜室速消融，建议仔细评估风险/获益比，并推荐其他方法，例如外科手术	I	C – EO

续表

建议	推荐级别	证据水平
行心外膜室速消融的患者，建议自消融电极发放高强度刺激起搏，以排除膈肌刺激，并避免膈神经损伤	I	C – EO

6.4　术中血流动力学支持

室速消融术中应用机械性血流动力学支持的建议见表 8 – 22。

表 8 –22　室速消融术中应用机械性血流动力学支持的建议

建议	推荐级别	证据水平
对于某些有可能需要血流动力学支持的患者，应与心力衰竭专家合作，决定是否继续进行室速导管消融	I	C – EO
经选择的某些患者在房颤消融期间采用经皮左室辅助装置和体外膜氧合可能有助于避免急性血流动力学恶化	IIa	B – NR
在某些情况下，可以考虑使用机械性血流动力学支持，以进行不稳定室速的定位和消融	IIb	B – NR

6.5　消融术中抗凝

室速消融术中抗凝的建议见表 8 – 23。

表 8 –23　室速消融术中抗凝的建议

建议	推荐级别	证据水平
行左室心内膜导管标测和（或）消融的患者，建议术中经静脉给予肝素行全身抗凝治疗	I	C – EO
行右室心内膜定位和/或消融，且有血栓栓塞高风险的患者，建议术中经静脉给予肝素行全身抗凝治疗	IIa	B – NR
全身肝素化后接受心外膜消融的患者，用鱼精蛋白逆转肝素的作用是合理的	IIb	B – NR

7　电生理检查

电生理检查是室速消融的关键组成部分，用来标测和诱发心律失常。此外，初始心律失常的诱发可用来评估手术消融的结果。大多数特发性室性心律失常是由 cAMP 介导的延迟后除极引起的，可以静滴儿茶酚胺和超速起搏来诱发。虽然可以完全采用基质消融（不诱发心律失常），但许多中心仍对瘢痕相关阵发性室速行程序性刺激，其中的原因包括以下几点：①血流动力学能耐受的室速可以进行激动标测和拖带标测；②识别临床室速度的形态，以更好地集中进行基质消融；③限制消融的范围。虽然已经提出了程序刺激的标准流程，但大多数中心的程序刺激至少采用 1 个刺激部位和 2 个不同刺激周长的最低刺激标准，考虑局部不应期，给予 1~4 个期前刺激，联律间期至少 180~200ms。考虑到诱发折返性室速对刺激部位的依赖性，额外的刺激位点（特别是左室）可能是有用的。在程序刺激过程中使用长短刺激特别有助于 BBRVT 的诱发，这种心律失常比较容易用射频消融来解决。

消融最重要的目的是识别和消除临床室速。先前的研究表明，93%~95% 陈旧性心梗患者和有持续性室速病史的患者可以经程序刺激诱发室速。重要的是，这些研究诱发的室速不一定是临床室速，而是任何可能被诱发的室速。关于电生理检查模拟临床室速形态可靠性的数据是有限的。鉴于临床室速的 12 导联心电图常不能获得，ICD 记录的电腔内电图已被认为有助于可靠地识别电生理检查诱发的室速是否为临床室速。不幸的是，临床室速并不总是能被诱发，其中 7%~24% 患者完全不能诱发，另有 13%~30% 患者不能诱发出临床室速。此外，经常诱发出以前没有记录到的室速，而这取决于是否完成电生理程序刺激，从多个部位进行诱发，并且逐渐缩短联律间期达到不应期。消除所有可诱发的室速被认为可明显改善预后；因此，这是消融的理想目标。消融后非临床室速的诱发与室速较高的复发率有关。但由于实现消除所有可诱发室速这一目标可能需要较长的手术时间，因此需要权衡风险和获益。关于电生理检查可靠性的一个主要问题是，即使患者消融后电生理检查已经完全不能诱发室速，但室速仍经常复发。关键部位水肿形成可使目标室速暂时不被诱发；然而，消融损伤不彻底也可以形成新的基质，产生新的室速。前者可在消融术后几天内用无创电生理刺激进行判断，这种方法可预测消融结束时不能诱发室速患者术后室速复发的情况。电生理检查通常在手术开始时进行，但如果担心患者的血流动力学状态不能耐受，可以在手术即将结束时行电生理检查，以判断是否能诱发室速。

电生理检查在非缺血性心肌病指导室速基质消融的有效性尚不完全清楚，但已证实，消融后不能诱发室速者预后较好。目前仅有有限的数据和报道关于当异丙肾上腺素和高频刺激不能诱发室速时，其他药物（氨茶碱、肾上腺素、钙、多巴酚丁胺、咖啡因）诱发心律失常的情况。

这里总结写作委员会的调查结果，以提供一些观点。对于结构性心脏病室速诱发，所有患者都进行了右室心尖部刺激，66%患者进行了 RVOT 刺激。如果放置左室导管，则59%患者进行了左室刺激。进行到 S3 刺激的占76%，进行 S4 刺激的占24%。对于特发性心律失常的诱导，大多数委员会成员经常使用异丙肾上腺素（93%），其次是肾上腺素（21%）、苯肾上腺素（14%）、阿托品（11%）和钙剂（7%）。此外，委员会的一些成员至少考虑过使用多巴酚丁胺和咖啡因。

在这一点上，电生理检查仍是标测和消融的关键工具。然而，因为其有许多局限性，往往需要其他方法辅助电生理检查。

8　标测和成像技术

8.1　概述

多极导管的激动标测、拖带标测（图8-5，见本篇末二维码；图8-6）和起搏标测是室速标测的主要技术。本节回顾这些技术，包括窦性心律下识别致心律失常基质的基质标测技术。此外，本节还回顾与消融术安全性有关的并有助于识别致心律失常基质的术中成像技术。

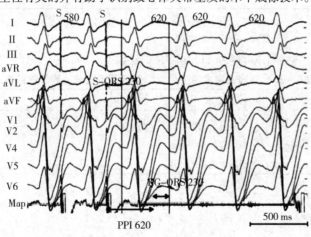

图8-6　从室速折返环路峡部起搏

室速拖带标测。室速周长620ms，起搏周长580ms。消融导管记录（标测）到舒张期低压电位。刺激脉冲至 QRS 波起点的时间间期为230ms，与心腔内电图记录的心动过速时浦氏纤维电位至 QRS 波起点的时间间期相匹配。起搏后间期等于室速周长。刺激－QRS 间期/室速周长比为0.37，提示导管位于室速折返环路中。CL = 周长；PPI = 起搏后回复间期；VT = 室性心动过速；S－QRS：刺激－QRS 间期；EG－QRS：心腔内电图浦氏纤维电位－QRS 起点的时间间期

8.2 窦性心律下的基质标测

窦性心律下的基质标测的建议见表8-24。

表8-24 窦性心律下的基质标测的建议

建议	推荐级别	证据水平
瘢痕相关性室速患者,基质消融对预防室速复发是有益的	I	B-NR
瘢痕相关性室速消融术中,高密度多电极标测有助于获得致心律失常心肌组织更全面的特征,是有益的	IIa	B-NR
无或极少心内膜双极电图异常的患者,降低单极电压有助于检测出心外膜或心肌壁内瘢痕	IIa	B-NR

8.3 室性心律失常消融术中成像

室速导管消融术中成像的建议见表8-25。

表8-25 室速导管消融术中成像的建议

建议	推荐级别	证据水平
在Valsalva窦内消融之前,建议应用冠脉造影或心腔内超声明确定位冠状动脉口	I	B-NR
冠状静脉系统或心外膜消融之前,建议行冠脉造影以识别冠状动脉的走向	I	B-NR
心腔内超声有助于识别和定位乳头肌进行消融,也有助于评估导管的稳定性	I	B-NR
在患者血液动力学恶化的情况下,建议应用心腔内超声或经胸超声评估心包积液	I	B-NR
心腔内超声可用于及早发现并发症,包括心包积液	I	C-LD
心腔内超声可以作为辅助技术,以识别心腔壁变薄、运动异常、回声增强,以及心内血栓	IIb	B-NR

8.4 电解剖标测系统和机器人导航

室速消融术中使用电解剖标测系统和远程导航的建议见表8-26。

表8-26 室速消融术中使用电解剖标测系统和远程导航的建议

建议	推荐级别	证据水平
结构性心脏病伴室速患者,行导管消融,电解剖标测是有用的	I	B-NR
特发性室速患者,行导管消融、电解剖标测是有用的	IIa	B-NR
行导管消融的室速患者,磁导航有助于减少透视的使用	IIa	B-NR

9 标测与消融

本部分旨在作为"操作方法"部分,详细介绍不同患者人群室速消融的程序步骤,从无心脏病患者的室性早搏消融到不同类型结构性心脏病患者室速/室颤的消融。附要点总结。

9.1　消融能量和技术

要点总结
- 通常将阻抗≥10 欧姆或接触力≥10g 的射频能量释放。
- 半生理盐水能产生更大范围的消融灶，但可能会导致蒸汽爆裂。
- 同时双极或单极消融可形成更大的消融灶。
- 冷冻消融有助于更稳定地接触乳头肌。
- 如果存在合适的靶血管，可经其注入乙醇进行消融，无法用其他消融方法触及靶点处的基质。
- 立体定向放射疗法是消融的新兴替代方法，需要在放射治疗之前确定靶向目标区域。

9.2　特发性流出道起源的室性心律失常

要点总结
- 大部分流出道室性心律失常起源于 RVOT、肺动脉、Valsalva 窦、左室心外膜和心内膜。
- 激动标测和起搏标测可以用于指导 RVOT 的消融。
- 消融主动脉 Valsalva 窦之前，必须成像定位冠状动脉口。
- 左室三角是一个具有挑战性的消融靶点，通常需要从 RVOT、LVOT、Valsalva 窦，冠状静脉系统或心外膜间隙标测和（或）消融。
- 消融导管很难到达室间隔深部，此处起源的室性心律失常消融困难。

图 8-7 为左室三角的解剖边界，见本篇末二维码。

9.3　特发性非流出道起源的室性心律失常

要点总结
- 乳头肌起源的室速消融可能具有挑战性，这是由于乳头肌形态多样，在消融过程中导管难以到达，也难以保持持续的充分接触。
- 起源于左室乳头肌的室速多于右室乳头肌。起源于后内侧乳头的室速多于前外侧乳头肌，起源于心尖部的室速多于基底部。
- 与其他局灶性室速比较，非流出道起源室性心律失常的起搏标测的准确性降低。
- 心腔内超声在评估导管的接触和稳定性方面特别有用。
- 冷冻消融还有助于在形成损伤时保持导管稳定。

图 8-8 为乳头肌起源的心律失常消融术中影像学检查，见本篇末二维码。

9.4　束支折返型室速或分支折返型室速

要点总结
- 束支折返型室速发生在各种可能影响传导系统疾病的患者中，包括扩张型心肌病（DCM）、瓣膜性心脏病、心肌梗死、强直性肌营养不良、Brugada 综合征和 ARVC 等患者。
- 消融右或左束支可消除束支折返型室速，但不能消除其他心律不齐的基质。
- 束支折返型室速的正确诊断至关重要，应在消融任何一个束支之前采用既定的标准。
- 房室结的消融不能治愈束支折返型室速。
- 任一束支的消融不能治愈分支折返型室速。
- 左后分支起源的室速，P1 电位是室速的消融目标；如果无法识别 P1 或室速不能耐受，则可以使用解剖学方法。
- 浦氏纤维可以延伸到乳头肌，这也可以是室速折返环路的一部分。
- 左前分支起源的室速，P1 电位是消融的目标。
- 局灶性非折返性室速不常见，可发生于缺血性心脏病患者。然而，此类室速不能通过程序刺激诱导，最早的浦氏纤维电位是室速发作时的消融目标。

束支折返型室速的分类见表 8-27。

表 8-27　束支折返型室速的分类

	A 型	B 型（分支参与）	C 型
心电图图形	LBBB 图型	RBBB 图型	RBBB 图型
前向传导支	RBB	LAF or LPF	LBB
逆向传导支	LBB	LPF or LAF	RBB

注：LAF = 左前分支；LBB = 左束支；LBBB = 左束支阻滞；LPF = 左后分支；RBB = 右束支；RBBB = 右束支阻滞。

分支折返型室速见表 8 - 28。

表 8 - 28　分支折返型室速

I. 维拉帕米敏感性分支折返型室速
　1. 左后分支型室速
　　i. 左后间隔起源的分支折返型室速
　　Ⅱ. 左后乳头肌起源的分支折返型室速
　2. 左前分支型室速
　　i. 左前间隔起源的分支折返型室速
　　Ⅱ. 左前乳头肌起源的分支折返型室速
　3. 高位室间隔型室速
Ⅱ. 非折返性分支起源的室速

9.5　心肌梗死后室速

要点总结
- 如果可诱发多种室速,应优先处理临床室速。
- 消融所有可诱发的室速可降低室速的复发,并与无心律失常生存期延长相关。
- 对于临床可耐受的室速,拖带标测有助于关键性峡部的消融。
- 对于临床不耐受的室速,有各种消融策略,包括针对异常电位消融、起搏标测匹配定位消融、缓慢传导区消融、线性消融和瘢痕均质化消融策略。
- 影像学检查有助于确定心律失常的基质。
- 很少需要心外膜消融,但有心肌梗死的患者,心外膜基质是消融术后室速复发的重要原因之一。

9.6　扩张型心肌病室速的消融

要点总结
- 心脏磁共振确定瘢痕的位置和范围有助于治疗程序的规划,并改善了扩张型心肌病患者的消融效果。
- 消融策略类似于心肌梗死后室速的策略。
- 与心肌梗死后患者比较,扩张型心肌病患者中,位于心室肌壁内的心律失常基质更常见,并且需要采用与心外膜或心内膜瘢痕消融不同的消融策略。
- 如果瘢痕位于左室游离壁的心外膜,心外膜消融是有益的。
- 对于室间隔壁内的折返环路,心外膜消融无效。
- 在没有心脏磁共振的情况下,单极电压标测是指示更深层瘢痕的方法。

缺血性心脏病患者导管消融流程见图 8 - 9。

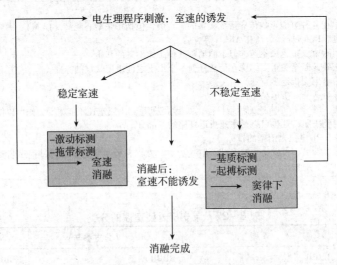

图 8 - 9　缺血性心脏病患者导管消融流程

并非所有这些步骤都是必需的,并且可以按照不同的顺序执行。例如,对于血流动力学不稳定的患者,可以推迟反复诱发室速。另外,术者可能需要适应术中发生的事件,例如,基质标测时稳定性室速自行发作,切换到激动标测。PES = 程控电刺激。

9.7　肥厚型心肌病室速的消融

- 多形性室速和室颤是肥厚型心肌病最常见的室速，单形性室速不常见。
- 肥厚型心肌病中的致心律失常基质常累及室间隔，但可延伸至心外膜，通常需要联合心内膜和心外膜消融程序消融室速。
- 心尖室壁瘤相关性室速通常经心内膜消融。

9.8　Brugada 综合征

- Brugada 综合征患者，室性早搏触发的室颤或多形性室速是触发器械治疗最常见的情况。
- Brugada 综合征患者单形性室速的发生率较低，可能由束支折返型室速引起。
- 致心律失常的基质位于右室心外膜，可通过钠通道阻滞剂激发试验得到证实。
- 消融目标包括右室心外膜的延长的碎裂电位记录。

9.9　多形性室性心动过速/室颤

要点总结
- 反复发作的室性早搏诱发的室颤通常由浦氏纤维起源的室性早搏诱发，这些浦氏纤维位于调节带或左室。
- 单一形态的触发室性心律失常的室性早搏最适合消融；但患者通常有多个形态的室性早搏作为触发灶。
- 有心肌梗死病史的患者通常需要在瘢痕内或边界处广泛消融浦氏纤维系统。
- 消融之前，室颤应是由心肌缺血触发的。

图 8-10 为 Brugada 综合征患者心外膜基质消融和适当的 ICD 电击治疗，见本篇末二维码。

9.10　致心律失常性右室心肌病

要点总结
- ARVC 中的致心律失常基质位于心外膜，晚期可累及心内膜。
- 受影响最严重的区域是三尖瓣下和右室流道。
- 左室受累并不常见
- 与单纯心内膜消融术比较，通常需要联合心内膜-心外膜消融，从而获得更高的急性成功率和更低的复发率。
- 使用常规的标测和消融技术，包括耐受性室速的拖带标测，起搏标测和基质消融。

图 8-11 显示非重度（上图）和重度（下图）致心律失常性右室心肌病（ARVC）患者的右室电压图，见本篇末二维码。

9.11　先天性心脏病标测和消融

要点总结
- 先天性心脏病缺陷手术后有室速基质的情况包括：法洛四联症修复术，室间隔缺损修复，大动脉 D-移位修复（D-TGA）以及埃伯斯坦畸形等。
- 室速峡部常位于解剖屏障与手术切口或贴片材料之间。
- 可以在窦性心律下识别并确定解剖意义上的峡部。
- 对于可耐受的室速，拖带标测是识别折返环路关键部位的一种可选择的方法。

图 8-12 根据手术方法和畸形的变异，确定法洛（Fallot）四联症修复术后的解剖峡部（AI），见本篇末二维码。

9.12　结节病

要点总结
- 心脏结节病的致心律失常基质通常位于心肌壁内，也可包括心内膜和心外膜。
- 心脏结节病的消融手术计划中加入心脏磁共振检查是有益的。
- 致心律失常基质的成分很复杂，可能包括活动性炎症和慢性瘢痕区的形成。
- 消融术后室速的复发率较高。

9.13　Chagas 病

> 要点总结
> - 对 Chagas 病的发病机制了解甚少，但通常会导致左室下外侧室壁瘤。
> - 致心律失常基质位于心肌壁内和心外膜表面，通常需要行心外膜消融术。

9.14　其他伴发室性心动过速的疾病和临床情况

> 要点总结
> - Lamin 心肌病患者通常预后较差，常进展为终末期心力衰竭。
> - 存在心肌壁内基质时，室速消融具有挑战性。
> - 消融后室速复发率高。
> - 心肌致密化不全患者的室速通常起源于非致密化心肌，该区内能发现瘢痕位于心尖中部。
> - 放置辅助装置患者的室速消融具有一定的挑战性，这是由于术前影像检查受患者病情限制，而且左室辅助装置产生的电磁噪声可能对消融造成一定影响。

9.15　室速的外科治疗

> 要点总结
> - 在粘连的情况下，通过有限的剑突下切开术可有助于进入心外膜。
> - 对于心室后外侧基质，可通过开胸手术行冷冻消融；对于心室前部基质，可通过胸骨切开术行冷冻消融。

9.16　交感调制

> 要点总结
> - 对于室速消融失败或室颤风暴，可考虑通过视频辅助胸腔镜干预星状神经节进行交感调制。
> - 通过经皮注射或局部麻醉药灌注可获得暂时抑制交感神经的效果。

9.17　室速心动过速消融的终点

> 要点总结
> - 结构性心脏病患者室速消融后程序刺激不能诱发室速是合理的消融终点和室速复发的预测因子。
> - 由于程序刺激的局限性，除将不能诱发室速作为消融终点外，还包括其他一些被视为消融终点的事件，包括消除兴奋灶，消除晚电位或局部异常心室活动，去通道化，基质均质化，核心隔离，影像学介导的消融和固定解剖的基底消融。

10　术后护理

　　此部分回顾的问题包括：消融导管入路相关问题，抗凝和并发症及其管理等。此外，还详细评估了结果和决定结果的因素。

10.1　术后护理：血管入路，抗凝，处置

10.1.1　术后护理：血管入路

　　室速导管消融后静脉通路部位管理的建议见表 8 - 29。

表 8 - 29　室速导管消融后静脉通路部位管理的建议

建议	推荐级别	证据水平
室速消融后，手动加压静脉入路可有效止血	I	A
与手动按压相比，使用临时荷包线或 8 字形缝合技术封闭静脉通路有助于快速止血，更早下地活动，并能减少与止血相关的疼痛或不适	IIa	B - NR

室速导管消融后处理动脉入路的建议见表 8 – 30。

表 8 – 30　室速导管消融后处理动脉入路的建议

建议	推荐级别	证据水平
建议使用手动加压或血管闭合装置实现动脉入路止血	I	A

室速导管消融后静脉通路部位管理的建议见表 8 – 31。

表 8 – 31　室速导管消融后静脉通路部位管理的建议

建议	推荐级别	证据水平
如果在室速心外膜消融期间发生心包出血或心包填塞，则应保留心包引流直至出血消失	I	C – EO
心包内滴注皮质类固醇激素可有效减轻心外膜室速定位或消融后的心包相关性胸痛	IIa	B – NR
为减轻室速心外膜消融后的心包痛，除非发生心包出血或心脏压塞，否则在手术结束时应去除所有心包鞘管	IIa	B – NR
对于室速心外膜消融后发生晚期出血或心脏压塞的高风险患者，保留心包引流管是合理的	IIb	C – EO

10.1.2　术后护理：抗凝

室速导管消融术后抗凝的建议见表 8 – 32。

表 8 – 32　室速导管消融术后抗凝的建议

建议	推荐级别	证据水平
非广泛心内膜室速消融后，在一定的时间内用抗血小板药治疗是合理的	IIa	C – LD
室速消融术后去除鞘管，用鱼精蛋白逆转肝素的作用是合理的	IIa	C – LD
广泛的室速心内膜消融后，在一定的时间内口服抗凝剂治疗可能是合理的	IIb	C – LD
可以考虑在室速心内膜消融后使用肝素桥接，但可能会增加围手术期出血的风险	IIb	C – EO

10.2　并发症的发生率和管理

结构性心脏病室性心律失常消融的主要并发症见表 8 – 33。

表 8 – 33　结构性心脏病室性心律失常消融的主要并发症

并发症	发病率	机制	表现	预防	治疗
院内死亡率	0% ~3%	室速复发，心力衰竭，导管消融的并发症	不适用	消融前纠正电解质紊乱并优化药物治疗	
长期死亡率	3% ~35%（12 ~ 39 个月随访）	室速复发和心力衰竭进展	非心律失常性死亡（心力衰竭）和室速复发	识别有心脏移植适应证的患者	—
神经系统并发症（中风、TIA、脑出血）	0% ~2.7%	左室、主动脉瓣或主动脉栓子；脑出血	局灶性或整体性神经功能缺损	谨慎地抗凝；ICE 有助检测血栓形成和主动脉瓣钙化；TEE 评估主动脉弓	溶栓治疗
心包并发症：心包填塞、心包积血、心包炎	0% ~2.7%	导管操作，射频能量释放，心外膜穿孔	血压突然或逐渐下降；复杂的室速消融过程中注意监测动脉血压	接触力可能有用，静脉周围局灶和 RVOT 释放消融能量时要慎重	心包穿刺术；必要时进行外科引流，逆转肝素；心包炎中的类固醇和秋水仙碱

续表

并发症	发病率	机制	表现	预防	治疗
房室阻滞	0%~1.4%	传导系统附近释放消融能量	血压下降和心电图变化	仔细监测传导系统附近消融的时间；考虑冷冻消融	起搏器；可能需要升级到双心室起搏器
冠脉损伤/心肌梗死	0.4%~1.9%	冠脉附近消融，主动脉根部或穿过主动脉瓣膜的导管操作过程中意外的冠脉损害	急性冠脉综合征；冠脉导管检查确认	限制冠脉附近消融的功率，并避免离冠脉 <5 mm 范围内释放能量；ICE 可用于定位冠状动脉口	经皮冠状动脉介入治疗
心力衰竭	0%~3%	外部灌溉，消融引起的交感反应和室速诱发	心力衰竭症状	导尿管，并注意液体平衡和利尿，在消融前改善临床状况，并尽可能减少冲洗量（降低流速或使用闭合的冲洗导管）	新型/增加的利尿剂
瓣膜损伤	0%~11%	液体超负荷，全身麻醉，持续性室速	尽管进行了最佳药物治疗，但持续性低血压	密切监测液体灌注情况和血液动力学状态 - 优化药物治疗消融前状态 - pLVAD - 基质消融，避免在高危患者中诱发室速	机械血流动力学辅助装置
血管损伤：血肿，假性动脉瘤，动静脉瘘	0%~6.9%	股动脉入路和导管操作	腹股沟血肿，腹股沟疼痛，血红蛋白下降	超声引导的入路穿刺	超声引导的压迫，凝血酶注射和手术闭合
SHD 患者整体主要并发症	3.8%~11.24%				
整体所有并发症	7%~14.7%				

注：ICE：心腔内超声；TEE：经食管超声。

10.3　血流动力学恶化和心律失常

室速导管消融术后超声心动图检查的建议见表 8-34。

表 8-34　室速导管消融术后超声心动图检查的建议

建议	推荐级别	证据水平
室速消融后血流动力学恶化时应进行超声心动图检查，以评估心包积液和心脏压塞	I	C-LD

10.4　导管消融后室速患者的随访

室速消融后无创程序刺激的建议见表 8-35。

表 8-35　室速消融后无创程序刺激的建议

建议	推荐级别	证据水平
室速导管消融后的几天内，无创程序刺激可能是有用的，有助于指导进一步的治疗管理，包括 ICD 程控，预测室速复发的风险和（或）考虑重复室速导管消融	IIa	B - NR

消融后影响预后的因素见图 8-13。

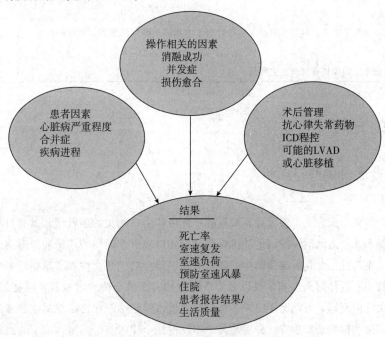

图 8-13　消融后影响预后的因素

ICD = 植入式心脏复律除颤器；LVAD = 左室辅助装置

11　培训和机构要求与能力

　　本节包含一般培训和机构要求，重点强调终身学习、专业精神以及知识和技能的获取和维持。此外，还审查了特定程序的机构要求。

11.1　消融室性心律失常的培训要求和能力

　　室速导管消融培训要求和能力的建议见表 8-36。

表 8-36　室速导管消融培训要求和能力的建议

建议	推荐级别	证据水平
实施室速导管消融术的临床心脏电生理医生，建议进行适当的高级培训，并持续进行终身学习	I	C - LD

11.2　消融室性心动过速的机构要求

　　室速导管消融后静脉通路部位管理的建议见表 8-37。

表 8 - 37　室速导管消融后静脉通路部位管理的建议

建议	推荐级别	证据水平
有潜在疾病和合并症的患者，如果接受复杂的室速消融术且有较高的手术风险时，建议在医院的电生理导管室进行手术	I	C - EO
对于需要明确冠脉影像以界定心外膜消融所需冠脉解剖的患者，需要通过冠脉造影来描绘冠状动脉口，以进行 Valsalva 窦室速消融和放置血流动力学辅助设备，建议冠脉介入医生协助完成	I	C - EO
需要心包穿刺的电生理手术中，对于可能需要紧急开胸手术和体外循环的患者，建议心胸外科医生后备	I	C - EO
所有室速导管消融术，建议均有麻醉医生参与	I	C - EO

12　未来的方向

12.1　室速导管消融的临床研究

12.1.1　介绍

尽管具有较高的临床意义，但设计高质量的室速最佳治疗相关的随机试验具有挑战性。已发表的比较导管消融和非介入的治疗策略的随机对照试验相对较少。近期的共识和指南文件一直在强调领域深入研究的重要性，尤其需要前瞻性的随机对照试验。对于缺血性和非缺血性心肌病患者，导管消融的最佳技术、最佳时间点和效果以及导管消融相对于抗心律失常或其他药物治疗的性价比，一直是临床上关注的问题。目前已经完成并发表的随机试验包括缺血性心肌病的患者。三个临床试验比较了导管消融和标准药物治疗，分别是关于初发室性心律失常，临床可耐受的室速以及不能耐受的室速。其中一个试验比较室速消融和一线药物治疗以及升级的抗心律失常药物的效果。目前至少启动了 8 个临床试验研究室速的导管消融，但均因为入选患者不足而终止试验（STAR - VT，NCT02130765；VeTAMed，NCT01798277；INTERVENE，NCT02301390；AVATAR，NCT02114528；ASPIRE，NCT01557842；CEASE - VT，NCT01097330；BERLIN - VT，NCT01045668；CALYPSO，NCT01576042），其中只有 CALYPSO 试验发表了相关结果。比较室速消融的不同临床方法或治疗策略的试验有 VISTA；超高密度标测试验 NCT02083016 或已经在登记注册的 MAGNETIC VT；IMPRESS，NCT03531502；ZFOVA 无射线试验 NCT03041519：波纹标测，NCT02216760。完成试验研究的障碍很大，包括患者入选的偏差和偏好（尤其是技术策略与药物治疗相比较），技术操作的标准化和研究终点，以及研究的经费支持和赔付。

12.1.2　目前仍在进行的随机对照试验

数个正在进行的随机对照试验比较导管消融和药物治疗的效果。PARTITA 研究（NCT01547208）入选和随访 586 例植入 ICD 的患者。随机分组，176 例 ICD 首次放电后行导管消融，另一组发生电风暴后再行导管消融。主要复合终点为心力衰竭住院和全因死亡。PAUSE - SCD 研究（NCT02848781）入选 120 例缺血性心肌病或非缺血性心肌病患者，ICD 植入后随机分为导管消融组和药物治疗组。复合终点为室速再发，心血管再入院率以及全因死亡率。IMPRESS 研究（NCT03531502）入选 75 例心肌病患者，这些患者 ICD 放电 1 次而后行 NIPS 程序（非介入性标测系统，Cardioinsight，Medtronic）。若 NIPS 结果阳性的患者，随机分为导管消融组（非介入性标测）和标准药物治疗组。主要终点为 ICD 放电。PREVENTIVE VT 研究（NCT03421834）随机入选 60 例缺血性心肌病的亚组患者

（心梗慢性闭塞血管）。患者随机分为 ICD 组和 ICD 合并导管消融组。研究终点为第 1 次 ICD 治疗的时间和室速相关入院。VANISH2 研究（NCT02830360）入选陈旧性心肌梗死合并持续性单形室速患者 366 例。随机分为导管消融组和抗心律失常药物治疗组。主要终点为死亡、电复律或室速风暴。

12.1.3 前瞻性室速消融临床试验的终点

虽然观察研究表明室性心律失常和死亡率有关，然而到目前为止没有前瞻性研究表明室速消融对于生存率有明显的获益。成功完成一项以死亡率为主要结果的前瞻性室速消融研究具有挑战性，主要原因为室速患者相关矛盾的死亡风险。在 VANISH 研究中，与升级的抗心律失常药物相比，导管消融对死亡率无明显的益处，可能因为在研究中心律失常罕见导致死亡，因为患者发生临床病情恶化或发作心律失常时采取了其他干预措施。对于入选患者室速事件低频发作的随机试验，通常偏好于使用事件发生时间作为研究终点而非心律失常负荷。考虑临床医生和患者可能无法耐受心律失常事件的较大负荷，在指定的治疗基础上采取了其他可选治疗。对于室速负荷较重的入选患者，使用室速负荷下降作为研究终点，对于患者的满意度和科研都有意义。

12.1.4 未来的临床研究

未来的研究需要明确控制心律失常的最佳方法，理解每个方法对心律失常结果的影响，包括心脏功能、症状、生活质量、花费效益以及长期结果。除植入 ICD 外，室速最好的一线治疗、最适宜的干预时间，仍然无法确定。非缺血性心肌病消融结果，特定的疾病状态，患者亚组也需进一步的研究。发展、资助以患者为中心的前瞻和随机的室速消融研究需要鼓励，以促进患者的健康，最大程度减少令人困惑的试验偏差。

12.2 室性心律失常未来的治疗方向

12.2.1 介绍

需要认识到室性心律失常导致死亡，并且治疗心律失常可以减少死亡的重要性，促使发展越来越多的新的室速标测方法（体内或体外），室速治疗方法（体内和体外），鉴别每个患者的状态以及心脏疾病的种类。

12.2.2 标测的进展

随着开发应用多种小的空间密集的电极，心脏标测技术取得了重要的进展。这些工具提供了更高的标测分辨率，不论是持续性室速还是窦性心律。

除导管标测以外，新的工具利用冠脉血管途径进入到心脏内部。最常见的例子就是通过进入到穿间隔分支的电绝缘导线标测分支静脉，使用冷盐水以及使用两点起搏标测确定室性心律失常的心肌内起源。

心脏影像学的进展有助于更全面理解心脏瘢痕的三维特性和心室电生理的动态特性。术前融合 CMT 和 CT 成像越来越多用于确定异常的心肌结构，但其作为独立的指导消融方法的价值还没有确定。正在进行的研究设法解决这个问题。

心脏影像和详细的心脏标测相结合正在加深理解室速环路和心肌瘢痕之间的关系。同时标测心脏几个表面已经有了重要的观察结果。比较标测图形和窦律下右室起搏，左室起搏和持续性室速的心电图，已有更多的观察结果。然而，得到这些详尽的标测图形十分耗时，增加了患者潜在的手术风险。如何将这些观察结果转变为实实在在的价值，对于术者和提高患者的治疗效果仍然需要证明，也在积极的探索中。

完全无创性电生理标测已经随着 ECGI 发展起来。这项技术结合了电极背心获得的患者体表单极心电图与心脏躯干模型。只需要 1 次搏动就可以在心脏躯干模型上重建局部心电图。在小样本的缺血性心脏病和 ICD 的患者中，ECGI 已经能用于定位室速的起源、心室瘢痕位置、未来室速事件风险评估。与导管标测相比，无创性 ECGI 室速标测不能提供相似的局部双极电图信息。在心室舒张时 ECGI 不能成像。心室表面的单极心电图重建可以推断出深层结构如室间隔或乳头肌的激动顺序，但需进一步加以改善，确保可靠地标测这些结构。优点包括在 1 次搏动中同时标测双室，获得实时的室速入口和出口以及标测不稳定的室速/室颤。电生理实验室外，ECGI 提供了临床评价室速风险的可能，如 Brugada 综合征、长 QT 综合征和早期复极综合征。

12.2.3 消融进展

更好地理解射频能量的生物学特性及其在正常和异常心肌组织产生的消融能量，有助于推动重要的革新。半生理盐水灌注导管的变化改变了局部离子成分，产生更大范围的消融损伤。在前瞻性临床应用中，虽然缺乏和传统灌注消融直接比较，这种方法提高了传统消融失败患者的成功率。需要警惕的是，有报道该方法报有 12% 的气爆率。

其他替代射频的消融能量也已经研发成功。最著名的技术是带有针头的导管放置到心肌中，既能标测又能消融。相关的临床研究在进行中（NCT01791543；NCT03204981）。优点包括更加精确的心肌内标测，注射颜料通过透视评价潜在的消融部位，相比于标准导管消融可产生更深的损伤。缺点包括难以确保应用的安全以及不可预测的能量分布。一种温盐水灌注带针的消融导管，可产生大的损伤范围，缺血性心肌病室速患者的研究正处于进行阶段（NCT03204981）。其他增加射频能量方法也在研制中，包括可膨胀的导管尖端，形成球状或弧形结构。

除射频能量产生热损伤外，已有研发其他能量。这些方法包括冠脉内的局部酒精注射，局部应用脉冲场直流电穿孔以及非侵入性定向聚焦辐射。对于难治性室速患者，冠脉内酒精注射可以用于前向或逆向方式。电穿孔方法应用局部脉冲能量是一项快速发展的技术，具有显著的速度优势（秒），在临床前期模型具有组织选择消融。这种方法在人类安全性和有效性还没有定论。定向辐射消融是一种非侵入性快速（分钟）光子释放（X 线），质子或重离子（碳）释放到选择的心肌组织。2015 年首次报道了非侵入性光子消融应用于人。发展完全非侵入标测和消融室速，结合 ECGI，心脏影像和定向心脏消融代表了该领域富有前景的研究方向。

除了直接消融作用于病变心肌外，神经系统的调整能改变室速的发生。神经调节主要用来降低交感神经的张力，增加副交感神经的张力。有很多位置可以调节神经系统，包括颈迷走神经刺激，经皮耳迷走神经刺激，压力感受器治疗，脊髓刺激，神经节消融，肾脏交感神经去能，以及左侧交感神经节切除。

12.2.4 患者评估进展

未来已来，人工智能越来越多地应用于预测性分析。在室速消融领域也日益成熟。缺血性心肌病患者的硅胶不同尺寸的心脏模型，提供一种令人兴奋可能性。在术前制定出特定患者的消融策略。除这个方法外，应用预测工具有助于临床医生确定合适的患者，选择合适的手术时机，使用各种消融策略以达到预期的结果，并最终在疾病过程中，选择合适的患者、合适的消融、合适的心脏位置以及合适的时机。

（译者：王云龙　赵占勇　陈　琪）

第八篇补充彩图

第九篇

2018 EHRA 电极拔除专家共识

目录

1　简介

近年来，随着人口数量的增长，寿命期望值的增加，以及医疗条件与政策的不断提高，心脏植入电子装置（cardiac implantable electronic device，CIED）的使用在逐步增加，随之而来还有数量不断增长的经静脉电极导线拔除术（transvenous lead extraction，TLE）。作为电极导线管理主要策略之一，经静脉电极导线拔除术的数量增长不仅是由于植入量的增加，同时也反映了植入装置感染率和电极故障发生率在不断增加，以及电极管理意识的提高和电极拔除工具的进步。临床研究是理解 TLE 有效性及安全性的基础，具有重要的诊疗决策意义。TLE 的数据来源主要是回顾性队列，且研究终点多不相同。近期欧洲心律学会（EHRA）进行的 ELECTRa 注册研究发表了迄今为止最大的前瞻性研究，共纳入 19 个欧洲国家的 3555 名患者。但仍有诸多重要问题尚未解决，需要有专项的临床试验设计来回答这些问题。除临床研究外，国家层面的登记注册对于评估 TLE 的流行病学、质量控制和了解资源影响也是有必要的。规范化的定义和报告参数对科学分析、比较和收集数据至关重要。截至目前电极拔除专家共识声明共推出 3 版，包括美国心律学会（HRS）在 2009 年与 2017 年发布的共识及 EHRA 于 2012 年发布的共识。ELECTRa 注册研究的经验对于确定电极拔除领域所面临的挑战具有不可估量的价值，并为今后的工作提供了框架。

该写作小组受 EHRA 委托，为电极拔除提供科学研究设计、报告及注册提供建议。

2　电极拔除适应证

电极拔除指征相关定义见表 9 - 1。

2.1　感染

感染是 ELECTRa 中最常见的 TLE 指征，可达 52.8%（其中 2/3 为局部感染）。报告时应指出不同的感染类别。

2.1.1　单纯囊袋感染

单纯囊袋感染是指局限在囊袋或电极周围的感染。临床表现为囊袋或延电极周围的局部炎症征象，包括发红、皮温升高、波动感、伤口裂开、压痛或流脓，血培养阴性。应注意与浅别切口感染相鉴别，后者只涉及浅表皮肤及皮下组织，而未深及囊袋。

2.1.2　单纯囊袋磨损

囊袋磨损为慢性病程，是装置或电极透过皮肤暴露在外，伴或不伴有局部感染征象（但无论磨损机制如何，均视为已感染）。磨损通常表现为装置粘连处皮肤逐渐褐变并变薄。磨损即意味着感染，同时血培养阴性，可表现为无症状或局部有压痛。

2.1.3　菌血症

血培养阳性，伴或不伴有系统性感染的症状或者体征。

2.1.4　囊袋局部感染伴电极/瓣膜性感染性心内膜炎

局部感染征象且血培养阳性并有电极或瓣膜赘生物。2015 年 EHRA 提出了心内膜炎的 Duke 改良诊断标准，但应注意该标准仅局限于瓣膜性心内膜炎，对于 CIED 相关的心内膜炎，血培养阴性但拔除电极培养为阳性，或存在电极赘生物、PET/CT 或单光子发射计算机断层扫描显示 CIED 或电极周围存在异常代谢灶，也应作为诊断标准。

2.1.5　囊袋感染伴菌血症

局部感染征象伴血培养阳性，无电极或瓣膜赘生物。

2.1.6　不伴囊袋感染的 CIED 相关的感染性心内膜炎

血培养阳性伴或不伴电极或瓣膜赘生物，无囊袋感染局部征象。

2.1.7 隐匿性菌血症伴可能的 CIED 感染

除 CIED 以外没有其他明显来源的细菌血症，移除 CIED 后菌血症消失。

表 9 − 1 心脏植入电子装置相关感染类型

临床分类	感染类型	定义
浅表切口感染	局部浅表	仅涉及皮肤和皮下组织
单纯囊袋感染	局部	临床表现为囊袋或延电极周围的局部炎症征象，包括发红、皮温升高、波动感、伤口裂开、压痛或流脓，血培养阴性
单纯囊袋腐蚀	局部	装置和（或）电极透过皮肤暴露在外（无论腐蚀的机制如何，都应将其视为受感染的）
菌血症	系统	血培养阳性，伴或不伴系统性感染的症状或体征
囊袋感染（开放性或闭合性）伴菌血症	系统	局部感染征象伴血培养阳性
CIED 相关的感染性心内膜炎，不伴囊袋感染	系统	血培养阳性伴电极或瓣膜赘生物
电极/瓣膜性感染性心内膜炎，伴囊袋感染	系统	局部感染征象且血培养阳性伴电极或瓣膜赘生物
隐匿性菌血症伴可能的 CIED 感染	系统	菌血症，感染来源不明

2.2 电极故障

故障电极的处理可选择旷置或拔除（为减少血管内电极数目或静脉闭塞再开通）。电极故障是 ELECTRa 注册研究中第二常见的 TLE 指征，可达 38.1%。电极故障常见原因包括电极断裂或绝缘层破损，导致电极阻抗、感知或阈值出现问题。部分病例表现为电学参数虽然正常，但电极完整性已经遭到破坏，如 Riata 电极导线外露、由透视证实的锁骨下挤压综合征。

2.3 废弃功能电极

许多情况下，一些仍有功能的电极不得不被旷置或拔除，例如起搏器升级为 ICD，或双腔起搏器降级为单腔，召回电极预防性旷置，因放疗需要调整系统位置，不再具备植入适应指征等，如为减轻血管内电极负荷，避免未来风险可将这些废弃电极拔除（表 9 − 2）。

2.4 电极相关并发症

有些电极虽有功能却导致了相关并发症，也是电极拔除的指征（如血栓事件、上腔静脉综合征、心律失常、穿孔、电极间交叉感知等）。如因静脉狭窄拟行经静脉置入支架，通常也需要拔除电极避免卡压导线。

2.5 静脉通路问题

25% 的植入静脉电极患者有不同程度的静脉闭塞，可能会给再植入造成困难（如设备升级等），此时有不同的处理方法，包括在对侧建立皮下隧道、静脉成形术或拔除旧电极为新电极创造通路。

2.6 MRI 检查

有证据表明，患者植入任何类型的 CIED 都可以安全行 MRI 检查，但废弃或无功能电极被认为是 MRI 检查禁忌，即使植入的是抗核磁设备。因此，如无其他诊断方法可供选择时，应评估风险受益比，对合适的病例行电极拔除术以获得 MRI 检查的机会。

2.7　慢性疼痛

部分患者在电极植入后出现严重的慢性疼痛（可能由于骨膜反应等），也是电极拔除的指征。需注意，慢性疼痛有可能是感染征象之一。

2.8　其他指征

其他少见的电极拔除指征例如：由于电极存在设计缺陷或电极的存在构成了潜在风险如 Telectronics Accufix 电极等需要预防性拔除电极。

表 9-2　非感染电极相关定义

非感染电极	定义
电极功能	包括起搏、感知、除颤
电极故障	所有电极功能均失常
无功能电极	由于电极功能完整性破坏，不能起搏和（或）除颤
废弃电极	电极不与设备相连接，旷置在心腔内，可以是无功能或有功能的，有时用"多余"电极表示
召回	厂家对美国食品药品监督管理局（FDA）或欧洲药品管理局（EMA）认为违反产品管理法的上市产品采取法律行动，对其移除或修正。市场下架或库存回收不属于召回范畴
1 类	产品存在危险或缺陷，有导致严重健康问题或死亡的风险（如短路却不发出报警）
2 类	产品可造成暂时性健康问题或存在轻微构成严重性质威胁的风险
3 类	产品不会造成不良健康反应，但违反了 FDA 或 EMA 的分类或制造规定

3　术式、工具与技术

电极拔除常要用到多种工具与技术，从简单手动牵引多种手术方式相结合不一而足（具体见表 9-3）。

3.1　术式

大多数电极拔除术式为经皮入路，因其创伤小。特殊情况下（如高风险手术或有巨大赘生物时），需要行开胸手术及体外循环。一些中心采用杂交式式即将经皮电极拔除与显微外科或胸腔镜相结合。下文将详细介绍经皮经静脉电极拔除术的各种手术方式。

3.1.1　上腔静脉方式

大多数电极拔除术是由原电极侧进入，也被称为静脉或植入血管入路。如果从静脉入路失败，或有游离于心腔的电极，可以选取颈内静脉联合上腔或股静脉进入。

3.1.2　下腔或股静脉方式

股静脉是电极拔除的另一个主要入路，也可作为抢救或使用特定工具的入路。

3.2　工具与技术

在做电极拔除术报告时，需重点指出所用的工具与技术，因其直接关乎手术结局及手术费用。通常使用"阶梯式"术式，即术者从简单策略到复杂策略进行尝试。因此，一台手术中即使为拔一根电极也可能会用到不同的工具和技术。在采用这种术式时，对每一步使用的技术进行报告都是有用的。

3.2.1　简单牵引

ELECTRa 注册研究中约 27% 手术室使用特定工具（除标准钢丝外）辅助下轻柔牵引完成，该方式可能对电极植入时间较短者有效（即植入 1 ~ 2 年）。

3.2.2 锁定钢丝

锁定钢丝的作用是用来增强电极拉伸强度并稳固电极，可以单独使用或与其他工具相结合使用，如鞘类工具。

3.2.3 无动力机械套管鞘

这类鞘管工具是通过手动推动或旋切力量来钝性分离纤维粘连组织。通常有聚丙烯制成，也可使用金属或特氟龙（PTFE）制作。可以单独使用或与旋转手柄结合，常搭配锁定钢丝使用。

3.2.4 动力鞘

在对这类鞘做使用报告时，必须具体指出，因为不同动能的机制、效用及风险均不同。使用时需联合使用锁定钢丝，锁定钢丝插入电极后鞘方能沿途进入。旋转机械鞘目前是手动使用的，通过螺纹式顶端分离粘连组织。电外科鞘是通过射频能量分离纤维组织，但现在极少用到。激光鞘通过鞘头端发放激光能量来分离组织。随着更多工具的应用将不断扩展此列表。

3.2.5 圈套器（Snares）

经下腔入路时最常使用此工具。可以有单个或双圈套器组成，可以捕捉心腔内的游离残端电极或电极主体（使用双圈套器设计）。

3.2.6 网篮

多用于经下腔静脉途径抓取游离残端电极，但目前已很少使用。

3.2.7 电极延长器

用来固定导体电缆或无内腔的电极，以便于分离鞘使用。

3.2.8 压缩线圈

压缩线圈是用来固定锁定钢丝和导线连接的部件，以便于电极拔出。

3.2.9 闭合球囊

一旦发生血管撕裂，使用这种高度顺应性的球囊可以填充血管以减少失血，为外科手术争取时间。

3.2.10 其他工具

还有许多其他电极拔除工具（或电极抓取工具），如猪尾导管、可调弯钢丝、可调弯导管、活检钳及可调弯鞘等。

做报告时应指出所用工具的大小，因其可能与手术并发症相关（如静脉入口出血、侧支损伤等）。值得注意的是，工具标签可能有所不同，外鞘也会影响工具尺寸（如机械鞘的尺寸通常是指内鞘的大小，而激光鞘的尺寸则代表的是外鞘的大小）。

表 9-3 拔除术式、技术、工具定义

类型	定义
术式	根据静脉入路分类
经静脉	经皮经中央静脉（锁骨下静脉、颈静脉、股静脉）行电极拔除
上腔静脉入路	经膈上途径行电极拔除
静脉植入点	由电极植入侧静脉入路（右/左锁骨下静脉、腋静脉、头静脉、颈静脉）
经颈静脉	经右颈内静脉入路

续表

类型	定义
下腔静脉入路	经膈下途径行电极拔除（左/右股静脉）
外科	外科术式移除电极，包括标准开胸术、微创开胸术或杂交手术
工具与技术	
鞘	
无动力性	无能量辅助（如单纯机械鞘）
动力性	附加能量（激光、旋切机械鞘及射频能量鞘）
探针（Stylet）	标准钢丝、锁定钢丝
圈套器（Snares）	
网篮	
可调弯导丝	
电极延长器	
压缩线圈	
闭合球囊	

4   手术与结局

要解读各项研究，无论是前瞻性随机试验还是回顾性研究，都必须要有明确一致的定义。由于许多并发症可能发生在患者离开手术室后，因此需要进行适当的随访。此外，每位术者都应了解自己的手术量和手术结局，才能做到真正的知情同意，这就要求对结局进行追踪，并以类似方式报告出来。HRS 在 2009 年和 2017 年发表的关于静脉电极导线拔除的专家共识文件中对电极拔除术、手术结局及并发症进行了明确的定义，并在最近发表的 ELECTRa 注册研究中使用了这些定义。本节内容将与现有定义保持一致，目的是强调一致的重要性。

4.1   手术的定义

文献回顾表明，有关电极导线拔除的定义差别很大，使得后续关于电极导线拔除手术的实用性、安全性和有效性的报告难以进行对比。拔除 3 个月的电极导线与拔除 20 年的电极导线是明显不同的。为解决这一问题，2009 年 HRS 共识文件对什么是，什么不是电极导线拔除手术作出了明确界定，这些定义也已在 2017 年 HRS 共识和本文件中采用。在对手术进行分类时，会使用以下定义。

4.1.1   电极移除术

电极移除术是应用任何技术移除起搏器或除颤器电极导线的手术，包括移除皮下 ICD 电极导线。

4.1.2   电极取出术

电极取出术仅使用简单的牵引技术（不使用锁定钢丝、套管鞘或股静脉拔除工具）取出电极导线，且所有被移除的电极导线植入年限均在 1 年内。

4.1.3   电极拔除术

移除电极导线中至少有一根植入时间超过 1 年，或无论电极导线植入时间长短，移除过程中需要借助专业的非常规使用工具，以及从植入静脉以外的途径移除电极。经皮移除无导线起搏器也可视为拔除手术。

4.2　手术成功的定义

出于科学目的，辨别整个手术是否成功很重要，收集单个成功拔除的电极导线数据也同样重要（如为比较心房、心室、冠状窦电极的结局，以及比较除颤电极与起搏电极的结局）。手术成功的定义在很大程度上取决于后续随访，只有后续随访受限时才能假定成功。例如对于电极感染病例，根据共识意见，CIED 应完全移除，但若遗留小于 4 厘米的电极也是可以接受的。对于非感染电极，即使影像上可见电极导线头端残留，仍认为是获得临床成功。有关电极和手术相关结局的定义见表 9 - 4。

4.2.1　手术完全成功

移除所有目标电极导线和材料，未发生任何永久致残性并发症或手术相关的死亡。

4.2.2　手术完全成功率

完全成功的手术数除以手术总数。

4.2.3　手术临床成功

残留一小部分电极，但不会对手术结局产生不良影响。可以是电极头端或一小段（<4cm）电极导线（导线线圈、绝缘层或两者都有），且残留部分不会增加穿孔、栓塞事件、持续性感染的风险或引起其他任何不希望出现的结果。未发生任何永久致残性并发症或手术相关的死亡。

4.2.4　手术临床成功率

临床成功的手术数除以拔除手术总数。

4.2.5　手术失败

无法达到手术完全成功或临床成功，或出现任何永久致残性并发症或手术相关的死亡。

4.2.6　手术失败率

失败的手术数除以拔除手术总数。

4.2.7　完整电极拔除

完全移除或拔除整个目标电极导线。

4.2.8　部分电极拔除

电极取出或拔除后残留有部分电极导线在患者体内（血管内或血管外）。

4.3　并发症的定义

并发症的归类更为复杂，因为患者在拔除手术的同时还可能进行其他手术，如起搏器再植入（例如，术后囊袋血肿是由于拔除还是再植入造成的？）。此外，术前情况也会极大地影响到手术结果（例如，患者是在术后 3 天死于拔除手术并发症，还是死于严重的脓毒症？而脓毒症是拔除手术的指征）。尽可能如实客观地报告结局对避免偏倚非常重要。对患者而言，发生并发症这个事实比发生并发症的原因更重要。所有并发症必须记录在案并进行追踪（可能的并发症如表 9 - 5 所示）。再次重申，清晰的定义有助于消除主观分析和加深对手术风险的理解。根据 2009 年和 2017 年的共识文件，并发症是根据与手术相关的时间和严重程度来定义的。

4.4　时间节点

4.4.1　术中并发症

从患者进入手术室到离开手术室这段时间内发生的或被证明与手术操作直接相关的任何事件。包括与患者术前准备、麻醉交接以及切口开关相关的并发症。

4.4.2 术后早期并发症

任何术后 30 天内发生的或已经开始凸显的与手术相关的事件。

4.4.3 术后晚期并发症

任何术后 30 天至 1 年内发生的或已经开始凸显的与手术相关的事件。

4.5 严重程度

根据并发症的严重程度和可逆程度，分为严重并发症和轻度并发症。为准确报告和监控手术质量和后续结局，必须记录并追踪所有意外事件。必须对特定并发症发生率的增加加以调查，并分析其"根本原因"。只有在追踪到所有不良事件的前提下，才能识别以前未认识到的并发症。

4.5.1 严重并发症/严重不良事件

严重并发症/严重不良事件是指任何与手术相关的危及生命或导致死亡的事件（心脏的或非心脏的）。此外，任何导致永久或严重残疾的，需要住院治疗或延长现有住院时间的意外事件，或任何需要重大外科手术干预以防止出现上述意外的事件。

4.5.2 轻度并发症

任何与手术相关的，需要医疗处理或简单手术干预的不良事件，且不会对患者健康造成永久性或严重的损害，也不会威胁生命或导致死亡。

表 9-4 拔除手术与结局的定义

术语	定义
电极移除术	使用任何技术移除起搏电极或 ICD 电极导线
电极取出术	仅使用简单的牵引技术（不使用锁定钢丝、套管鞘或股静脉拔除工具）取出电极导线，且所有被移除的电极导线植入年限均在 1 年内
电极拔除术	移除电极导线中至少有一根植入时间超过 1 年，或无论电极导线植入时间长短，移除过程中需要借助专业的非常规使用工具，和（或）从植入静脉以外的途径移除电极。经皮移除无导线起搏器也可视为拔除手术
成功的定义	
电极相关	
完整电极拔除	移除整个目标电极导线的电极取出或拔除
部分电极拔除	残留部分电极导线在患者体内（血管内或血管外）的电极取出或拔除
手术（患者）相关	
手术完全成功	移除所有目标电极导线和材料，未发生任何永久致残性并发症或手术相关的死亡
手术完全成功率	完全成功的手术数除以手术总数
手术临床成功	残留有一小部分电极，但不会对手术结局产生不良影响。可以是电极头端或一小段（<4cm）电极导线（导线线圈、绝缘层或两者都有），且残留部分不会增加穿孔、栓塞事件、持续性感染的风险或引起其他任何不希望出现的结果。未发生任何永久致残性并发症或手术相关的死亡
手术临床成功率	临床成功的手术数除以拔除手术总数
手术失败	无法达到手术完全成功或临床成功，或出现任何永久致残性并发症或手术相关的死亡
手术失败率	失败的手术数除以拔除手术总数

表 9 -5　并发症

	发生率%
严重并发症	0.19 ~ 1.80
死亡	0.19 ~ 1.20
心脏撕裂	0.19 ~ 0.96
血管撕裂	0.16 ~ 0.41
呼吸骤停	0.20
脑血管意外	0.07 ~ 0.08
需要干预的心包积液	0.23 ~ 0.59
需要干预的血胸	0.07 ~ 0.20
心脏骤停	0.07
需要干预的血栓栓塞症	0.07
需要干预的连枷式三尖瓣瓣叶	0.03
大面积肺栓塞	0.08
轻度并发症	0.06 ~ 6.20
无须干预的心包积液	0.07 ~ 0.16
需要引流的血肿	0.90 ~ 1.60
需要医疗干预的静脉血栓形成	0.10 ~ 0.21
静脉入口处的血管修复	0.07 ~ 0.13
无后遗症的移位电极碎片	0.20
需要输血的出血	0.08 ~ 1.00
需要干预的动静脉瘘	0.16
需要放置胸腔引流管的气胸	1.10
三尖瓣功能恶化	0.02 ~ 0.59
肺栓塞	0.24 ~ 0.59

4.6　随访时间

标准化报告中手术结局应涵盖术后 30 天内的随访结果且至少 30 天，才能够跟踪到术后急性并发症及手术直接相关的结局。理想的随访时间应尽量长，如 1 年，随访时间越长，对于电极拔除指征与结局以及术后远期后遗症之间的关系理解就越深刻。例如，尽管因装置致系统性感染的患者成功完成电极拔除术，但 1 年内的死亡率仍可达 25%。此外，一些数据初步表明，早期移除感染装置可提高 1 年生存率。

5　数据库参数

数据的质量决定了科学研究或注册质量的好坏。与任何项目一样，研究人员录入数据时必须对能够获得的数据量、数据细节及其可用性之间取舍权衡（这将决定数据是否合规）。应尽量使用复选框及滚动菜单限定术语使其规范化，避免出现自由文本。

我们可以利用不同的数据库平台，REDC（Research Electronic Data Capture）就是平台之一（https://projectredcap.org/），该平台是由 Vanderbilt 大学发起并由多机构联合开发，免费且安全，可用于创建专业的中心数据库。该应用平台的一大优点是允许多站点访问，并且可以在多个机构之间数据共享。

以下将对相关参数进行详细说明（某一参数是否必要取决于研究/注册的目的），并在在线附录中提供了一份示例病例。

5.1　术前

5.1.1　患者

- 人口基线资料（年龄、身高、体重、用药史等）。
- 心脏和非心脏疾病（例如开胸手术史，左室射血分数，NYHA 心功能分级，是否罹患缺血性心脏病、房颤、肾功能不全、糖尿病、脑血管意外等），因为这些可能会影响手术结局。
- CIED 植入指征。
- 是否起搏器依赖。
- 电极拔除指征。
- 抗生素应用相关信息（抗生素类别、应用节点及时长）。

5.1.2　植入装置及电极

- 电极数目。
- 植入装置及所有电极类型：电极由导线主体、导体、电极、绝缘层及固定结构组成，每一个组成部分都会影响电极的拔除，因此获取这些信息非常重要。如将这些模板参数输入数据库，则可精确检索到被拔除电极的属性（最好使用下拉列表，以避免数据输入错误，且便于分析，能自动链接到电极的特定属性）。每个拔除电极的主要特征都应使用选择形式手动上传（例如，主动固定/被动固定，单线圈/双线圈 ICD 导线，皮下导线/心外膜电极/贴片等），同时应注意装置与电极的制造商和型号。
- 电极植入时长：手术成功率和并发症与该因素相关。
- 电极位置（右心耳/侧壁/中隔；右心尖/中隔/流出道；冠状窦支等）。
- 电极存在的问题：包括导体外露、导线断裂、导线完整性等。
- 既往的尝试性拔除操作（以及使用的方法）。

5.1.3　辅助检查

- 影像学检查结果：胸部 X 线（电极分析，是否有钙化），超声心动图（心脏功能、三尖瓣反流、心脏内分流、赘生物、心包积液），对比静脉造影/CT（静脉狭窄/闭塞），血管外电极段，PET/CT 等。
- 血液学检查：肾功能、血凝测试、血色素、血小板计数等（因为这些参数可能影响结果，同时便于与术后数值进行比较），血培养结果（如果怀疑感染）及病原学检查。

5.2　术中

（1）手术日期。

（2）紧急或择期手术。

（3）手术地点（手术室；导管/电生理实验室或杂交手术室）。

（4）麻醉方式（局部或全身麻醉）。

（5）术者（特别是是否有心外科医生是上台或台下待命，术者经验，中心年工作量）。

（6）术中影像学检查（造影的类型，经食管和心脏内超声心动图，静脉造影等）及其影像（伪影、三尖瓣反流、心包积液、心脏内分流等）。

（7）术式。

（8）使用的专科工具（列出拔除电极可供选择的工具）。

（9）使用的辅助工具（临时起搏电极、上腔静脉导丝等）。

（10）术中实施的其他干预措施（例如囊袋清创术、静脉成形术，有无遗留断裂电极）。

（11）每个电极是否成功拔除［完全拔除，部分拔除（原位遗留＜4cm），失败（原位遗留＞4cm）］。

（12）再植入（如果有）［入路，设备类型（因为可能会影响整个手术及造影检查的时长）］。

（13）术中并发症（快速性心律失常、房室阻滞、心包出血等）及其处理。如发现穿孔，应阐明血管破裂或心脏穿孔的位置，因为会影响预后。

（14）手术时长：［开关囊袋及透视检查（包括剂量）］。

5.3　术后

（1）监测实施情况。

（2）血液学检查。

（3）电极拔除术后的心律管理（如使用了可穿戴的心脏复律除颤器或临时起搏器等）。

（4）再植入（日期、设备类型、植入部位）。

（5）出院时间。

（6）术后并发症（包括出现日期和处理）。

（7）再感染（类型和治疗）。

（8）随访时间。

6　证据缺陷

有关电极拔除的许多证据仍存在不足，部分列举如下。

6.1　感染电极管理

尽管推荐对感染电极应彻底拔除，但以下几点必须着重强调。

（1）明确其他辅助检查工具（PET、心腔内超声心动图）在隐匿性感染患者中的应用价值。

（2）不同抗生素方案的临床有效性（抗生素类型和治疗持续时间）及其成本效益。

（3）开发积分系统对患者行 TLE 相关严重并发症的风险分层，对高风险患者应建议行开胸术治疗。

（4）对于局部与系统性感染的管理，需进一步对比一期在对侧植入与心外膜植入或者延迟植入的方案。

（5）再植入的时间，抗生素的使用时间。

（6）评估有人工瓣膜、电极、自身瓣膜相关心内膜炎的患者是否需要进行开胸手术，并排除有血流动力学问题或其他瓣膜相关开胸指征（如瓣膜功能不全）的可能，以及赘生物大小应在多少时才建议行开胸取出，多少适合经静脉拔除。

6.2　废弃电极或召回电极的管理

对于废弃电极或召回电极是否应该拔除仍是一个具有挑战性的问题，主要涉及以下问题：①电极旷置在体内有多大风险；②电极拔除的风险获益比如何。通过对国家心血管数据注册中心（NCDR）ICD 的注册数据分析，对无功能或故障的 ICD 电极行拔除术的患者较旷置处理的患者住院期间并发症发生率与死亡率偏高。有关静脉内多少根电极会导致静脉通路问题及上腔静脉综合征的数据很少，共识文件中专家意见给出的是单侧静脉中最多可容纳 4 根导线，上腔静脉内最多可容纳 5 根，超过此数目建议拔除。关于废弃电极仍有其他问题，如电极间的相互作用，目前尚未有很好的研究。对电极旷置的方式（是直接离断还是保留末端的接头）也应注意收集，因为这对以后随访及是否再尝试拔除十分重要。对于需要接受观察或召回的电极应密切监测并收集数据，这对协助临床决策至关重要。根据 FDA，召回是对违背 FDA 法律的问题医疗器械作出处理，FDA 根据对健康的相对危害程度对召回产品分为 3 类。欧盟与美国 FDA 的召回系统不同，有欧盟制定指导意见，由各国家当局主管并由私人公告机构执行，欧盟将此更名为"现场安全纠正措施"。这是厂家为降低已上市的医疗设备相关的死亡或健康问题而采取的措施。无论是预防直接还是间接伤害的举措，均应通过现场安全通告知患者。我们建议专业医疗机构、健康管理中心、学术机构和政府组织合作建立监测装置与电极功能的临床注册中心［例如 FDA 的不良事件报告数据库（MAUDE）］。总体来讲，这将促进对于电极功能及患者转归的监测。术语与数据的标准化在此过程中至关重要。全面的监测系统需要用到关键词汇，如 FDA 提出的医疗器械唯一识别码系统（UDI, unique device identification），创建自动配对工具用于前瞻性监测 CIED 性能可以提高发现未知安全问题的能力。这需要对 FDA 与医疗器械流行病学网络（MDEpiNet）内其他组织或类似机构的多源信息进行协调和整合，最终经远程监测搭建平台追踪患者及电极的生存数据。

6.3 拔除工具数据

众所周知，各种电极拔除工具对于最大程度地保证患者安全与提高手术成功率至关重要。不同工具的安全性和有效性对比起来相对困难，因为一些工具（如针眼圈套器）可能是复杂病例的备用工具。尽管如此，仍有必要进行多中心研究获取数据，尤其是数据匮乏的新工具（如封堵球囊）。

6.4 风险分层

电极拔除术存在诸多风险因素，需要有更多研究验证风险分层，进一步指导诊疗策略制定。

6.5 术者资历与培训

成为一名熟练的电极拔除术者需要经过多少训练，目前尚未达成共识。一些指南建议，至少完成 30 次电极拔除术并至少拔除 40 根电极才算完成训练，并且每年至少要行 15 台手术（至少拔除 20 根电极）以保持熟练度。然而，由于病例数量有限，很难完全掌握多种工具的使用技巧。一项基于八名学员的研究表明，通过计算机虚拟训练（带有锁定探针和激光鞘的模拟操作）可以增强学习体验，并可以改善学习效果。解剖模型和影像等其他模拟训练也可以获得不同的参数，例如不同水平的牵引力。模拟操作训练还可以使病例数目少的医师维持熟练度。然而，还需要更多的研究来探索如何通过培训改善学习曲线并提升手术操作效果。此外，不管进行过多少次手术都不能保证术者有能力安全有效完成电极拔除，且目前为止我们还没有真正的"实战测试"来评估术者的操作能力。虚拟现实模拟器可以模拟电极拔除术工具操作并模拟并发症，但其效用取决于其逼真程度。

6.6 手术量

证据表明，主要并发症和死亡的发生率与中心手术量及术者的个人经验相关。ELECTRa 注册研究的数据支持这种数量 - 结局关系，其中划分中心手术量大小的界限值是 30 台手术/年，手术量小的中心与手术量大的中心的手术并发症发生率显著不同（分别为 4.7% 和 2.1%；$P < 0.01$），且手术量大的中心全因死亡率较低（2.8% 和 1.2%；$P < 0.03$）。但是，与手术相关的死亡率没有显著差异。LExICon 研究根据 4 年期间的病例总数对低、中和高手术量的中心进行了划分（分别是 < 60，60 ~ 130，> 130）。还需要更多数据来划定与更好的患者预后相关的界值，这可能会对以后的监管有意义。

6.7　手术环境

不同手术环境（导管室或 EP 实验室、手术室、杂交手术室）对手术结果的影响也是具有科学趣味的话题。在一项大型回顾性单中心研究中，共纳入 3258 台 TLE 术，对主要手术并发症的紧急外科手术或介入治疗结果进行分析，结果表明，在 EP 实验室中进行紧急外科手术或血管内干预的死亡率显著高于在手术室接受干预的死亡率（63.6% vs. 14.3%；P = 0.01）。2012 年 EHRA 发布的 EP 网络调查显示，大多数（60%）TLE 手术是在导管室进行（手术室 26%，杂交手术室 14%）。ELECTRa 注册研究中，52% 手术是在手术室中完成的（导管室 38.5%，杂交手术室 9.5%）。这种差异可能与 TLE 中心安全意识转变有关，也有可能与两个数据库参与中心不同有关。

6.8　麻醉

另一个无明确证据支持的风险因素是麻醉类型（全身麻醉、伴或不伴镇静的局部麻醉）对 TLE 安全性的影响。ELECTRa 注册研究的数据显示，参与中心所应用的三种麻醉类型几乎平均分配，稍倾向于使用全身麻醉（全身麻醉为 38.7%，局部麻醉 30.6%，镇静为 30.7%）。有关 TLE 手术的建议并未明确支持某一特定的麻醉方式，但是即使没有全麻，也需要直接麻醉支持。目前还需进一步收集相关数据以阐明这一方面。

6.9　特殊患者人群

对于特殊患者人群，迫切需要提出基于科学证据提出有关电极拔除的相关建议，包括小儿患者、高龄患者、成年先天性心脏病患者以及可能需要开胸拔除电极的患者（例如，电极赘生物大于 20mm 或电极位于动脉或血管外结构中），但并不局限于这几类患者。这些特殊病患的共同点是，即使在高手术量的医疗中心，单中心中的病患数量太少，无法形成可靠的统计学数据。

未来，将多中心的数据整合到一起至关重要，不论是多中心研究或多中心注册。最理想的状态是，能够汇集多国数据形成全球电极拔除注册机构，但这在可预见的将来不太可能发生。这种情况下，需要建立标准化的数据收集方案来获取多中心的完整数据。由于任何介入操作均受术者个人能力影响，因此很难设计完全的随机临床试验，但应尽量减小这些差距所致偏倚并找到适当的解决方案。

7　结论

科学协会已经发布了有关 TLE 的临床指南，并成立了大型注册机构，这对于增进我们对这一领域的了解至关重要。但是，关于 TLE 的许多问题仍没有答案，这不仅由于随机试验的数量有限，也因为缺乏手术和并发症的报告标准。这些未解决的问题为本共识文件的制定提供了强大的动力。这些建议适用于所有科研人员和医疗健康专业人员，且适用于临床试验、注册、科学报告、指南、质量担保和教育项目。本文件还列出了与电极拔除方面的诸多临床数据空白，希望能够促成科学试验和注册的联合合作。

8　补充资料

补充资料详见 Europace 网站。

参考文献见原文。

（译者：李学斌　杨丹丹）

第十篇

2018 第四版心肌梗死
全球定义的临床启迪

　　19 世纪后期，尸检首次发现冠脉血栓与心肌梗死之间可能存在因果关系，然而由于部分心肌梗死患者尸检没有冠脉血栓以及一些其他原因一直到 20 世纪 50 年代世界卫生组织（WHO）才第一次提出基于心电图改变的心肌梗死全球定义并做了后续更新。后来随着心肌标志物的发展，2000 年欧洲心脏病学会（ESC）和美国心脏病学会（ACC）联合发布了以生物标志物和临床证据为基础新的心肌梗死定义，之后的 2007 年第二版定义更新提出了心肌梗死的 5 个分型，而后随着心肌标志物的飞速发展 2012 年第三版定义被提出。

　　2018 年，由 ESC、ACC、美国心脏协会（AHA）、世界心脏联盟联合发布了第四版心肌梗死全球定义。该版定义在对心肌梗死的定义和分型上基本延续第三版，最大亮点是强调心肌损伤作为一种单独的临床实体，进而与心肌梗死相区分。该版强调了心脏和非心脏手术围手术期心肌损伤与心肌梗死的鉴别，引入了心电重塑、磁共振诊断心肌损伤、CT 冠脉成像在心肌梗死诊断中应用等概念，并增加了 Takotsubo 综合征（TTS）、非冠脉阻塞型心肌梗死（MINOCA）、慢性肾脏病、房颤、无症状或者未被识别的心肌梗死、心肌梗死监管与管理等章节。

1　该版定义强调心肌损伤

　　鉴于非缺血性心肌损伤在心肌炎、肾衰等疾病中也会发生（表 10 – 1），因此对于临床医生而言区分非缺血性心肌损伤与心肌梗死就显得尤为重要。第四版定义特意地把心肌损伤作为一个与心肌梗死相区分的实体加以定义。根据第四版定义，当心肌钙蛋白的值升高且出现至少一个值超过参考值上限 99 百分位就认为心肌损伤发生，如果连续监测出现心肌钙蛋白值上升或者下降，心肌损伤被认为是急性的。第四版定义认为，诊断心肌梗死需要在生化指标确定急性心肌损伤的基础上发现临床急性心肌缺血的证据。

表 10 – 1　心肌损伤的原因

类别	病因
斑块相关急性心肌缺血	动态粥样硬化斑块破裂伴血栓形成
氧供需失衡相关急性心肌缺血	心肌灌注减少如冠状动脉痉挛，微血管功能障碍；冠状动脉夹层；持续心动过缓；低血压或休克；呼吸衰竭；严重贫血等
其他原因	心脏原因：心脏衰竭；心肌炎；心肌病（任何类型）；TTS；冠状动脉血运重建术；除血运重建以外的心脏手术；导管消融；除颤器电击等 系统性原因：脓毒症，传染病；慢性肾病；中风，蛛网膜下腔出血；肺栓塞，肺动脉高压；浸润性疾病，例如淀粉样变性，结节病；化疗药物；重症患者；剧烈运动等

2　心肌梗死分型

　　临床应用中为了能快速地进行治疗，常常会根据临床症状和心电图改变将急性冠脉综合征分为不稳定型心绞痛、非 ST 抬高型心肌梗死和 ST 段抬高型心肌梗死。第四版定义则从病理学、临床和预后差异角度对其分类（表 10 – 2）上，以采取不同的治疗策略，其基本延续了第三版定义的分型，主要判断标准依旧是在心肌钙蛋白升高的基础上结合临床症状或者心电图、影像、病理等证据，只是第四版把单纯心肌钙蛋白升高定义为心肌损伤，在心肌钙蛋白升高的基础上如果同时有波动，那么就认为心肌损伤是急性的，而 1、2 型心肌梗死的诊断则强调了以急性心肌损伤为前提的标准，进而达到对心肌损伤与心肌梗死的区分。

表 10 -2　心肌梗死的分型标准

分型	标准
1 型	在诊断急性心肌损伤的基础上满足以下至少一个条件：①急性心肌缺血的症状；②新发缺血性心电图改变；③病理性 Q 波的发展；④影像学证据发现新的存活心肌损失或者新的局部与缺血一致的心室异常运动模式；⑤通过冠脉造影或尸检发现冠状动脉血栓
2 型	在诊断急性心肌缺血的基础上有与冠脉血栓无关的心肌氧供需不平衡的证据，并满足以下至少一个条件：①急性心肌缺血的症状；②新发缺血性心电图改变；③病理性 Q 波的发展；④影像学证据发现新的存活心肌损失或者新的局部与缺血一致的心室异常运动模式
3 型	心脏病死亡的患者，症状提示心肌缺血，心电图推测有新发心肌缺血或心室颤动，但在死亡前未进行生化检测或者未发现相应升高，或者通过尸检发现心肌梗死
4a 型（PCI 相关，PCI 后 48 小时内）	PCI 术前心肌肌钙蛋白正常的患者的心肌肌钙蛋白术后升高超过参考值上限第 99 百分位数的 5 倍和 PCI 术前心肌肌钙蛋白已经升高且值稳定（波动 <20%）或下降的患者术后升高超过 20% 且术后的绝对值超过参考值上限第 99 百分位数的 5 倍。并满足以下至少一个条件：①新的缺血性心电图改变；②病理性 Q 波出现新的发展；③影像学证据发现新的存活心肌损失或者新的局部与缺血一致的心室异常运动模式；④血管照影发现手术相关并发症如冠脉夹层、大单只心外膜动脉闭塞、旁支栓塞、侧枝血流破坏、末梢栓子
4b 型支架血栓相关	支架相关心肌梗死是 PCI 相关心肌梗死的一个子类，经血管造影术或尸检发现支架血栓，其他标准参考 1 型心肌梗死。按支架植入后发生血栓时间分类：急性：0~24 小时；亚急性：>24 小时至 30 天；迟发性：>30 天到 1 年；极迟发性：>1 年
4c 型 PCI 后再狭窄	偶发心肌梗死且支架内再狭窄或球囊血管成形术后再狭窄是经血管造影证实唯一可以解释的原因，没有其他可以解释临床表现的血管异常位置
5 型（CABG 相关，CABG 后 48 小时）	CABG 术前心肌肌钙蛋白正常的患者心肌肌钙蛋白术后升高超过参考值上限第 99 百分位数的 10 倍和术前心肌肌钙蛋白已经升高且值稳定（波动 <20%）或下降的患者升高超过 20% 且术后的绝对值超过参考值上限第 99 百分位数的 10 倍，并满足以下至少一个条件：①病理性 Q 波的发展（如果有新发 Q 波心肌肌钙蛋白未超过 10 倍但是已经升高且正在升高也认为是 5 型）；②血管造影发现新的移植物内栓塞或者新的原发栓塞；③影像学证据发现新的存活心肌损失或者新的局部与缺血一致的心室异常运动模式

　　第四版定义强调了 1 型心肌梗死发生时斑块破裂和动脉粥样硬化血栓形成的因果关系，对于 1 型心肌梗死根据心电图 ST 段是否抬高进行分类以指导治疗是重要的。相比 1 型心肌梗死，2 型心肌梗死定义为与急性冠状动脉粥样硬化血栓形成无关的氧供需失衡，而对于已证实或者推测可能有稳定型冠脉疾病的患者，如果因为急性应激如胃肠道急性失血导致的血红蛋白下降或者持续心动过速导致的心肌缺血所引起的梗死也属于 2 型。在发生 2 型心肌梗死并做过冠脉造影的患者中，冠状动脉粥状硬化很常见，但是相对于 1 型而言其与心肌梗死不具有直接因果关系因此归为 2 类，这类患者相对于没有基础冠脉疾病的患者而言预后较差，一般而言女性发生 2 型心肌梗死的概率高于男性。第四版定义强调了 2 型心肌梗死与心肌损伤的区分，急性心肌损伤如果不是由急性心肌缺血引起的而是由结构性心脏病引起的，其心肌钙蛋白即使升高也多是稳定的，另外应该注意心肌损伤与心肌梗死的共存现象。

　　心肌标志物的检测是建立心肌梗死诊断的基础，然而对于一些高度怀疑心肌缺血或者心肌梗死的患者，在死亡之前无心肌钙蛋白证据的被定义为 3 型心肌梗死，其诊断对区分心源性死亡有重要意义，并且如果尸检证实了心肌梗死粥状斑块破裂与动脉血栓形成存在并与死亡有因果关系，那么重归为 1 类心肌梗死，一项研究表明 3 型心肌梗死占总心肌梗死比例的 3%~4%。与第三版定义相比，4、5 型的心肌梗死则是侧重强调了其与心肌损伤的区别，晚期钆增强心脏磁共振可用来评估心肌损伤，有研究表明磁共振评价损伤结果与术后心肌钙蛋白升高程度直接相关。

3 心肌损伤和心肌梗死的标志物的检测

自 2000 年第一版心肌梗死定义开始,心肌标志物就已成为临床诊断心肌梗死的重要基础,第四版定义延续第三版,依旧把心肌钙蛋白 I 和 T 作为心肌损伤以及心肌梗死诊断纳入/排除标准的首选标志物,心肌钙蛋白的上升或下降是心肌梗死至关重要的指标。特异性方面心肌钙蛋白 I 高于心肌钙蛋白 T,近期的一项临床研究发现高灵敏心肌钙蛋白 T 在超过三分之一的非急性冠脉综合征患者中出现超过参考值上限 99 百分位数的上升,而心肌钙蛋白 I 则只有约十分之一。由于心肌钙蛋白的释放依赖于血流并且呈时间相关性,第四版定义提出了一些临床应用该指标可能出现的问题,比如在判断心肌钙蛋白是否波动时要考虑到心肌钙蛋白释放入血时其上升速度快于下降速度,尤其应注意峰值附近的心肌钙蛋白短期内可能难以检测其波动。第四版定义建议对于心肌钙蛋白初始值低于参考值上限 99 百分位数的患者使用百分位数表示心肌钙蛋白的改变,而对于初始值大于参考值上限 99 百分位数的患者建议使用绝对值而不是百分位数来反映心肌钙蛋白的连续变化以提高其灵敏度。第四版定义提醒临床医生注意由于不同心肌钙蛋白检测试剂、不同机器等原因带来的灵敏度的差异,尤其是高灵敏度心肌钙蛋白检测与传统检测方法的区别,高灵敏度心肌钙蛋白检测其检测变异系数低于 10%,可提高其鉴别微小变化的能力,但是同时也会提高假阳性,目前认为变异系数低于 20%检测方法都是可以接受的,而高灵敏检测如果使用得当的话是更优的选择,而使用高灵敏的检测方法时其他比如 CK – MB 等生物标志物就可以不再实施。CK – MB 无论灵敏性和特异性都低于心肌钙蛋白,但当心肌钙蛋白值无法获取时,其可做最佳的替代指标。

4 心电图的应用

心电图作为诊断心肌梗死必不可少的一项检查,它的迅速实施是极其重要的,第四版定义对怀疑心肌梗死的患者就医实施心电图的目标时间是十分钟以内,对于持续或者反复出现症状以及无诊断性心电图的患者多次测量或者持续监测是被推荐的。第四版定义对 ST 段抬高、ST 压低和 T 波改变的标准和第三版一致:新发除 V_2 和 V_3 导联外两个相邻导联 J 点 ST 段抬高 $\geq 1mm$;V_2/V_3 导联 40 岁以上男性抬高 $\geq 2mm$,40 岁以下男性抬高 $\geq 2.5mm$,或者女性抬高 $\geq 1.5mm$;新发两相邻导联水平或者下斜型 ST 段压低 $\geq 0.5mm$ 和(或)两相邻 R 波为主(或 R/S > 1)的导联 T 波倒置 > 1mm。在不耽误治疗时间的基础上,通过与之前心电图进行对比,可以判断传导异常或者 ST 改变是否为新发的。缺血症状伴随新发非心率相关性的左束支阻滞或者右束支阻滞的患者往往有不良的预后。单独心电图在诊断心肌缺血或者梗死上则略显不足,因为 ST 段的改变在急性心肌炎、左室肥大、左束支阻滞、Brugada 综合征、TTS 和早复极等情况下也会出现,应予以注意。而在诊断病理性 Q 波时,应注意预激综合征、心肌病、TTS、左束支阻滞、左前分支传导阻滞、左室肥厚、右室肥厚、心肌炎、急性肺心病、高钾血症等也会出现 Q 波或者 QS 复合波。

5 影像学工具的使用

局部的心肌低灌注和缺血导致的心肌细胞功能异常、死亡、纤维性修复等所引起心肌灌注、活性、心室壁厚度及运动形式等的差异使得非侵入性成像在心肌梗死中发挥重要作用。常用的成像技术包括超声心动图、采用 SPECT 或 PET 技术的心肌灌注成像、心脏磁共振、CT 等。

由于磁共振在识别以及判断水肿和炎症程度的能力，第四版定义提出了使用心脏磁共振来区别急性和慢性心肌损伤。顺磁性对比剂的应用如晚期钆增强（LGE）可评估心肌灌注以及细胞外间隙以判断旧灶的纤维化。梗死的心肌在 CT 上最初表现为左室心肌的点灶增强减弱，后续则表现为高增强，因此增强 CT 可用于临床上肺栓塞、动脉夹层与心肌梗死的鉴别诊断。影像学工具在诊断心肌梗死的时候可以使用，但是正确实施的生物标志物检测如果发现指标是正常的，其效力是高于影像学的。对发生急性冠脉综合征或者胸痛尤其是低危到中危伴随正常心肌钙蛋白值的患者，CT 冠状动脉造影可以用来诊断冠状动脉疾病。

6　新增加内容

第四版定义增加了 TTS、MINOCA、慢性肾脏疾病、房颤、心肌梗死监管角度、无症状或者未识别心肌梗死的部分。

TTS 可产生类心肌梗死的症状，常由情绪或者躯体应激引起，其住院患者的死亡率和 STEMI 相近（4%~5%）。TTS 也能发生 ST 段抬高，不过其抬高一般广泛发生于多个导联，在 <10% 的患者会出现 ST 段压低，典型患者会在 12~24 小时后出现深的、对称的 T 波倒置和 QTc 延长。TTS 也会出现心肌钙蛋白升高但其升高程度弱于心肌梗死，当出现临床表现和心电图异常与心肌钙蛋白升高程度不成比例、心室壁异常运动不符合冠脉分布时应考虑可能有 TTS 发生。急性期 QTc 延长大于 500ms 和左室功能在 2~4 周内恢复这两个特征有助于 TTS 和心肌梗死的区分，但临床上也应该注意 TTS 和心肌梗死共同存在的情况。

第四版定义把血管造影未发现阻塞（主要血管狭窄大于 50%）的心肌梗死患者单独定义为 MINOCA，其发生率占心肌梗死患者的 6%~8%，多发于女性及非 ST 段抬高的心肌梗死患者。

第四版定义提出对于有心室率过快或者阵发性室上速的室颤患者，ST 段的压低或者 T 波的倒置可能发生在没有冠状动脉疾病的人群，并认为心脏记忆也许可以解释这种现象。心脏记忆是一种电重构现象，可能由瞬时速率相关的传导紊乱或起搏引起，在异常心室激动期后出现明显的弥漫性 T 波倒置。而对于心动过速的房颤患者，冠脉血流无法适应上升的氧需求也可能导致细胞缺氧以及异常复极异常。

很多慢性肾病患者伴随心肌钙蛋白增高，增加了相应患者诊断心肌梗死的难度。一般慢性肾病的患者心肌钙蛋白 T 的增高较 I 的增高多见，而尸检研究表明心肌钙蛋白增高的患者往往伴随心肌损伤，其机制包括心室压力增高、小冠脉血管阻塞、贫血、低血压和可能的直接毒性物质损伤。然而，第四版定义并没有建议对于慢性肾病患者使用特殊的心肌钙蛋白标准。

在流行病研究和临床试验心电图监测时，每年都经常发现无症状或者未被识别的异常 Q 波心肌梗死，并且他们与不良预后相关，第四版定义增加了无症状或者未被识别心肌梗死部分，然而在使用心电图监测无症状 Q 波心肌梗死的频率上，暂无明确共识。

从对临床研究中心肌梗死监管的角度看，由于心肌梗死常常作为药物或者设备临床试验的入组标准或者终点事件，第四版定义指出一个通用的心肌梗死定义在 Meta 分析、跨研究或者跨样本比较时能带来巨大的好处。在诊断心肌梗死时，不同厂商试剂、不同实验室操作的心肌钙蛋白的测定差异应该考虑，尤其是高敏感心肌钙蛋白测定与传统心肌钙蛋白测定方法的区分，如果可以的话应该加以标注，因为它们可能会有明显的差异。

（译者：张海澄　李俊磊）